总主编简介

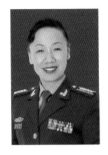

马继红 女，硕士学位，主任护师。

1989年在中国人民解放军白求恩和平医院创建了北京军区第一个ICU，为首任护士长。历任医院质量考核办公室主任、医务部副主任、护理部主任、医院教学办主任等职。曾被军队授予大校军衔，现为专业技术4级，文职2级。同时，先后担任全军护理专业委员会委员、原北京军区护理专业委员会副主任委员、河北省急重症护理专业委员会主任委员、原北京军区卫生系列高职考评委委员、解放军卫生专业专家库成员。

从业40余年来，在重症监护、护理管理和医院教学管理岗位上不断探讨研究，100余篇论文被《中华医院管理杂志》《中华护理杂志》《解放军护理杂志》《解放军医院管理杂志》等国家核心杂志刊登录用。主研的课题获军队科技进步奖和医疗成果二等奖2项、三等奖15项；主编专著19部，参与著书10部。四次荣立三等功、一次荣立二等功；被原北京军区授予"青年岗位成才标兵""优秀护士""三八先进个人""巾帼建功优秀女军人"等称号；还被原总后勤部授予"全军模范护士"称号。

● 总主编　马继红

护理一本通丛书

护理科研与论文写作一本通

主编　谷建芳　余明莲

第3版

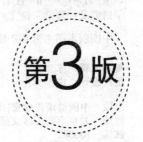

中国健康传媒集团

中国医药科技出版社

内 容 提 要

　　本书针对广大护理人员对科研工作的需求而编写。全书共三篇十二章，分别从护理科研与设计、护理论文的撰写技巧和护理科研项目申报的基本规范等方面，阐述了护理科研的全过程。书中不仅介绍了护理科研的基本理论和方法，还融入了大量的、不同类型的护理论文实例以及科研项目与成果的申报书实例等。

　　本书内容丰富，结构清晰，重点突出，是广大临床护理人员非常实用的工具书。

图书在版编目（CIP）数据

　　护理科研与论文写作一本通／谷建芳，余明莲主编. —3 版. —北京：中国医药科技出版社，2022.7
　（护理一本通丛书）
　　ISBN 978 – 7 – 5214 – 3150 – 6

　　Ⅰ. ①护…　Ⅱ. ①谷…　②余…　Ⅲ. ①护理学 – 科学研究②护理学 – 论文 – 写作　Ⅳ. ①R47

　　中国版本图书馆 CIP 数据核字（2022）第 064170 号

美术编辑　　陈君杞
版式设计　　南博文化

出版　**中国健康传媒集团** ｜ 中国医药科技出版社
地址　北京市海淀区文慧园北路甲 22 号
邮编　100082
电话　发行：010 – 62227427　　邮购：010 – 62236938
网址　www. cmstp. com
规格　787 × 1092mm $\frac{1}{32}$
印张　14 $\frac{3}{8}$
字数　252 千字
初版　2013 年 6 月第 1 版
版次　2022 年 7 月第 3 版
印次　2024 年 2 月第 2 次印刷
印刷　三河市万龙印装有限公司
经销　全国各地新华书店
书号　ISBN 978 – 7 – 5214 – 3150 – 6
定价　**45.00 元**

获取新书信息、投稿、为图书纠错，请扫码联系我们。

编 委 会

前言

QIAN YAN

　　随着现代医学科技的进步与发展，医疗高新技术在临床得到广泛应用，护理工作的内涵也不断丰富和延伸，护理新理论、新技术、新业务的不断更新，对临床护理工作提出更高要求和挑战。为了帮助广大临床护理人员掌握现代临床护理理论与技术知识，满足广大患者对护理工作日益提高的需求，我们组织临床一线医护药技专家重新修订完善了"护理一本通丛书"。

　　本丛书主要以广大护理人员在临床基本理论、基本技能、基本操作、专病护理、急危重症护理、现代护理操作技术和护理管理科研中常见问题为出发点，以提高护理综合技术水平和实际工作能力为目标，以高新突发新型疑难重症传染病及流行病为更新点，精选研究出临床一线工作中亟需掌握的重点基础、薄弱部位、关键环节、前沿知识、制度规定等问题，并以指导流程和问答的形式进行系统规范。本丛书共6个分册，即《护士长管理一本通》《急危重症监护一本通》《护理科研与论文写作一本通》《临床疾病护理指导流程一本通》《临床护理技术指导流程一本通》《临床护理技术考试一本通》。本套丛书收集了近年国内外权威医疗护理专著及最新法律法规知识，内容丰富、涉及面广，简明扼要，针对性强，是一套非常实用的工具书。

本丛书在编写过程中得到许多前辈以及医疗、药学、医技等医务界同行们的支持和帮助，还得到了参加海外维和任务的医护人员给予的丰富的流行病、传染病处理方面的经验，在此表示衷心的感谢！

由于我们学识与经验有限，难免会有疏漏和不足之处，恳请广大读者批评指正。

编 者

2022 年 5 月

目录

MULU

第一篇　护理科研与设计

第二篇　护理论文的撰写技巧

第三篇　护理科研项目申报的基本规范

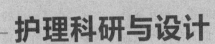

第一篇
护理科研与设计

第一章　护理研究概论

护理学作为医学领域中一门重要的独立学科，需要通过大量的研究工作来促进发展；同时护理学又是一门综合性应用学科，与其他学科有着很多横向联系，相互渗透。护理学有其自己的知识体系、职责范围和伦理道德要求，并在护理实践中不断得到完善。护理学科中也存在着许多需要解决的问题，通过系统地研究和评价，从而改进护理工作，提高对病人的护理水平。

第一节　概　述

一、护理研究的概念

护理研究是指从实践中发现需要研究的护理问题，通过科学方法系统地研究或评价该护理问题，并直接或间接地用以指导护理实践的过程，通过研究改进护理工作，提高对病人的护理质量。在护理研究过程中应把握好以下三个方面的问题。

（一）研究对象的复杂性

护理研究对象多数为病人，人的个体差异大，除在形态、生理等生物属性方面存在差异外，还存在语言、思维、社会活动等方面的差异，这些因素都会增加科研的复杂性，故不能仅凭几次科学研究的结果就轻易作出判断或下结论，特别是涉及人的心理等问题时。因此在研究过程中，要充分考虑研究对象(样本)的生理、心理、环境等因素的影响，使获得的数据更接近真实，减少误差。

(二)测量指标的不稳定性

由于个体在生理、心理、社会、环境等多方面存在差异，故测量指标的结果变异性大，离散度大，特别是有些指标(观察项目)不能直接获得资料，需采用间接方法，这样则更增加了误差。如涉及人的社会属性问题，就很难用仪器设备来检验。且人在不同情绪、性格、精神状态等时，对外界刺激的反应各不相同。另外，人的生命和生活环境也无法完全重复或全部人为地控制，这些都会影响和降低研究结果的准确性。所以需要先通过严谨的设计，并注意进行精细的观察和测量、正确处理数据和进行科学的综合分析，才能得到较准确和客观的结果。

(三)临床研究的特殊性

护理研究对象大多是病人，在其身上进行科研工作，需特别注意到研究过程应对病人健康没有带来不良影响，没有增加任何痛苦，也不能延误治疗或促进病情的发展，同时也不应增加病人的经济负担，这些都是临床科研道德和伦理所要求的。故对待研究工作必须持有严谨的科学态度。

二、护理研究的发展概况

(一)国外概况

第一位从事护理研究的学者是南丁格尔女士(1820~1910年)。约在1854年,欧洲爆发克里米亚战争时,南丁格尔女士在军队中服务,她从病人身体舒适和心理安慰等方面着手,改善病人的居住条件,使病房通风、清洁、明亮,并增加对病人的巡视和解决困难,使其得到较好的护理,死亡率大大减少,获得病人的感激和赞赏。当时南丁格尔女士主要通过观察和记录到的现象作为改善护理工作的依据,并写出了控制医院内感染的第一篇研究报告。1860年在伦敦圣托马斯医院建立了第一所南丁格尔护士学校,开始有系统地进行护理教育,对护理事业的发展起了重要作用。护理学研究的发展主要从20世纪初美国护理教育发展、学校内护理教育体制建立和护理研究人才的培养开始,此后相继有许多医学专家和护理学者开展了护理方面的研究工作,取得了很大的成绩。

(二)国内概况

我国护理科研工作起步较晚,自1954年《中华护理杂志》创刊以来,1985年后又陆续增加了《实用护理杂志》《护士进修杂志》《护理学杂志》和《护理管理杂志》等刊物。到目前我国已发展有 30 余本护理专业杂志，对促进护理研究论文的发表和交流起到促进作用。自 1985 年后我国陆续在全国各高等学院成立护理系，护理研究课程已纳入护理本科生教学计划，成为必修课。1992 年以来部分护理系建立了护理硕士学位教育，培养更高层次的护理科研人才。多年来全国各省市护理学会和杂志社都相继举办了多种形式的护理论文交流和论文写作讲习班，反映了我国护理研究工作的动态及护士队伍对科研工作的热情和积极参与，说明我国护理科研工作已有较好的发展，广大护士的科研意识在不断提高。综上所述，虽然目前国内外护理研究工作已有很大的进展，但尚不能适应现代医学知识迅猛发展的形势。因此，加强和加速我国护理研究、促进护理学科发展，是现代护理发展的必然要求。

三、护理研究的范围

凡是与护理工作有关的问题，如维护健康、预防疾病、协助康复和减轻病人痛苦等方面的问题，都属于护理研究的范畴，常见有以下几方面。

（一）护理教育的研究

研究的内容有护理教学的课程设置、师资培养、教学方法、评价教学效果及护士在职教育、继续教育等诸方面的问题。随着现代医学的发展，护理教育必须进行全面的改革，使教学课程更好地适应现代护理学的发展和临床护理工作的需要。

（二）护理管理的研究

探讨有关护理行政管理、业务管理、领导模式、护理人本管理及护理品质管理等方面的问题，更需要研究护理人员成长的管理，探讨如何提高护理人员的综合素质等问题。

（三）护理理论的研究

研究与学科发展有关的护理哲理、各种护理模式和理论以及护理理论的临床应用等方面的课题。

（四）专科临床护理的研究

研究护理专业自身发展的有关问题，包括各专科的护理技术、重症监护、专病专护以及新技术的应用等方面的研究，对直接提高专科护理水平和开展有针对性的病人护理工作具有实际意义。

四、护理研究的发展方向

随着医学科学的发展，人的生存环境和需求在不断改变，护理研究领域和方法也应随之变化和发展。

（一）研究领域的不断拓展

凡与护理工作有关的问题都应属于护理研究的范畴。如评价或比较几种护理方法、探讨护理措施的优缺点和临床效应等，都是目前护理研究中常选择的课题。选题也注意结合心理和社会内容进行探讨，并注意开展多学科的综合研究和跨学科的合作研究。随着医学科学技术的发展，护理研究范围逐渐扩大，选题也要密切注意现实发展的需求。近年来国际护理界对妇幼卫生、健康教育、中老年病预防保健及长期照顾的相关研究等课题也很关注，因此选题范围越来越广阔。研究者要重视时代的发展、现在和未来临床护理工作的重点，使研究课题能与客观发展相配合，则其研究结果的应用和价值将会更有意义。目前，护理研究范畴应向多元化发展，不但研究护理专科技术知识、护理教育或管理等问题，还要向跨地区、跨部门、跨专科的综合领域发展，使研究结果更深入，更有推广意义。护理科研还要多考虑在实验室研究和动物实验研究等方面开展工作。护理学科的发展有赖于护理研究的开展和成果的应用。另外，社会发展、人口老龄化和工作压力增加等，使老年人的照顾问题、心理健康问题及护理教育发展等问题逐渐突出，这些都需要护理研究工作的配合，从而推动和拓宽护理研究工作内容的发展。

（二）研究规模的不断扩大

目前护理研究已从自选的、分散的小型研究趋向于整体性和综合性研究，如医院内感染控制的研究、护理管理质量评审标准的研究、护理风险及安全管理的研究等都属综合性研究。另外加强多学科、多专业的协作，把其他学科的理论和方法移植到护理学中来。

（三）研究方法的不断创新

长期以来护理科研大多选用流行病学的研究方法，取得很好的结果，推动了护理研究的进展。但流行病学作为一门公共卫生的基础学科，它的重点是研究人群，特别是特定人群中疾病和健康状态的分布及其影响因素，目的是为控制和消灭疾病及促进健康提供决策依据。而护理研究的目标和领域着重在对人群疾病护理和促进康复方面。护理除医学知识外，还包含人文和社会学等内容，干预措施常达到个体化，特别是针对人的心理、社会和情感变化方面的干预效果的检测方法研究等，因此需要进一步发展和建立具有护理学科研究特色的一些方法，吸收其他学科如心理学、社会学的研究方法，增强护理研究结果论证的深度和力度，逐步形成更符合护理研究自身特点和思路的系列方法。

第二节　护理研究的总体程序

一、提出问题和形成假设

（一）选题

选题是研究工作的重要步骤，是发现和选好研究题目中一个重要过程。多数来源于护理经验和日常工作实践中。要求研究者平时的资料积累，在多方的思考中进行。

（二）查阅文献

在研究课题开始之前首先要了解与课题相关的大量信息，并要带着问题查看文献，选择阅读文献内容应以近几年的资料为主，与课题有密切关系的文章要细读，通过查阅文献，掌握关于课题的研究历史、现状、动态和水平以及该选题的内容有无与他人工作完全重复，以此来启发自己的研究思路和方法，寻找相关的理论依据。

（三）假设形成

假设是研究前对所要研究的问题提出的预期目标，根据假设确定研究对象、方法和观察指标等。通过获得的试验结果来验证否定假设，并对提出的问题进行解释和回答。假设是科学性和推测性的统一，常由理论推测而得，所以能提供研究方向、指导研究设计。

（四）陈述问题和理论框架

陈述问题提出研究问题的背景和思路，主要内容是说明立题依据和预期目的，根据研究有关的理论框架或概念框架，以指导课题的研究。在研究中理论的应用是很重要的，它影响着假设的形成、研究设计和结果分析，根据理论引导进行研究，所得结果也必须纳入理论框架中。理论是解释观察事物现象的依据，也起着指导研究方向的作用。

二、科研设计

科研设计也是科学研究中具体内容和方法的

设想及计划安排，从而获得有意义的资料和结果。选题确立后，研究者按研究目的而进行科研设计，选择和确定具体的研究方法。

(一)科研设计的分类

按科研设计的性质分类，有质性研究和量性研究两大类。

1. 量性研究(亦称定量研究) 量性研究多先规定收集资料的方法，通过资料来研究现象的因果关系。该科研方法认为获得数字的研究可达到测量精确，并能较客观的描述问题和现象，用统计学的方法分析资料和设对照组可以避免研究中的偏差。目前医学和护理学杂志刊登的论文，其采用的方法大多是量性研究。量性研究常选用的方法是实验法、调查法和历史研究法等。量性研究在各学科中运用普遍，也是发展学科的一种常用研究方法，具有一定的客观性和代表性。量性研究一般只能解释所提出的科研问题变量之间的因果关系，验证理论或进一步发展为某理论和模式。

2. 质性研究(亦称定性研究) 是针对某现象或个案在特定情况下的特征、方式、内涵进行观察观察，尽量完整的记录，并分析和解释正在进行研究的事物的过程。研究者凭借研究对象的主观资料和研究者进入当事人的处境中收集和参与分析资料，找出生活过程中不同层次的共同特性和内涵，用文字描述报告结果。人类是复杂和具有整体性的生命体，又具动态性，质性研究侧重于探索形象的本质，发现新理论框架或模式。质性研究也可以从另一角度为护理科研提供研究某些特殊群体的需求、问题或现象的方法，进一步提供相应的护理措施。质性研究可以了解和解释一些量性研究所无法解释的问题。常采用面对面的个案互动的研究方式，研究者必须深入研究对象的生活中，亲自实地去收集资料，并且周期性地去收集资料，这样可以促进对真相的认识。并且在保持现实的自然状况下，了解动态现象和各层面的背景，获取研究资料。质性研究收集资料的方法常是采用多种方法来了解一个现象，有时为观察一个现象还可以重新选择收集资料的方法。常选用的方法有访谈法、观察法、记录行为过程法等。

质性研究与量性研究是两种不同的研究方法，它们可从不同的角度对同一护理问题进行动态研究，所得资料都是有价值的，其结果是能相互补充的，所以在护理研究中，质性研究与量性研究同样重要。

(二)研究设计的主要内容

1. 选择研究对象 科研资料来自研究对象，必须按研究预期目的的规定条件进行选择。

2. 随机进行分组 按照机遇原则进行分组，同时要排除干扰因素，避免研究结果受研究者主观因素或其他误差的影响。

3. 设置对照组 为排除与研究无关的外变量因素的影响，对照组和试验组在尽可能相同的条件下进行观察，使结果具有可比性。

4. 确定观察指标 在研究中观察指标是用来反映研究目的的某些现象和测量标志，也是确定收集数据的途径。通过观察指标所取得的各项资料，可以从中分析出研究结果。

5. 确认变量 变量是研究工作中所遇到的各种变化因素。变异是普遍存在的生物特性，是可以观察和测量的，变量可分为自变量、应变量和外变量等。通过确认变量，可以分清主要变量（自变量和应变量）及相关的外变量，帮助完善科研设计。

三、可行性研究试验

为保证科研工作按照设计内容顺利进行，在正式开始研究工作前，先选择少量研究对象的预试验，目的是摸清研究条件，检查课题设计是否切合实际，有无需要修改的地方，及核实样本的估计是否合适。凡在正式试验中所需应用的各种量表、仪器和工具等，应在预试验中进行初步试用、检测和操作，同时也可以了解到研究对象对研究方法和措施的反应，以便及时修改，使之能获得更佳的数据资料。预试验也用作对研究工作如自设调查表等信度和效度的测定。预试验还可对参加研究工作者进行培训，统一方法，减少误差，并能对完成本课题的工作量和人力安排作出更恰当的估计。预试验样本量可为研究设计总样本量的 10%~20% 。

四、原始资料的收集处理及统计学分析

(一)原始资料

从研究对象处直接收集到的科研资料，称之为原始资料。主要通过测量、问卷、调查和观察等方法记录获得。要求必须真实可靠，不可自行更改并应完整保存。在原始资料整理后再进一步分析资料的价值和意义。研究得到的资料可分为计量资料(定量资料)、计数资料(定性资料)和等级资料(半定量资料)。统计学分析定量资料和定性资料时选用的方法和计算公式都不同。分析整理研究资料多用计算的方法，如用百分率(%)、均数($\bar{x}$)、标准差(s)、标准误$S_{\bar{x}}$，还可用统计图和表格来归纳研究结果。

(二)数据统计学方法

数据统计学方法是临床研究工作中必不可少的工具，来源于概率统计学。概率论是数理统计的基础，统计分析的许多结论都是建立在概率大小的基础上。在科研工作中，根据各种公式计算求得 P 值后，用以分析和判断研究结果，使具有科学性，也是常选用的方法。由于生物的变异性大，个体差异普遍存在，所以研究资料只有通过统计学方法来进行分析才能找出规律性的答案，

得到有意义的结论。

五、论文的撰写

撰写论文是科研工作的最后一个步骤，是科研工作的一个最重要的组成部分，是科研过程中的产物，是科学论证依据的体现，也是科技成果的重要推广环节。论文写作有一定格式要求，其立意要具有创新性、科学性和实用性，取材要真实可靠，方法和结果要经得起重复验证。论文内容包括前言(选题背景和研究预期目的)、研究对象和方法、结果及讨论等四部分，用文字表达出研究者对课题的一系列思维过程，通过对研究结果进行充分讨论，由感性认识上升到理性认识。

第三节　护理研究中的伦理问题

护理研究是以人为主要研究对象，如病人或健康人、成年人或未成年人、心智健全或不健全的人等，因此经常会遇到有关人类权利的伦理问题或困境。当科学研究与伦理发生冲突时，遵循伦理原则指引护理研究显得非常重要。

一、护理研究中的伦理原则

在以人类为受试对象的研究中，最基本的伦理准则包括以下三方面：尊重人类尊严的原则、有益的原则和公正的原则。

（一）尊重人的尊严

1. 自主决定权 受试对象应被看作是自主个体，在研究过程中，研究者应告知整个研究的所有事宜，受试对象有权决定是否参加研究，并有权决定在任何时候终止参与，且不会受到治疗和护理上的任何惩罚和歧视。在研究过程中，研究人员有时会利用强制、隐蔽性收集资料或欺骗等手段而使受试对象的自主决定权遭到侵犯，这些都是违犯了伦理原则。

2. 隐私权 隐私包括个人态度、信仰、行为、意见以及各种档案、记录等。当未经本人允许或违背本人意愿而将其私人信息告知他人时，即造成对受试者隐私权的侵犯。其危害很大，如使受试者失去尊严、友谊、工作，或者使其产生焦虑、犯罪感、窘迫、耻辱感等。护理研究中对受试者隐私权的侵犯常发生在资料收集过程中。

3. 匿名权和保密权 在隐私权的基础上，受试者有权享有匿名权和要求所收集资料被保密的权利。在大多数研究中，研究者以向受试者保证不对任何人公开受试者身份或许诺所得信息不向任何人公开的方式来达到对受试者匿名权的保护。保密权指没有受试者同意，不得向他人公开受试者的任何个人信息。通常情况下，保密的原则包括：个人信息的公开及公开程度必须经受试者授权；个人有权选择可与其分享其私人信息的对象；接受信息者有保守秘密的责任和义务。

（二）有益的原则

本原则指出研究者应使受试者免于遭受不舒适或伤害。研究者试验前应谨慎评估试验的利益和风险，并尽最大可能将风险减少到最低水平。

1. 评估利益 护理研究的最大益处在于获得知识的发展和技术、措施的改进，最终带来社会的进步、护理专业的发展和对个体健康的积极影响。在治疗性的研究中，受试者可能从试验手段，如护理干预中获得益处，除此之外，研究中产生的新知识，可能扩大受试者以及家庭成员对健康的理解。非治疗性研究尽管对受试者并不带来直接益处，但它对护理知识的贡献同样重要。

2. 评估风险 风险取决于研究的目的和手段，研究者必须评估受试者由于参加试验所经受或可能经受的风险类型、程度和数量，在研究的实施过程中保护受试者权利。护理科研中的风险可能是生理的、心理的，也可能是社会的和经济的；可能是实际存在的，也可能是潜在的；可能很小，甚至没有，也可能很大，造成永久损害；可能只针对受试者个人，还可能对受试者的家庭和社会都带来影响。根据性质和程度将风险分为以下五个方面。

（1）无预测的影响 如一些研究只是包括翻阅病程记录、个人档案、病理报告等，研究者不直接接触受试者，也不对其造成任何影响。

（2）暂时不舒适 对受试者造成暂时不舒适

的研究经常被称为最小风险研究，即研究带来的不舒适与受试者日常生活所经受的相似，而且，会随着试验的终止而结束。

（3）较严重的暂时不舒适 指研究终止后试者仍有不舒适感。

（4）永久性伤害的可能 在生物医学研究中更常见。如一种新药或新的外科手术方式有可能对病人造成永久的身体上损害。护理研究有时候也会对受试者造成永久的心理或社会的伤害。

（5）确定的永久性伤害 以纳粹医学试验为例，研究者将乙肝病毒注入受试者体内以研究肝炎的发生、发展，从而造成其永久的、不可弥补的损害就是典型案例。在护理研究中，不管结果会带来多么大的效益，如果对受试者会造成永久性伤害，该研究绝对不可实施。

3. 衡量利益风险比例 研究者应努力通过改变研究的目标和（或）过程来最大限度地增大利益和降低风险。如果风险最终不能被消除或降低，研究者应能够解释和确定其存在的合理性。如果风险大于利益的话，研究应被修改；如果利益与风险持平或利益大于风险，研究者可以证明实施该研究的合理性。

（三）公正的原则

公正的原则指受试者得到公平治疗的权利，即公平选择受试者和公平对待受试者。

1. 公平选择受试者 伦理原则认为受试者的

选择应基于公平的原则，利益和风险公平分配。受试者的选择应决定于研究问题本身，而不应该根据受试者的地位、是否容易得到或易受操纵等而决定。

2. 公平对待受试者 主要内容包括：研究者和受试者在研究中的角色事先应达成协议，研究过程中应严格按照协议内容进行，未经受试者允许，不得擅自更改；如果和受试者约好会面时间，研究者应准时到达，并应在彼此认为合适时间终止资料的收集；研究者许诺给受试者的事情应努力做到；对受试者应不论年龄、性别、种族、经济水平等一视同仁。

（四）知情同意

知情系指"被告知而知道事实真相"。同意则系指"自愿同意、遵从或应允"。同意除了必须是"知情的"与"自愿的"以外，还需有一个先决条件，即"病人必须自己有能力可以作决定"。具体介绍知情同意书的基本内容如下。

1. 介绍研究目的 研究者应向受试者陈述研究的近期和长期目的。如果受试者对研究目的有疑义，可以拒绝参与。受试者参与的时间和期限也应加以介绍。

2. 介绍研究的过程及益处 研究的变量是什么、过程如何、对变量的观察和测量方法是什么，甚至研究实施的时间、场所、频次等，都需要向受试者详细描述。同时要介绍研究将给受试者本人或其他人所带来的任何益处。

3. 介绍研究的风险和可能带来的不舒适之处
研究者应使受试者明了研究可能带来的任何风险
和不舒适，并应指出研究者正在采取或将要采取
哪些相应措施来最大限度地降低风险。如果研究
的风险大于"最小风险"，应告诉受试者当损伤发
生时是否可得到补偿或适当治疗，对补偿和治疗
的方式、方法也应详细介绍。

4. 自愿退出研究的选择权　研究者应向受试
者说明，是否参与该项研究纯属自愿行为，拒绝
参与、在任何时候退出研究都不会造成任何的惩
罚或损失。

5. 匿名和保密的保证　研究者应向受试者说
明他们的回答和记录被保密的程度，并且向受试
者保证在研究报告中或公开出版物中，他们的身
份不会被公开。

6. 提供回答受试者问题的途径　研究者在同
意书中还应向受试者提供下列信息：谁负责对受
试者关于研究和自身权利的问题给予解释；对于
受试者提出的任何问题，谁负责解答；如何取得
与回答者的联系等。

总之，知情同意是指当研究者将有关研究的
具体事项告知受试者后，受试者自主同意参与此
项研究。要求受试者在行使同意权时具备一定的
理解力和判断力以及法律上的行为能力和责任能
力。研究者需要根据受试者的知识基础和不同的

研究题目向受试者详细介绍、举例说明。语言应通俗易懂，避免专业术语、含糊其辞。同时，当研究者介绍完研究的具体内容后，应对受试者的理解水平进行评估。

二、关于人体试验的伦理要求

"人体试验"系指以健康人或病人作为受试对象，用人为的试验手段，有目的、有控制地对受试对象进行研究和观察的行为过程。国际上著名的有关试验的伦理规范主要包括纽伦堡伦理规范和赫尔辛基宣言。

（一）纽伦堡伦理规范

纽伦堡伦理规范于 1947 年公布，其内容如下。

（1）接受试验者必须自愿同意参加，且必须具有法律能力和自由选择的能力填写同意书，不受任何欺骗、胁迫、劝诱、恐吓或任何强迫手段的驱使；研究者有责任让受试者对试验的主题、时间、目的、方法、可能的伤害、不便、对健康或个人的影响等有充足的知识和了解，以便受试者作决定。

（2）人体试验必须是绝对必要，对社会具有重要意义，且无法以其他研究方法取代。

（3）人体试验必须有充分的理论基础，如动物实验的结果、疾病自然过程的知识或其他研究问题的预测结果等。

（4）人体试验必须在避免所有不必要身体及心理痛苦及伤害的原则下进行。

（5）如果事先知道此试验将带来死亡或残疾，则此人体试验不可做，除非研究者本人也是被试验对象当中的一员。

（6）试验的危险程度绝对不可超过试验所能解决问题的重要程度。

（7）试验必须有适当的准备和充足的人员、设备，保护受试者现在甚至将来免于受到任何伤害、残障或死亡的可能。

（8）试验必须由合格的科学人员进行，受试者在试验的整个过程中，必须得到最好的技术和照护。

（9）在整个试验过程中，受试者必须都是自愿参与，如受试者在身体或心理方面无法继续，受试者可自由决定退出该试验。

（10）在试验进行中，如果研究者认为继续试验可能会引起受试者伤害、残疾或死亡时。必须随时准备终止此研究。

（二）赫尔辛基宣言

1964 年在芬兰赫尔辛基召开第 18 届世界医学会时，以纽伦堡伦理规范为基础，大会通过了有关人体试验的又一伦理规范，即赫尔辛基宣言。该伦理规范将治疗性研究和非治疗性研究进行了区分。治疗性研究为受试对象提供了一个接受试验性治疗的机会，且会产生有益的结果。非治疗性研究目的是增进科学知识的进步，研究结果可能会对未来的病人有益处，而暂时不能对受试对象本人带来益处。赫尔辛基宣言的详细内容如下。

1. 基本原则

(1)临床研究必须符合道德及科学原则且应以实验室、动物实验或其他科学依据为基础。

(2)临床研究必须由合格的研究人员领导，并由合格的人员监督。

(3)临床研究的重要性与给受试者带来的危险性不成正比，则该研究不得实施。

(4)每一个临床研究计划，必须首先详细评估其危险性，并比较受试者或他人能够预见的利益。

(5)施行容易导致受试者人格改变的试验时，必须特别小心。

2. 治疗性的临床研究

(1)如果断定某一新的治疗方法具有挽救生命、恢复健康或减轻痛苦的作用，应首先采用。但在采用前，应向病人解释清楚，征得同意。对无行为能力的病人，必须事先取得其法定代理人的同意。

(2)研究者可以采用临床研究与专业性医疗并行的方式，但是，临床研究的范围，应以对病人具有治疗价值为限。

3. 非治疗性的临床研究

(1)对人体施行科学性的临床研究时，研究者仍有保护受试者生命与健康的义务。

（2）必须对受试者说明该研究的性质、目的和危险性。

（3）在病人尚未完全知情及表示同意之前，不可对其施行临床研究。若其为无行为能力者，则必须取得其法定代理人的同意。

（4）受试者在精神、身体及法律三方面，应能完全行使其选择权。

（5）受试者的同意，需以书面为凭。临床研究的责任，由研究者承担，受试者即使行使同意权，也不必负责。

（6）研究者应尊重受试者自身完整性，尤其是当受试者对研究者有依赖关系时。

（7）在研究过程中，受试者或其监护人（代理人），随时可以撤销其承诺。研究者若认为继续试验将对受试者有害时，应立即终止研究。

总之，在护理研究的各个步骤，都会遇到各种各样的伦理问题，要求护理研究者时刻保持谨慎的态度，一切以伦理原则为指引，以使人类受试者的利益得到最大限度的保护。

三、伦理监督机制的建立

目前我国许多医院和研究所已开始建立有关研究伦理审查的监督机制，也逐渐设立医院伦理委员会，使受试者的权利得到更好的保护，进一步规范了学术行为，使生命科学更健康、更快速前进。

（一）对护理研究中伦理问题的监督

1. 伦理审查委员会的组成　伦理审查委员会是用来保证研究者在实施研究过程中遵守伦理准则的委员会。可在大学、医院以及医疗保健中心设立。每个伦理审查委员都包括至少五名具有不同文化、经济、教育、性别和种族等背景的成员组成，有的成员需要具有特殊领域的专长，有的属伦理、法律等非科学领域，至少一人不属研究机构成员。一般来讲，国外医院的伦理审查委员通常由医师、律师、科学家、牧师以及社区中的非医学专业人员组成。近年来，护士也被纳入其中。

2. 伦理审查委员会的职能　职能包括对研究项目进行审查。美国保健和人类服务部规定了三种程度的审查，即免除审查、加速审查和全面审查。

（1）可免除审查的科学研究　包括那些对受试对象没有明显风险的研究。如护理研究中那些没有可预见的风险，或者仅对研究对象带来一些不方便的研究。

（2）可加速审查的科学研究　包括那些存在一定风险，但风险为最小程度的研究。对于那些以前已经过伦理委员会的批准，现又作了一些小修改的研究，也可进入加速审查程序。

（3）全面审查的研究　包括那些风险远远大于最小风险的研究。为了获得伦理审查委员的认可，研究者必须确保：①带给受试对象的风险为最小；②与预期的益处相比，带给受试对象的风险合理；③公平选择受试对象；④得到受试对象或其法定监护人的知情同意；⑤知情同意书的书写适当；⑥研究计划对资料收集过程予以监督，以确保受试对象的安全；⑦充分保护受试对象的隐私权，确保研究资料的保密性等。

（二）对科学研究中不端行为的监督

1. 不端行为的定义　在提出研究问题、实施研究以及报告研究结果的过程中有意伪造、歪曲、剽窃或其他严重偏离科学界普遍遵守原则的行为，不包括那些在对试验数据解释和判断时存在的无意识误差。

2. 对不端行为的界定和管理　如果研究参与者的书面记录或者口头证实发表的论文与事实不符时，该研究就可被认为具有欺骗性。如果研究参与者不能提供原始数据或没有亲身参与到研究或论文出版的各个步骤，该研究就可被视为可疑。参与研究作者必须对研究的实施、报道和论文的发表负责，对于那些没有积极参与到研究的实施和论文发表过程中的个体不应被列为合作者。另外，要求同行对于论文初稿的质量和可发表性进行审查、编辑人员对同行审查过程进行监督，并对任何有疑问的初稿谨慎处理。为了减少不端行为的发生，每个研究者都应对研究设计、结果和文章的发表负有监督责任。

第二章　护理科研课题的选取和设计类型

选题是一个严密的科学思维过程，也集中体现研究者的理论认识、科学思维和逻辑推理等方面的能力。选题和确立课题过程是科研工作最关键的阶段，也在一定程度上反映了科研工作的水平和研究成果的价值，同时也决定了最后撰写论文的水平，所以好的选题是产生优秀成果的基础。而文献查询有助于确定研究问题，明确研究目的，形成理论框架，制订研究计划，为所选课题奠定基础。

第一节　选　题

一、选题的来源

（一）自选课题的来源

一般来源于研究者的临床实践、受他人研究结果的启发、临床护理中急需解决探讨的内容、研究者的专长等。目前护理研究问题多为个人自选，研究题方向多为临床专科护理、护理管理、护理器具、新的护理方法或护理模式以及护理教育等方面的问题。

(二)研究课题的来源

课题是指一个已确立的科研题目，科研项目是由若干个研究课题组成，属较复杂和综合性较强的研究题目。课题与项目两者之间的区别在于研究课题规模较小，周期较短，而科研项目则周期较长，复杂程度和规模较大。研究课题或项目多数也是来源于临床实践，也可以从其他人员课题研究中获得启迪。选择课题在考虑学术发展需要的同时，也要考虑目前和未来社会的需要。目前课题来源可分为以下两类。

1. 计划内的课题　指纳入国家及上级主管部门科研及教学计划的选题，并有经费及其他方面的资助。

(1)指令性题目　是国家或各级主管部门根据医疗卫生事业发展规划的需要而下达的指令性科研课题。课题的方向明确、目标清楚，一般都有专项拨款和限期完成。

(2)指导性题目　科研课题由基金资助或公开招标方式，通过专家评议，择优选择承担课题或项目的单位和研究者，如国家自然科学基金、青年科学基金、国家卫生健康委员会招标课题等。

2. 计划外的课题　指国家或上级单位一般不给予专门经费资助的课题。如：①对外协作课题，是由外单位确定课题的研究目的和内容，提供相应的经费；②本单位或个人自由选题，这些课题选题范围广，通过研究工作取得有价值的成果后，也可以进一步申报计划内课题。

二、选题的基本框架

（一）提出护理问题

选题就是正确发现和提出问题的过程。主要从护理实践和日常临床工作中发现问题后，经过长期的观察和思考，逐步形成新的思路和想法，从而提出研究课题。选题过程是研究工作的首要阶段，选题要有科学理论的依据和实践作基础，如在日常护理工作中遇到一些不能解释的现象或无法解决的问题，可在相关理论和实践经验的指导下，逐渐形成解决某问题的具体方法，由此得出研究的问题。要想发现和选择有意义、有价值的研究问题，需要护理人员平时多观察、多阅读、多思考。

选题示例

小儿心脏术后呼吸机使用期间氧浓度的探讨

该文研究者在临床重症监护工作中发现，常规要求一般调试的氧浓度为 40%～60%，经临床观察，在上述浓度下病人的血氧分压多数高于正常范围，由此作者思考在严密监测血氧分压的同时，逐渐降低氧浓度，力争应用最低的氧浓度维持最好的血氧分压，为求得精确氧浓度的设限而确立本研究题目。

在示例中表明，确立一个研究课题，都应有充分理由作依据，在实践经验和日常工作的基础上，还需要根据有关理论和专业知识指导护理实践，来帮助分析和选择研究内容、方法，提出预期结果，从而确立研究题目，保证选题的水平和深度都能更强。

（二）文献检索

提出研究问题后必须要进行查新检索，充分阅读相关资料，查看该选题在国内外的研究历史、现状、动态及研究水平等，做到心中有数，并从文献检索中找出创新点，确定立题的方向。所查新的文献主要包括：杂志、学报、论文集、百科全书、教科书、专著等公开发表的文章，护理人员要带着问题查看文献，选择内容应由近向远，以近几年发表的资料为主要参考。查阅文献后若选题内容无重复他人的工作并有创新性，即可选定研究课题。

（三）选题的要求

1. 应选择具有创新和指导意义的内容进行研究　创新就是在前人知识的基础上增加新的观点或新的内容。故在选择一个研究方案或组织一篇文章内容时，选择内容要注意具有创新性，其结果在护理学某范围或某领域内达到新的或领先水平。这样才会被杂志率先刊登，得到广泛推广应用。护理研究的课题大多来自临床实践，对临床具有指导性的意义，容易做到。

2. 应选择具体集中的课题内容研究 所选课题要注意具体和明确，范围不要太大，每一个研究题目集中解决 1~2 个问题。如"病人肺炎的管理研究"题目的范围就太大，它包括了有关呼吸的病生理、症状、预防、治疗及各年龄段、各病种病人肺炎发生后的不同处理和护理等诸多方面的内容。总之，该题涉及内容太多、题材范围太大，很难深入细致地开展研究。可改为"老年卧床病人坠积性肺炎排痰方法的探讨研究"，其研究的人群、疾病的种类、针对病症采取的方法都做了具体限制，从而更有针对性地开展研究工作，可有效地获得成功的资料。

3. 应选择熟悉的专业进行研究 其内容要避免完全重复别人的工作。

4. 应选择实用性、可行性强的问题进行研究 所有研究课题都会受到时间、经费、人力、技术等多方面条件的限制，故应充分考虑研究工作完成的条件是否具备。不论研究预期结果是正效应或负效应，只要实用、合理、可行，都是可选择的。

三、选题的评价

在开展具体工作之前，要组织相关专家做好充分论证，主要解决该护理选题是否值得研究，能否通过科学研究得到预期结果。根据所选题目和研究问题的陈述内容，可作如下评价。

（一）评价选题是否合理

1. 创新性评价　内容和预期结果具有新意，不是重复别人的工作。可以选择与他人相似的题材研究，但要有质的区别，要有新增的内容、新的认识或新的方法。创新是科研选题的重点，也是确定题目的关键。

2. 实用性评价　研究的预期结果要能指导和应用到实际护理工作中，能解决临床护理问题，指导护理实践。

3. 科学性评价　选题要有一定的理论或客观事实为依据，同时在大量阅读文献的基础上进行思考提出问题，符合客观规律。

（二）评价选题是否可行

确立研究选题除了评估问题是否有研究价值外，更重要的是考虑是否可行。要求研究者要认真科学地对课题所涉及的协作单位、仪器设备、时间、经费、人力、物力等各方面完成课题的条件进行评估，各方面条件具备后，才能确立研究问题，研究工作才能顺利进行。

第二节　假设的形成和框架

一、假设的基本概念

假设是指对已确立的研究问题，提出一个预期目的或暂时的答案。研究者通过对资料进行分析、综合与周密的思考，根据相关理论和知识的归纳推理，对要进行研究的问题作出一种因果关系的预测。假设是研究者对研究预期目的，即各变量之间的关系，进行初步的、带有假定意义的理论解释，也是研究工作的重要步骤和基本程序之一，可帮助研究者明确研究目标，避免盲目性。

选题示例

医院重症护理技术协作网络的构建与研究

研究者提出假设是通过一系列的研究方式最终达到的目标是：使医院重症监护技术协作步入科学化、规范化的良性循环的发展轨道，实现医院重症护理技术优势互补，充分发挥医院重症监护技术人才和抢救设备的作用，在重症监护技术方面共同提高和发展的目标。同时研究出对重症病人质量监控指导和人力资源的合理调配的科学方法，配合医疗工作展开，提高重症护理的科技含量和高质量的护理服务，以获得最佳的临床效果。

假设的形成是任何研究工作中一项很重要的步骤，对所提出的研究问题建立预期目的后，进行有针对性的科研设计和观察，其结果才有可能用来解释和回答所提出的研究问题。

二、研究问题的阐述

研究问题的陈述内容主要包括确立研究问题

的背景和预期目的，即陈述立题依据或理由及研究的预期目的。实际上提出护理研究问题、查阅文献和形成假设等步骤经常是同时进行不可分割的，因此问题的陈述就是对各项步骤内容作出的综合叙述，用以指导研究设计。

三、选题的框架

理论框架、概念框架、概念模式等名词在国外护理研究资料中经常看到，了解这些名词的含义和在护理研究中的意义，可以帮助人们理解、学习和借鉴国外的研究方法和成果。每一项护理研究都有自身的框架，常运用的框架包括理论框架和概念框架。

（一）有关概念解释

1. 概念　是用来对所研究的事物或现象的特征进行描述、界定或概括，以明确其含义及独特性的名词，例如舒适、焦虑。

2. 命题　是对两个或两个以上的概念之间所存在的某种关系的阐述。例如：放松技术能减少焦虑的程度。系列命题的组合构成了框架的核心内容。命题可指出概念之间相互关系的力向、强弱、顺序、形状（线性或非线性）等特性。

3. 理论　护理研究者使用的理论是指对现象间的相互联系进行系统地概括和解释。理论较概念模式的范围小，也更具体化，可通过实践得以验证。任何理论都不是一成不变的，可进行不断的修订和改进。

4. 框架 框架是对概念自身或概念之间关系的结构阐述，一般用图解形式表示，称为框架图。概念之间的关系可以使用线条、箭头等符号表现。

5. 概念模式 是解释现象，陈述命题，反映哲理的系列抽象的、相关的结构。例如 Roy 的适应模式阐述了与适应相关的概念及这些概念如何相互作用从而达到适应状态的结构（包括刺激、四种类型的适应等），Orem 的自理模式阐述了护士如何通过确立全补偿护理系统、半补偿护理系统、教育支持护理系统以帮助有自理缺陷的病人提高自理能力。概念模式与理论比较，结构更松散且缺乏内在的逻辑关系。

6. 理论框架 利用已有的理论对研究中各概念或变量间的相互关系作说明，该理论则为该研究的理论框架。理论框架为研究的各变量间确定系统的、逻辑的、精确的关系提供理论指导；是建立和发展科研假设的理论依据；是科研设计、结果解释、推广应用的基础。

7. 概念框架 如果研究暂时不能找到相应的理论作为依据，则可利用普遍被人们接受的命题或学说对各变量之间的关系作说明，这些命题的组合则为该研究的概念框架。因此，概念框架是一种尚未成熟的、未完全整理好的解释现象的方式，其抽象之处在于演绎系统构成命题，以表现概念之间的关系，但其结构较理论松散，与理论框架相比，它尚缺乏成熟的演绎系统，但它可以是理论的前身。

(二)理论框架和概念框架的形成

理论框架或概念框架的形成是建立在对研究目的和意义的深入认识，以及全面文献查询基础上。如果是试验性或类试验性研究，其理论或概念框架的形成应建立在描述性研究或描述相关性研究基础上。形成理论框架或概念框架的方法和步骤为：选择与所研究的现象相关的概念、陈述概念之间的相互关系、形成概念之间相互关系的层次结构、构建理论或概念框架图。在有了清晰的研究问题陈述，并对有关概念的定义、概念之间关系以及上下层次关系进行了阐述后，便可构建理论框架或概念框架。

(三)理论框架和概念框架的作用

理论框架和概念框架是研究者提出研究的理论依据，为研究提出了研究思路，确立了研究的范围。在护理研究中，理论框架或概念框架可指导研究人员总结和组织出有序的研究结构，从而使研究结果有意义并能被推广，并且使研究与应用研究结果扩展。理论和概念框架不但可帮助研究人员理解现象的实质，而且指导研究人员认识到该现象出现的原因，是预测其发展趋势的基础，以达到解释、预测或控制现象的目的。理想的理论框架或概念框架具有逻辑性、指导性两个特征。在护理研究中，常用的理论或概念框架包括 Orem 的自理模式、Roy 的适应模式、Neuman 的健康照顾系统模式、King 的开放系统模式、Pender 的健康促进模式、Lazar us & Folkman 的压力和应对模式等。

第三节 文献的查新与检索

一、文献的基本知识

（一）信息

信息不是事物本身，但它反映了事物的特征和特性。不同事物有不同的特征，并在不同条件下不断地发生变化，因而信息也在不断产生。在医学上，人体的脉搏、体温、呼吸甚至症状的发生和变化等都是信息，各种化验结果的数据也是疾病所反映的信息。

1. 客观信息 是事物存在方式和运动状态及其特征反映，是有关客观物质世界的信息。

2. 主观信息 是人类对事物运动状态及其变化方式的反映，是人类主观精神世界的信息。

3. 概念世界的信息 是人类表述事物运动状态及其变化方式的反映，通过语言、文字、图像、影视数据等载体表示。

（二）知识

知识是人们在改造世界的实践中所获得的认识和经验的总和，是人脑通过思维重新组合的系统化信息的集合。知识是信息的一部分，但不是信息的全部。只有经过选择、综合、分析、加工等过程处理的系统化的信息才是知识。人类正是通过利用前人所积累的知识，来指导实践，取得新的成就，获得新的知识。

（三）文献

文献是记录知识和信息的一切载体。其中知识或信息是文献的实质内容。载体是文献的外部形态，记录是两者的联系物，是文献的基本特点。记载着人类所获得的医学知识的文献称为医学文献。医学科研的成果多是以文献的形式加以记载并得到学术认可。

二、文献的类型

（一）按文献载体的类型划分

包括印刷型文献（纸质文献）、缩微型文献（缩微复制品）、声像资料或音像文献、机读型电子出版物等形式。

（二）按文献发布的类型划分

包括图书、期刊、报纸等。此类文献还包括专利文献、会议文献、科技报告、政府出版物、学位论文等，又称特种文献，是出版形式比较特殊的文献的总称，也称非书非刊资料其内容广泛，是科研人员的重要文献信息资源。

（三）按文献级别划分

1. 一次文献　又称原始文献，主要指原始论著、期刊上刊登的论文、学位论文、研究报告、会议文献、档案资料、专利说明书等。一次文献具有创造性、新颖性、先进性和成熟性，是最基本的文献类型，是产生二三次文献的基础。科技文献的寿命一般为 5～10 年，而医学文献的老化速度更快，一般为 5 年。

2. 二次文献　指的是将大量无序的一次文献进行收集整理，著录著者、篇名、分类号、出处等特征，并按一定的顺序加以编排，以供读者检索所形成的文献，包括各种目录、索引、文摘等检索工具，提供查找一次文献的线索，对一次文献进行著录和标引等深层次加工，不会改变一次文献的原有内容，是文献检索的主体。

3. 三次文献　是在利用二次文献的基础上，选用大量的一次文献，经过阅读、分析、研究、整理和概括而编成的文献。这类文献主要有综述、评论、进展、指南、词典、手册、百科全书、教科书、年鉴等。三次文献是在充分研究已发表的文献基础上，对已取得的成果、进展加以评论、综述，并预测其发展趋势，读者可以借此快速了解并掌握当前研究动态。

4. 零次文献　指未经发表或进入社会交流、未经系统加工整理的最原始文献。如书信、手稿、私人笔记、记录、设计草图、实验记录、科技人员口头交流的信息情报等，是一次文献的素材，对一次文献的形成起重要作用。

三、文献检索工具的分类

文献检索是指将文献根据其外表特征(即标题、著者、来源、卷期、页次、文种等)或内容特征(即文献论述的主题),按照一定的方式编排并储存在一定的载体上,通过一定的方法,从检索系统中查出特定文献的过程。

(一)检索系统

包括手工检索工具、计算机检索的数据库和网络化信息检索的硬件设备与软件系统。

(二)检索工具

检索工具是按一定学科、一定主题进行收集、整理相关文献,并给文献以检索标识,及时报道的二次文献,具有存储、检索和报道信息的功能。

(三)文献检索工具的划分

可以从不同的角度进行划分。按编著方式的不同,则主要分为以下四种类型。

1. 目录　是对图书或其他单独成册的出版物外表特征的著录,它通常是以一本书或一种期刊作为著录的基本单位,只描述出版物的外表特征,对内容特征揭示少。著录项目一般包括出版物名称(书刊名)、著者、出版项(出版者、出版地、出版时间、版次等)和稽核项(页数、开本、定价等)。目录主要有4种类型。

(1)分类目录　是按学科内部逻辑次序排列而成。从总论到各论,从一般到具体,从低级到高级，从简单到复杂，分门别类进行编排，配有分类号的检索系统。其特点是系统性强，可满足读者从专业角度检索文献的需要。

（2）书名目录　是按照书或刊名的字顺，遵循一定的排列顺序编制而成的一种合录。便于读者从已知书刊名进行查找的一种检索工具。但同类的书刊资料，由于各自名称不同，其排列次序不能似分类排列那样集中，故查阅不够方便。

（3）著者目录　是按著者的字顺编排而成的目录。中文有按汉字的笔画笔顺排列，也有按汉语拼音排列，外文则按字母顺序排列。它可以将一个作者的全部著作集中列于他的名下。对研究某一特定作者的著作及其研究动态非常便捷。

（4）主题目录　是用规范化的语言将同一主题的文献集中在一起，来描述文献的主题内容所形成目录。其专指性强，具有很强的灵活性。

2. 题录　以一个内容上独立的文章作基本著录，只著录文献的外部特征，包括文献篇名、著者、刊名、年、卷、期、页码、语种等，时差短因而报道快、全、出版迅速。

3. 索引　是将书刊资料所刊载的文章的题目、作者、出处以及所论及的主题等进行著录，并按一定的原则和方法编排而成的检索工具，文献内容比目录更深，是著录出版物中的内涵。

4. 文摘　是在索引的基础上，对原始文献用简明、扼要、准确的文字所做的摘录，可使读者用较少的时间了解文献的基本内容，并判断是否为所需的内容，并作出是否继续阅读原文的抉择。

（1）指示性文摘　又称简介或提要，是一种以最简短的语言，概略指示原文的研究对象、内容范围、研究目的及方法，以使读者对文献的内容不产生误解为限。这种文摘一般不包含具体方法、数据、结果等内容，不能代替原文，一般在50～150字。

（2）报道性文摘　是以原文为基础，写出的文摘要基本上能反映文献的中心内容、观点、方法、数据及结论等。其内容较详细，宗旨是揭示原文论述的主题和有创见的内容。一般为500字左右，必要时可达到1000字左右。

四、文献检索的方法、途径和步骤

（一）检索方法

1. 常用法　又称工具法，即利用各种检索工具查找文献的方法。

（1）顺查法　是一种以检索课题的起始年代为起点，按时间顺序由远而近地查找文献的方法。这种方法比较全面、系统、可靠。但对手工检索来说，劳动量较大，效率较低。

（2）倒查法　与顺查法相反，是一种逆时间顺序由近而远查找文献的方法，适合新兴学科的发展规律或有新内容的老课题，短时间内可获得一些最新资料。但对课题了解不够时，易造成漏检，补救方法是查综述，可了解课题从何时开始及其发展趋势。

（3）抽查法　针对学科专业发展特点，选择学科发展迅速且发表论文较集中的时间，前后逐年检索，至基本掌握课题情况为止。本法能用较少的时间获得较多的文献，但必须知道学科发展特点和发展迅速的时期才能达到预期效果。

2. 追溯法　是利用已有文献（最好是综述文献）后面所附的参考文献进行追溯查找的方法。它的优点是在检索工具不齐备或没有检索工具的情况下，根据原始文献所附的参考文献检索相关文献，较切题，但有片面性，文章漏检率高，知识多数较陈旧。

3. 分段法　是将常用法（工具法）与追溯法交替使用的方法，又称循环法或交替法。既利用检索工具，也利用文献后所附参考文献进行追溯，两种方法交替，分期分段使用，可获得一定年限内相当的文献资料线索，并能节省检索时间。

（二）检索途径

根据文献的特征检索文献是最简捷的方法。文献特征主要有外表特征和内容特征两种，即包括各种学科分类和文献主题等。

1. 从文献的外表特征进行检索的途径

（1）书名途径　利用书、刊、杂志名称查找文献，是查找文献最方便的途径。

（2）著者途径　是按文献上署名的著者、编译者的姓名或机构团体名称编制的索引进行查找的一种方法。著者索引是按著者姓名字顺排列的，因而检索直接，查准率高，是一条简捷的检索途径。但由于世界各国姓名的复杂多样，一般在编写著者索引系统时，制定了许多规则，以便标引者和检索者有所遵循，求得统一。检索时如不加注意，很可能造成误检和漏检。使用国外检索工具的著者途径查找文献时，应注意以下几点：①姓名的次序，国外著者署名一般名在前，姓在后。但在检索工具的著者索引中，是姓在前，名在后，姓用全称，名用缩写，姓名之间用逗号或空格隔开，分别按姓名的字母顺序排列，如Roberts R. S.。另外，若姓前有前缀和冠词等，均一并计入，按姓字顺排列。②机关团体的名称均按原名著录，并加固别以示区分，与个人著者一样按名称字顺排列。③合著者为 2 人时，按原著者次序著录。若为 3 人或以上者，只著录第一著者姓名，其余不标出，以"等"（et al）表示。④著者姓名的拼写与发音因各国文字不同而有别。一般检索工具常将各种文字的著者姓名加以翻译，并有各自的音译办法。西文检索工具中，中国的姓名，均按汉语拼音著录，其他的非本国文字的著者姓名按音译法著录。

（3）序号途径 利用文献的各种代码、数字编制而成的索引查找文献，称为序号途径。许多科技文献都有序号，如专利说明书有专利号、化学物质有化学物质登记号、图书期刊有国际标准书号等。文献序号具有明确、简短、唯一的特点，而一系列序号本身可以体现其相对的排序性，各序号一律按代码字顺或数字的次序由小到大排列，因而检索很方便。

2. 从文献的内容特征进行检索的途径

（1）分类途径　是以文献的内容在学科分类体系中的位置作为查找文献的途径，它的检索标志是所需文献的分类号。因此，使用这种途径的前提是确定检索课题所属的学科类目，依据分类法，从中找出该类目的分类号。

（2）主题途径　是通过文献内容学科性质的主题进行检索文献的途径。以经过规范化的名词或词组作为代表文献资料内容实质的主题词，这种主题不一定就是图书或论文的书名或篇名中出现的词语，而是对文献经过主题分析从中抽取出来的主题概念词，把这些主题词按字顺排列起来构成主题索引。检索时与查字典相似直接按主题词字顺就可找到某一特定课题的文献。每个主题词是相互独立的，此间的顺序只是形式上的而非逻辑上的顺序，它可以将分散在各个学科中的有关文献都集中于同一个主题词下。该途径既便于确定某个主题在检索系统中的位置，又便于对所查文献的分析、比较和选择。在各学科间交叉渗透日益增强的今天，主题途径正受到更多的采用和重视。但在系统性、稳定性上，不如分类途径，两种途径各有所长。

(3)关键词途径 是根据文献篇名或内容中具有实质意义、能表达文献主要内容起关键作用的词或词组抽取出来作为反映文献内容的关键词，并按字顺编排而成的一种检索系统。它与主题途径相近，但由于其选词没有进行规范化，不同作者对同一事物的概念不同，造词也不尽相同，因此同一内容的文献可能会分散在不同的关键词下。所以检索时必须把不同词形的同义词、近义词等都查到，否则很可能漏检。

(4)分类主题途径 是分类途径与主题途径的结合，相互间可以取长补短。因此，它比单纯的分类途径要细致具体，同时又可以克服单纯的主题途径难以熟悉和掌握的不足。

(三)检索步骤

由于每个读者的文献需求不同，所选择的检索方法、途径也就不同。为了达到检索目标，读者应制定相应的检索计划或方案，指导整个检索过程，即应具有一定的检索策略，一般包括以下几个步骤。

1. 分析检索课题，明确检索目的 首先，要对检索课题进行认真细致的分析，明确检索内容和检索目的，确定检索的学科范围、文献类型、回溯年限等。由于每一检索者常是为解决某一具体问题或选定一个研究课题而进行检索，所以检索者一定要经过仔细分析，弄清检索提问的真正含义，然后选择最佳检索工具和检索方法。

2. 选择检索工具，确定检索方法 各种检索工具均有各自的特点，应根据检索课题的要求、检索工具的特点以及检索者的外语水平选择合适的检索工具。关于检索方法，一般来说，在检索工具比较齐全的情况下，采用常用法比较合适；在检索工具比较短缺时，可采用分段法；如果没有或严重缺乏检索工具时，只能采用追溯法。如检索课题要求全面普查，可使用顺查法或交替法；若检索课题的时间紧迫，要求查准甚至查全，则应采用倒查法，也可采用抽查法。

3. 选择检索途径，确定检索标识 选好检索工具后，需进一步研究检索途径，确定检索标识。一般检索工具都有分类目次、著者、主题词等检索标识，必要时还可以借助其他辅助工具作为检索的途径，如专利索引、化学物质索引、登记号索引等。检索时必须根据自己所掌握的检索标识，选择和确定一条简捷的途径进行检索。

4. 查找文献线索 这一过程实际上是将准确表达的检索提问与检索工具中的文献标识进行比较而决定文献取舍的过程。通过具体查找，便可以从中找到所需的文献线索。

5. 获取原始文献 根据查得的文献线索获取原始文献，这是整个检索过程的最后一步。为了节省篇幅，检索工具中的文献出处项中的出版物经常采取缩写。因此，首先要将出版物名称缩写

（或代号）对照检索工具所附的"来源索引""收录出版物一览表"等查出刊名的全称。除本馆馆藏外，还可通过地区或全国馆藏联合目录进行馆际互借，或向原文著者索取原文。

五、中文医学文献检索工具及数据库

目前国内外医学文献检索工具和数据库很多，尤其是电子信息网络的广泛应用，使文献检索渠道得到很大拓展，现将我国最常用的文献检索数据库介绍如下。

（一）中国医院数字图书馆（CHKD）

又称中国医院知识仓库（CHKD）是专门针对医务人员临床疑难病症诊断治疗，医学科研项目选题、设计、撰写论文、成果鉴定，医院管理人员决策经营，医院科技项目查新和科研绩效评价，医务人员继续医学教育等多方面的知识信息需要，开发的专业化知识仓库，是 CNKI 系列数据库的重要专业知识仓库之一。

（二）《万方医学网》

《万方医学网》（http：//med. wanfangdata. com. cn/），是国内专业医学信息提供与评价分析的服务系统。是万方数据股份有限公司联合国内医学权威机构、医学期刊编辑部、权威医学专家推出的，面向广大医院、医学院校、科研机构、药械企业及医疗卫生从业人员的医学信息整合服务、医学知识链接全开放平台。其主要功能是为用户提供期刊、学位论文、会议论文、科技成果等信息检索功能，并提供在线支持服务。旨在关注医学发展、关注全民健康、推动国内医学信息资源的共建、共享和沟通。万方医学网拥有 220 多种中文独家医学期刊全文、1000 多种中文医学期刊全文、4100 多种国外医学期刊文摘（全文以电子邮件原文传递方式获得，核心期刊全部收齐），其中包括中华医学会、中国医师协会等独家合作期刊 220 余种；中文期刊论文近 360 万篇，外文期刊论文 455 万余篇。该网是医生获得中华医学会 123 种顶级医学学术期刊、中国医师协会等的众多高品质期刊电子版全文的唯一途径，已经成为国内医生查阅文献资料的必查和首选网站，也是制药企业和医院进行品牌展示和学术推广的主要网络媒体新平台。万方医学网还将将重点拓展面向个性化、专业化业务：①针对医院的科研需求，提供科研支持、成果管理、学术推广、医患教育四个方面的信息服务；②针对药企推出学术推广卡、学术专题、学术监测等信息服务；③针对传统出版单位的数字化转型需求提供服务。平台总体架构为三层。

1. 底层数据　对数据进行规范处理，使机构检索、数据统计更加准确。

2. 数据展示　采用 Echarts 图表库呈现统计数据，增强数据的可视化展示效果，提升用户体验。

3. 数据分析　多维度、全方位的数据分析服务，用户通过在线查询方式即可全面了解学者、机构、相关的研究进展、科研合作、发展超势等各类信息，指标体系更加完善。

（三）中国生物医学文献服务系统（SinoMed）

中国生物医学文献服务系统（SinoMed）（http://www.sinomed.ac.cn/），是由中国医学科学院医学信息研究所/图书馆开发研制。其涵盖资源丰富，能全面、快速反映国内外生物医学领域研究的新进展；功能强大，是集检索、开放获取、个性化定题服务、全文传递服务于一体的生物医学中外文整合文献服务系统。

中国生物医学文献数据库（CBM）：收录1978年至今国内出版的生物医学学术期刊2900余种，其中2019年在版期刊1890余种，文献题录总量1080余万篇。全部题录均进行主题标引、分类标引，同时对作者、作者机构、发表期刊、所涉基金等进行规范化加工处理；2019年起，新增标识2015年以来发表文献的通讯作者，全面整合中文DOI（数字对象唯一标识符）链接信息，以更好地支持文献发现与全文在线获取。

中国生物医学引文数据库（CBMCI）：收录1989年以来中国生物医学学术期刊文献的原始引文2000余万篇，经归一化处理后，引文总量达640余万篇。所有期刊文献引文与其原始文献题录关联，以更好地支持多维度引文检索与引证分析。

西文生物医学文献数据库（WBM）：收录世界各国出版的重要生物医学期刊文献题录 2900 余万篇，其中协和馆藏期刊 6300 余种，免费期刊 2600 余种；年代跨度大，部分期刊可回溯至创刊年，全面体现协和医学院图书馆悠久丰厚的历史馆藏。

北京协和医学院博硕学位论文库（PUMCD）：收录 1981 年以来北京协和医学院培养的博士、硕士学位论文全文，涉及医学、药学各专业领域及其他相关专业，内容前沿丰富。

中国医学科普文献数据库（CPM）：收录 1989 年以来近百种国内出版的医学科普期刊，文献总量达 43 万余篇，重点突显养生保健、心理健康、生殖健康、运动健身、医学美容、婚姻家庭、食品营养等与医学健康有关的内容。

SinoMed 一贯注重数据的深度揭示与规范化处理，其检索功能强大、方便易用。系统进一步优化跨库检索、快速检索、高级检索、智能检索、主题词表辅助检索、主题与副主题扩展检索、分类表辅助检索、多维限定检索、多维筛选过滤、多知识点链接等文献检索功能，丰富拓展被引文献主题、作者、出处、机构、基金等引文检索功能，新增检索词智能提示、通信作者/通信作者单位检索、检索表达式实时显示编辑等功能，使检索过程更快、更便捷、更高效，检索结果更细化、更精确。全文服务方式多样、快捷高效，在整合多种原文链接信息的基础上，继续拓宽全文获取路径，立足中国医学科学院医学信息研究所/图书馆的丰富馆藏，依托国家科技图书文献中心（NSTL）及与维普等数据服务商的合作，建立起强大的全文服务系统。通过 SinoMed，用户能在线阅读协和医学院硕博士学位论文，直接链接维普、万方医学网/万方数据知识服务平台、编辑部、出版社等文献原文（含 OA 期刊），或通过申请付费方式进行文献传递。全文服务方式多样，快捷高效。其中个性化服务是 SinoMed 为用户提供的一项非常重要功能。用户注册个人账号后便能拥有"我的空间"，享有检索策略定制、检索结果保存和订阅、检索内容主动推送及邮件提醒、学术分析定制等个性化服务。通过"我的空间"，用户还能向 SinoMed 反馈您宝贵的意见和建议。

六、英文医学文献检索工具及数据库

（一）PuhMcd 数据库

PubMed（http：//www. ncbi. nlm. nlh. gov/pubmed）是由美国国立医学图书馆（NLM）下属美国生物技术信息中心研制的基于 Web 的文献数据库，具有期刊收录生命科学文献范围广、内容全、检索途径多、检索体系完备等特点。

（二）OVID 数据库

OVID，即 Ovid Technologies，是医学数据库提供商。其 Databases@ Ovid 包括 300 多种数据库，

并可直接链接全文期刊和馆藏。Journals@ Ovid 包括 60 多个出版商所出版的超过 1000 种科技及医学期刊的全文。其中 Lippincott, Williams & Wilkins (LWW) 乃世界第二大医学出版社，其临床医学及护理学尤其突出，共计收录 239 种医学相关之核心期刊（另有 7 本过刊，总数 246 种全文期刊）；BMA & OUP 系列全文数据库共 76 种，BMA 即英国医学学会系列电子全文资料（BMA Journals full-text），OUP 即牛津大学出版社医学电子全文数据库（OUP Journals fulltext）。通过 OvidSP 平台可访问 LWW 医学电子书、Ovid 电子期刊全文数据库、循证医学数据库、美国《生物学文摘》、荷兰《医学文摘》及 MEDLINE 数据库。

（三）Embase 数据库

Embase 是全球最大最具权威性的生物医学与药理学文摘数据库，以及全球最大的医疗器械数据库。前身为著名的"荷兰医学文摘"。Embase 包含全部 Medline 的内容，共计涵盖 8600 种期刊以及 9000 多个会议超过 295 万条的会议摘要（从 2009 年以来），其中 2900 种期刊在 Medline 中无法检索到。覆盖各种疾病和药物信息，尤其涵盖了大量北美洲以外的（欧洲和亚洲）医学刊物。内容的年增长率超过 6%。Embase 纳入最新综合性循证内容与详细生物医学索引，确保搜索到的所有生物医学循证都是重要实时相关信息。对于从事循证医学研究，考克兰协作网（Cochrane Collaboration）推荐 Embase 为必检数据库。EMA（欧洲药监局）、FDA（美国药监局）和 NMPA（中国药监局）进行药物不良反应监测，Embase 为推荐必检数据库。

（四）PtoQuest Medical Library 数据库

本数据库是美国 UMI 公司推出的医学期刊全文数据库。其网络版收集的医学期刊有 400 多种，提供全文的期刊占绝大部分。ProQuest Medical Library 有 4 条检索途径，即 Basic Search（基本检索）、Advanced Search（高级检索）、Publication Search（出版物检索）和 Thesaurus（主题词检索）。

第四节　科技查新咨询方法

一、查新咨询的意义

医药卫生科技项目的查新工作主要是通过科技文献检索和综合分析的方法，对医药卫生科研项目（包括立项、鉴定和评奖项目）提供创造性、科学性和实用性的情报证明（或依据）。其实质是对医药卫生科技项目新颖性的审查，说明有无与查新课题相同或相类似的文献报道。作为鉴证类的查新报告，在查新结论中只对查新项目作新颖性判断结论，只能在对比分析检索结果与委托项目查新点的基础上，描述在所查范围内，国内外相关文献检出情况、相关文献与查新项目的科学技术要点的比较分析以及对查新项目新颖性的判断结论等，一般不对科学性、实用性作评价，不对查新项目进行水平性的评估。

查新工作不同于一般的咨询和文献检索工作，具有很强的客观性和权威性。查新工作是经过文献检索和必要的调研，在占有大量内外有关资料的基础上，对有价值的情报加以系统分析、综合评价，对查新项目写出有根据、有分析、有对比、有建议的查新报告，为科技管理部门和专家评议提供可靠的情报依据。通过文献检索手段，应用综合分析、对比等方法为科技项立项和成果鉴定等科技活动的新颖性评价提供可靠的科学依据。与专家鉴定相结合，可确保科技项目研究质量，促进科技项目和成果管理的科学化和规范化。根据不同的目的和要求，查新工作的范围包括科研立项、成果鉴定和奖励、专利申请及新产品开发、引进技术项目论证等。

二、查新咨询的程序

(一)查新机构简介

查新机构是指具体实施查新工作的具有业务资质的信息咨询机构。查新机构的条件必须由主管部门组织咨询工作专家和科研管理干部进行实地考察论证，然后正式下文确认。未经主管部门认可的机构出具的查新报告通常是无效的。

（二）查新机构的主要服务项目内容

（1）科研课题立项，包括各种基金申请的查新。

（2）科研成果鉴定或评审、评奖的查新。

（3）科技成果转化项目认定的查新。

（4）新产品的查新。

（5）发明、专利申请的查新。

（6）各种专题、开发项目及其他技术咨询项目的查新。

（7）为科研人员的职称评定、两院院士的评选、科技成果的鉴定等方面进行引文检索。在完成查新后，科技查新咨询中心应向用户出具盖有科技查新咨询中心查新专用章的查新报告。

（三）查新咨询的程序

1. 选择查新机构　目前大多数地区都有查新机构，大城市往往有数家查新机构。由于各查新机构承担的任务都有一定的范围，出具的查新报告大多数只能在一定的范围内有效，因此在委托前选择查新机构十分重要，以免查新报告无效。查新机构的委托要根据主管部门的要求来确定。如主管部门未明确规定具体的查新机构，通常应选择项目主管部门或本系统确认的查新机构，专利查新必须由专利局的专业审查人员进行审查。一般查新机构出具的专利查新报告，通常情况下不会被专利局认可。

2. 办理查新委托　首先向查新机构提出申请，同时提交有关技术材料，并填写查新委托书，经双方当事人协商一致，查新机构开始给予受理后，可按以下程序办理。

（1）填写委托书 查新委托书是查新人员初步了解查新意图和目的的书面材料，有助于查新人员理解查新项目的内容要点。委托单位（或委托人）应逐项认真填写（手写或打印）查新检索委托书，不要漏填。委托人可以是项目负责人，或是委托单位指定的联系人。项目名称应与项目申报书上的保持一致，如需检索国外文献，应填写外文全称。项目技术要点，可按创新点、关键技术、技术指针三部分逐条书写，或者以 300～500 字的摘要形式写清以上三个方面的内容。委托方应对填写的技术要点的真实性负责。检索词应根据项目主题内容尽可能多地列出中英文对照的关键词或主题词，以及不同用法的同义词。检索年限，用户可根据掌握的项目国内外研究情况，提出需检索的年限，但实际检索年限，还要受数据库收录年限的限制。检索目的，可作多项选择。拟定的项目水平仅是委托方提供给查新方的参考意见，查新结论中的水平定论，应根据文献资料与项目技术要点对比分析后得出。

（2）委托单位应向检索单位提供与项目有关的一切技术背景材料，如开题报告、项目总结报告、成果申报表、专利说明书、产品样本、检测报告、用户报告等。如果因委托方未能提供足够的技术背景材料而导致检索误差的，由委托方负责。

委托方填妥委托书后，需加盖委托单位公章，然后与技术背景资料一起交于检索单位，查新检索委托才能生效。

3. 查新报告　查新报告书是查新工作的最后总结性的技术性文件，要有查新机构及具体的查新人员、审核人员的签字盖章，方能生效。查新报告内容以国家卫生健康委员会印刷的报告书为例，由封面、主体和附录三部分组成。

（1）封面　包括项目名称、项目性质、学科分类、委托单位、委托人、查新机构、报告时间等。

（2）主体　①查新要求：描述查新要求和技术要点时要用委托单中的原用语。②检索情况：采用的检索工具名称、年限、检索策略和检索结果（可列出 10 篇左右相关文献题录，外文标题应有中文译名）。③结论：结论部分是查新报告中最重要的部分，一般由三部分组成；第一部分要用极简练的话描述国内外对本课题相关文献报道的情况，如"很多""较多"或"很少""较少"；第二部分是对比分析，这是结论的主要部分，把检出的文献与本课题的创新点作对比分析，然后作出新颖性评价。如相关的文献无法得到原文，检索工具也没有提供文摘或文摘过于简短时，则无法进行比较，应在结论中如实反映；第三部分是新颖性结论，对于创新点不多的课题，新颖性结论可结合在对比分析部分作出。

（3）附录　可附密切相关的文献原文若干篇。

查新机构应对委托方项目的技术予以保密，

不得擅自将其技术资料交给他人使用，违者负法律责任。查新检索应在委托效后的规定时间内完成。查新报告有效期一般不超过 1 年，逾期必须补查或重查。

第五节　科研设计的内容

在确立研究课题之后，则进入科研整体设计阶段。研究者要按研究预期目的选择具体设计内容，如研究对象、研究方法和安排研究计划等。严谨的科研设计对能否获得有价值的科研结果十分重要，同时与科研论文的质量也密切相关，研究者需认真对待。

一、科研设计的概念

科研设计是科研工作中很重要的一个环节，根据研究目的选择合理设计方案，用以指导研究过程的步骤和方向，目的在于得到理想和可信的研究结果。通过科研设计使抽象的研究目的具体化，形成研究方案，指导研究工作者有计划地收集资料，归纳和分析资料，最后完成研究目的。

二、科研设计的注意事项

（一）设计过程

设计过程要注意排除一些干扰因素，将研究结果的误差降到最低限度，并使研究工作以最经济、方便和恰当的人力、物力及时间收集资料，保证研究质量。

（二）科研设计

因研究目的不同，所选择的研究方法不同。因此设计方案的具体内容差异也会很大。所以，在设计过程中，关注点是要看研究设计能否达到研究目的及结果是否有说服力。

三、科研设计的主要内容

科研设计的主要内容有：根据研究目的确定研究对象、设对照组、随机分组、观察指标、采用的研究方法和统计学处理方法等。课题负责人还要考虑研究工作步骤、时间进度、参加人员的培训及经费预算等。

（一）确定研究对象

科研资料来自研究对象，研究对象又称为样本，它是总体的代表，需从样本的研究结果推论总体。必须按设计规定的条件严格进行取样。选择样本时需注意严格规定总体的条件；按随机原则具有代表性的选取样本；根据不同课题内容要求，合理设计总体的条件和样本例数。

（二）设对照组

常用的对照方法有自身对照、组间对照、配对对照等。对照组和试验组尽可能在均衡的条件下进行观察，以减少误差，提高研究的精确度，使结果更具有可比性。多数研究需设对照组，临床护理科研设计中，研究对象的个体差异如性别、年龄、病情程度、病种、心理社会因素，甚至环境、气候等都可能影响研究结果，采用同期对照方法可消除或减少这些因素的影响，排除与研究无关的干扰因素，突出试验主要因素的效应。

（三）随机分组

随机抽样方法有抛币法、摸球或抽签法、随机数字表、分层随机法和均衡条件下的随机分组等。按随机方法对研究对象进行抽样和分组，使每个受试对象都有同等机会被抽取进入试验组和对照组，目的是排除主观因素的干扰，尽可能客观地均衡地分到试验组和对照组内，以减少误差的影响，保证研究结果的准确可靠，并使所抽取样本能够代表总体。

（四）观察指标

观察指标是在研究中用来反映或说明研究目的的一种现象标志，也是确定研究数据的观察项目，通过指标所取得的各项资料，从中可归纳出研究结果。在选择观察项目过程中，应注意指标的客观性、合理性、灵敏性、稳定性、准确性和可行性。通常每项科研设计都会选择多个指标，目的是获得充分资料用于分析和作出更合理的判断。

（五）确认变量

世界上任何事物和个体不会是绝对相同的，变异是普遍存在的。变量是指研究工作中所遇到的可以观察到或测量出来的各种因素，如体重、身高、血压、脉搏等。研究工作中所遇到的各种因素都是一些变量，这些变量可以帮助完善科研设计。在研究中常见的变量主要有以下几种。

1. 自变量　指能够影响研究目的的主要因素，自变量不受结果的影响，却可导致结果的产生或影响结果。

2. 因变量　指科研目的，它随自变量改变的影响而改变，也可受其他因素的影响。在研究中因变量正是人们想要观察的结果或反应。

3. 外变量(控制变量、干扰变量、干扰因素)　指某些能干扰研究结果的因素，应在科研设计中应尽量排除。设立对照组能达到排除外变量的作用。

总体来说，自变量是研究问题的"因"，而因变量是"果"。

第六节　常见护理科研设计的类型

护理研究方法的分类主要依据研究设计的方法不同，核心内容包括设计、测量和评价。

一、试验性研究

试验性研究的设计是研究者有目的地对研究对象施加某些护理措施进行干预，设对照组、随机取样和随机分组。试验性研究能准确地解释自变量和因变量之间的因果关系，较高地反映了此类研究科学性和客观性。

（一）试验性研究的特点

1. 干预 是指研究者对研究对象有人为的施加因素，设计中加有护理（或实验）的干预部分，而这些施加因素多是作为研究的自变量来观察，其引起的结果则是研究的因变量。干预是试验性研究和非试验性研究的根本区别。

2. 设立对照 "对照"是指将条件相同、诊断方法一致的研究对象分为两组，一组是对照组，另一组为试验组接受某种与对照组不一样的试验措施，最后将结果进行比较，目的是控制干扰变量的影响，以突出两组（或多组）间结果的差异及其程度，提高研究的科学性和客观性。对照组又分为组间对照、自身对照、历史性对照、交叉设计对照。

3. 随机化 包括两个方面内容，一是随机抽样，从目标人群中选取符合条件的研究对象纳入研究中，用样本所得的结果代表总体的状况，目的是使研究对象总体中的每一个体都有同等机会被抽取作。二是随机分组，在随机抽样基础上使研究对象有相等概率被分到试验组或对照组的分组方法，目的是使每一个研究对象都有同等的机会被分到试验组或对照组中去。

在护理研究中，由于大多护理问题的研究对象是人，很多研究中的变量如气候、环境、涉及伦理或隐私等问题无法得到完全控制，导致试验性研究在护理问题的研究中应用的普遍性差。

(二)常用的试验性研究设计种类

1. 试验前后对照设计 是目前公认的标准研究方法，其论证强度大，偏倚性少，容易获得正确的结论。但由于该设计方案有一半的研究对象作为对照组，得不到新方法的治疗或护理，在临床实施中有一定的困难，因此试验前后对照设计的应用推广受到一定的限制。此类设计常用于临床护理或预防性研究，研究某种新的护理措施对疾病的康复和预防的效果；当所研究的因素被证明对人体确实没有危险性，但又不能排除与疾病的发生有关时，该研究方法可用于病因的研究。

2. 单纯试验后对照设计 是将研究对象随机分为试验组和对照组，对试验组给予干预或处理因素，然后观察或测量所研究的依变量，比较两组结果的不同。该研究可减少结果的偏倚，适用于一些无法进行前后比较的护理研究。

3. 随机临床试验研究设计 是将研究对象随机分为试验组或对照组，而后向各组施加不同的干预或处理因素，再次观察或测量所研究的依变量，比较两组结果的变化。该设计适用于临床护理或预防性研究，探讨和比较新的护理措施对疾病的康复和预防的效果。当所研究的因素被证明对人体确实没有危险性，但又不能排除与疾病的发生时也可用于病因的研究，有较好的可比性。但是较费人力、物力和时间。

4. 索罗门四组设计　是为避免霍桑效应及其他因素的影响，将试验前后对照设计和单纯试验后设计结合起来的一种研究方法。适用于试验前测量本身可能会对试验结果有影响的情况下，特别是涉及情感、态度等方面的研究。

（三）试验性研究的应用价值

试验性研究是检验因果假设最有说服力的一种研究设计。对照组的设置最大限度地控制了人为干扰因素，准确地处理自变量和应变量之间的因果关系，反应研究的科学性和客观性较高。但是，试验性研究具有一定局限性，由于大多数护理问题的研究对象是人，较难有效地控制干扰变量，如气候、环境等问题，很难做到完全应用随机的方法分组，在护理研究领域应用试验性研究的普遍性差。

二、类试验性研究

（一）类试验性研究特点

与试验性研究方法基本相似，设计中有对研究对象的护理干预内容，但设计内容缺少按随机原则分组或没有按随机原则取样。类试验性研究结果虽对因果关系论述较弱，不如试验性研究可信度高，但研究结果也能说明一定问题，在护理研究中比较实用。由于在实际对人的研究中，很难进行完全的试验性研究，特别要达到随机分组比较困难，故选择类试验性研究的可行性较高。

（二）常用的类试验性设计种类

1. 无相等对照组设计　根据标准选择合格的、愿意参加的研究对象，按随机或非随机的方法将研究对象分为试验组和对照组，施予不同的干预措施，然后观察比较其结果。非随机分配对象是指研究对象的分组不能完全按照随机分配的原则进行，往往是一种自然存在的状态。如研究某项护理措施对某种疾病的效果时，可以将一个医院的住院病人作为对照组，另一个医院的住院病人作为试验组来进行研究。研究中的试验组与对照组病人并不是随机分配的。本方法简单，易于掌握，可操作性强，实施方便。短时间内可获得较大的样本，本设计方法较为适用。但试验组与对照组可比性相对较差，从而影响结论的可信度和说服力。

2. 自身试验前后对照设计　同一研究对象接受前后两个阶段、两种不同的处理措施，观察期相等，然后对其效果进行比较。该研究方向是前瞻性的，属从"因"到"果"的研究。自身试验前后对照设计通过受试者自身前、后两阶段疗效比较，可以排除个体差异，所需的样本量小，结果可信，每一病人在研究过程中均有接受新护理措施或新疗法的机会，符合伦理原则。

3. 时间连续性设计　是自身试验前后对照设计的一种改进。当自身变量的稳定性无法确定时，可以应用时间连续性设计。

（三）类试验性研究的应用价值

类试验性研究在实际人群中进行人为干预因素研究的可行性高，同试验性研究相比更为实用。在护理实践中当无法严格控制干扰变量而不能确定因果关系时，类试验性研究是较好的研究方法。但是，由于类试验性研究无法随机，已知的和未知的干扰因素就无法向随机试验那样均衡分布在各组中，其效果判断更是很难完全归因于干预措施，故结果不如试验性研究的可信度高。

三、非试验性研究

指研究设计内容对研究对象不施加任何护理干预和处理的研究方法。此类研究简便易行，适用于对所研究问题了解不多或该研究问题情况较复杂时选用。

（一）非试验性研究特点

其研究结果可用来描述和比较各变量的状况，如描述性研究、相关性研究、比较性研究等都属非试验性研究，其结果虽不能解释因果关系，但却是试验性研究的重要基础，许多试验性研究都是先由非试验性研究提供线索，再由试验性研究予以验证的。

（二）非试验性研究的设计分类

1. 描述性研究　是利用已有的资料或特殊调查的资料进行整理归纳，对疾病或健康状态在人群中的分布情况加以描述，并通过初步分析，提出关于致病因素的假设和进一步研究方向的设计类型。描述性研究是目前护理领域应用最多的一种研究方法，可能事先不设计预期目的，也可不确定自变量和应变量，但是在研究开始前，需要确定观察内容和变量，以便做到有系统、有目的和比较客观地描述。在护理研究课题中，描述性研究包括现况调查、影响因素的调查、需求的调查等。

（1）现况调查　是根据事先设计的要求，在某一特定人群中，用普查或抽样调查方法，在特定时间内收集某种疾病的患病情况，分析疾病患病率以及疾病与某些因素之间的关系，是护理描述性研究中最常用的一种方法。适用于病程较长而发病率较高的疾病（如慢性疾病），对于病程较短的疾病多不采用，因为调查时许多人可能已逐渐痊愈。现况调查的类型分为普查和抽查两类。

（2）纵向研究　也称随访研究，是对一特定人群进行定期随访，观察疾病或某种特征在该人群及个体中的动态变化，即在不同时间对这一人群进行多次现况调查的综合研究。随访的间隔和方式可根据研究内容有所不同，短到每周甚至每日，长至一年甚至十几年。纵向研究观察的对象常常影响结论的适应范围，除了环境因素外，病人个体特征也影响疾病转归，如年龄、性别、文化程度、社会阶层等。因此，纵向研究时尽量考虑观察对象的代表性。纵向研究是无对照研究，所以在下结论时要慎重。

2. 相关性研究　是探索各个变量之间的关系或探索是否存在关系的研究。该类研究没有任何人为的施加因素，但要有比较明确的几个观察变量，以便回答所观察的变量间是否有关系，更多的是探索原因的作用，可为进一步的研究提供研究思路。

3. 分析性研究　是在自然状态下，对两种或两种以上不同的事物、现象、行为或人群的异同进行比较的研究方法。分析性研究是针对已经存在差异的至少两种不同的事、人或现象进行分析比较的研究。根据其研究目的，可以分为队列研究和病例对照研究两种。

（1）队列研究　属于前瞻性研究，是观察目前存在差异的两组或两组以上研究对象在自然状态下持续若干时间后分析比较两组情况。研究方法是从一个人群样本中选择和确定两个群组，一个群组暴露于某一可疑的致病因素（如接触 X 线、联苯胺、口服避孕药等）或者具有某种特征（如某种生活习惯或生理学特征，如高胆固醇血症），这些特征被怀疑与所研究疾病的发生有关。这一群组称为暴露群组；另一个群组则不暴露于该可疑因素或不具有该特征，称为非暴露群组或对照群组。两个群组除暴露因素有差别外，其他方面的条件应基本相同。将这两个群组的所有观察对象都被同样地追踪一个时期，观察并记录在这个期间内研究疾病的发生或死亡情况（即观察结局），然后分别计算两个群组在观察期间该疾病的发病率或死亡率，并进行比较，如果两组的发病率或死亡率确有差别，则可以认为该因素（或特征）与疾病之间存在着联系。

队列研究的特点是群组的划分，是根据暴露因素的有无来确定的；暴露因素是客观存在的，并不是人为给予的；研究方向是纵向的，前瞻性的，即由因到果的研究方向，也就是说在研究开始时有"因"存在，并无"果"（结局）发生，在"因"的作用下，直接观察"果"的发生；可直接计算发病率，并借此评价暴露因素与疾病的联系。

队列研究与病例对照研究相比，队列研究能够直接获得两组的发病率或死亡率，以及反映疾病危险关联的指标，可以充分而直接地分析病因的作用。其检验病因假说的说服力比病例对照研究强，并且队列研究可以同时调查多种疾病与一种暴露的关联。但是队列研究所需投入的力量大，耗费人力、财力，花费的时间长，而且不适用于少见病的病因研究。

（2）病例对照研究　是将现已确诊患有某疾病的一组病人作为病例组，不患有该病但具有可比性的另一组个体作为对照组。通过调查回顾两组过去的各种可能存在的危险因素（研究因素），测量并比较病例组与对照组存在各因素的比例差异。病例对照研究方法从不同的角度分析不同的特征。从获得有关因素的方向来看是回顾性的，而有关危险因素的资料是通过回顾调查得到的，从因果关系的时间顺序来看是从果查因的研究方法，也就是从已患病的病例出发，去寻找过去可能与疾病有关的因素。适合于罕见疾病和潜伏期长的疾病的病因研究。本研究方法省时、省人力、省物力，能充分利用资料信息，而且只需少量的研究对象即可进行，一次研究可探索多种可疑因素。但是本研究中选择性偏倚和回忆偏倚控制的难度大，而且对照组的选择较困难，难以完全控制外部变量。

（三）非试验性研究的应用价值

非试验性研究是在完全自然的状态下进行研究，因此是最简便、易行的一种研究方法。同时，非试验性研究可以同时收集较多的信息，特别适用于对研究问题知之不多或研究问题比较复杂的情况，用来描述、比较各种变量的现状。另外，非试验性研究可以为试验性研究打下基础，是护理研究中最常用的一种研究方法。但是，由于非试验性研究没有人为的施加因素，也无法控制其他变量的影响，因此一般情况下无法解释因果关系。

四、回顾性研究

运用临床现有的资料如病历进行分析和总结的一种方法。这种研究不需要预先进行设计和随机分组，资料从随访调查或查阅病历中得到。其研究结果除可总结经验外，还可发现问题或为进一步深入研究提供线索。回顾性研究的优点是较省时、省钱、省人力，易为医护人员采用，也是进行深入研究的基础。缺点是偏差大、粗糙、不够准确、误差增大，且主观因素多，其结果不能得到科学的结论。

五、前瞻性研究

前瞻性研究是一种科学合理的研究方法。它有严谨的研究设计、设对照组，有可比性，并有明确的研究指标，一般研究人员也相对固定。因此，研究结果是可信的，可作出科学的结论。

六、量性研究和质性研究

按研究性质不同，研究可分为量性研究和质性研究两类。质性研究是从实际观察资料的研究中发现共性问题，属探索性和叙述性研究，并从中可建立新模式、发现新知识和新理论。量性研究是一种计量研究方法，通过观察指标获得数据资料，用科学方法来验证模式或理论。

第三章 总体和样本

从理论上讲研究全部目标人群最为理想，可以避免抽样误差，但是这样却因为调查者和被调查者的人数众多而增加产生系统误差的机会。在研究实践中，不可能直接研究无限总体中每个观察单位。即使是有限总体，这个"有限"也是庞大的，要对其中每个观察单位进行观察或研究，受人力、物力、时间等条件限制，常常也不可能，而且没有必要。因此，常从总体中抽取一部分具有代表性的作为研究对象，这个过程称之为抽样，并用研究结果来推断总体。抽样必须考虑样本的来源、抽样的原则和方法、确定的研究对象的条件和标准等，最后还要评价样本对总体的代表性。

第一节 概 述

一、总体

(一)概念

总体是根据研究目的确定具有相同性质的个体所构成的全体，是具有相同性质的所有个体某种变量值的集合，总体所包含的范围随研究目的的不同而改变。例如要研究 2010 年高血压Ⅲ型病人的自护行为，则所有高血压Ⅲ型病人就是研究总体。它们的同质基础则是同一地区、同一年份的同一人群。

（二）有限总体

总体通常限于特定的空间、时间、人群范围之内，若同质研究对象的所有观察单位的所研究变量取值的个数为有限个数，则这个总体称为有限总体。

（三）无限总体

有时在另一些情形下，总体是假设的或抽象的，没有时间和空间的限制，观察单位数是无限的，称为无限总体。如研究糖尿病病人的自我护理能力，组成该总体的个体为所有糖尿病病人，并无时间和空间的限制，其观察单位的全体数只是理论上存在，因而可视为"无限总体"。

（四）目标总体

目标总体是符合条件的所有个体的集合体，是研究者所要推论的整个的集合体。

（五）可得总体

可得总体是目标总体的一部分，是研究者根据研究的需要能方便抽取的总体。例如：某研究者需要研究的目标总体是中国不同学历的护士，可得总体可能是某市的各种学历的护士。在这种情况下，样本从可得总体中获得，样本研究的结果首先适用于可得总体，然后再推广到目标总体。

(六)观察单位

观察单位亦称个体或研究单位，指研究总体的单位组成部分，是科学研究中的最基本单位。它可以是一个人，也可以是特指的一群人(例如一个家庭、一个科室、一个学校等)，可以是一个器官甚至一个细胞、一头动物、一个采样点等。

二、样本

样本是指从总体中抽取的部分观察单位，其研究变量实测值构成样本。为了能用样本的特征推论总体的特征，必须保证被直接观察或测量的样本对于其所属的总体具有代表性。

三、误差

由于观察研究方法本身的问题，导致研究者的观察结果偏离真实的情况，造成误差。误差的原因常见于两种基本类型，即偏倚和随机误差。

1. 偏倚 亦称系统误差，它不是由随机抽样所引起的，而是由某些不能准确定量的但较为恒定的因素所致。它可使调查结果偏离总体的真值。偏倚可来自几个方面：①受试者，即抽样不均匀、分配不随机或观察单位本身变化所致。②观察者，如在调查中调查员倾向性暗示或在检验操作中由于个人技术偏差所致。③仪器，因仪器未校正、发生故障或使用不当所致。④外环境的非试验因素，如气候、地理等。偏倚可以发生在研究设计、实施、分析以至推理的各个阶段，是可以通过正确的试验设计、严格的技术措施尽可能控制、减小甚至消除的。

2. 随机误差　即抽样误差，从同一总体中随机抽取含量相等的若干样本，算得的样本指标往往不一定相等，这种差异称为随机误差。由于观察单位间存在个体差异，样本未包含总体的全部信息，因而抽样误差是无法避免的。影响随机误差发生的因素是样本的大小，理论上希望要尽可能减小随机误差，样本应越大越好，实际上又不能随意扩大样本量。另外还有观察对象个体间的差异性和对偏倚和随机误差的容许接收范围等因素的影响。

第二节　抽样流程及方法

抽样是指从总体抽取部分观察单位获得样本的过程。抽样是临床护理研究中的基本方法之一。

一、抽样流程

1. 明确总体　根据护理研究目的选择合适的研究总体，这是研究的关键环节。

2. 明确抽样标准　即根据研究目的，明确研究对象的人群特征及范围的大小，还要考虑在这个人群开展研究的可行性问题。抽样标准包括诊断标准、纳入标准和排除标准。

3. 明确样本含量 即根据研究目的选择合适的样本量。

4. 明确抽样方法 根据研究对象的人群特征来选择抽样方法。

5. 明确样本 确定样本量及抽样方法后，在研究对象中选择符合抽样标准的样本进行研究。只有在研究总体中，正确地选择了研究样本才能保证研究的真实性与科学性。

二、抽样原则

可靠性和代表性是抽样必须遵循的原则。

1. 可靠性 指样本中每一观察单位确实来自同质总体。

2. 代表性 指样本能充分反映总体的本质，要求样本必须满足以下两条原则。

（1）抽样遵循随机化原则 选择调查样本时，不能随意地进行选择，而是采用一定抽样技术进行随机抽样，以保证样本的某些特征与总体相同或相近。

（2）足够的样本含量 根据研究的精度和变量的变异程度确定，通常精度要求越高，样本含量要求越大；变量的变异越大，样本含量要求越大。

三、抽样方法

常见的概率抽样方法有单纯随机抽样、系统

抽样、分层抽样、整群抽样。

(一)单纯随机抽样

单纯随机抽样是指总体中的每个研究个体被选入样本中的概率完全相同,决定哪一个研究个体进入样本完全随机决定。它是概率抽样中最基本的一种方法,也是其他抽样方法的基础,较复杂的抽样法都具有单纯随机抽样的特点。具体方法是:先将总体的全部研究个体统一编号,再用抽签法或随机数字表法,随机抽取部分个体组成样本。

1. 抽签法 例如,要了解某校2000名医学生的考试焦虑问题,拟用单纯随机抽样法调查100人,就可对2000人都编上一个号,并做成签,充分混合后,随机抽取100个签,与这100个签号相对应的学生,就是所要调查的学生,也就是单纯随机抽样的一个样本。抽签法比较简便,随时可用,几乎不需专门工具。

2. 随机数字表法 是一种由许多随机数字排列起来的表格,它的使用方法很多,对于上述例子,就可利用随机数字表进行随机抽样。首先将学生编号,然后在随机数字表中任意指定一个数字,向任何一个方向摘录数字,以四个数字为一组,取100组,这些四位数中凡大于2000直至4000者均减2000,大于4000直至6000者减4000,以此类推,使每 组数字都不大于2000,与这些数字相对应的学生就列为调查对象。

单纯随机抽样要求事先把所有研究对象编号，因此当研究对象较多时，甚为繁复，往往难以做到。但单纯随机抽样计算误差比较方便。

（二）系统抽样

系统抽样又称等距抽样或机械抽样。具体方法是：首先将总体的每个研究个体按某一特征顺序编号，并根据抽样比例即样本含量与总体含量之比规定好抽样间隔 H（抽样比例的倒数），再随机确定一个小于 H 的数字 K，然后以 K 为起点，每间隔 H 抽取一个研究个体组成样本。如某医学院共有学生 1200 名，为调查该医学院学生的健康意识，若用系统抽样方法抽取含量为 120 的样本，可按下法进行：首先对全院学生按学号顺序统一编号，总体含量 $N = 1200$，样本含量 $n = 120$，抽样间隔 $H = 1200/120 = 10$，随机确定 $K(K < H)$，例如 $K = 6$，16，26，36……1196，共 120 名学生组成样本。

系统抽样方法的优点：简便易行，被选入样本的个体在总体中的分布比较均匀，抽样误差比单纯随机抽样小，对总体的估计较准确。当研究者获得总体的所有按顺序排列的个体名单时，多采用该方法。但当编号带一定的周期性趋势或单调递增递减趋势时，系统抽样得到的样本会有较大的误差。如对学生在校学习成绩进行抽样调查，现按学号做系统抽样，若学号是按入学成绩由高到低或由低到高来编制的，则由于入学成绩与在校学习成绩有一定关系(即按学号,成绩存在单调递减或递增趋势),此时系统抽样就可能产生明显的误差,所得到的样本对总体就缺乏代表性。为避免这种误差,可分段选用不同的随机数。

(三)分层抽样

分层抽样是指先按照与研究目的明显有关的某种特征将总体分为若干层,然后从每一层内按比例随机抽取一定数量的个体,组成该层的样本,各层样本之和代表整个总体。如研究某医院护士的心理应激水平,该医院本科学历的护士占10%,大专学历的护士占50%,中专学历的护士占40%,假如想抽一个100人的样本,那么就应从本科、大专、中专学历的护士中分别随机抽取10人、50人、40人,合起来组成所需的样本。

分层抽样的优点:可以使层内具有均质性,然后在均质的各层内以随机方式抽出恰当的个体数。这种抽样方法可以更好地保证样本对总体的代表性。但分层常使得各层个体含量不相等,如上例,以学历来分层,本科学历、大专学历、中专学历的护士数目皆不相等。抽样时样本中每一层的个体数量,要根据它们在总体中所占比例确定,结果样本中本科学历的护士只有10人。假如研究者想对本科学历的护士作进一步深入探讨,这10名本科护士就不具有代表性,这时研究者应该放弃原有的比例而加大稀少部分的抽样数,使所抽取的样本更具代表性。分层抽样时要注意选择分层用的特征指标与分层标志，应能使各层内的差异较小，层间差异较大。这样可使分层抽样得到的样本抽样误差较小，对总体有较好的代表性。在分层抽样时，各层也可以分别得到独立的样本进行分析研究。

（四）整群抽样

整群抽样是指将总体中所有的个体按某种属性分成若干个群体，再从所有的群体中随机抽选一部分群体构成样本，即整群抽样不是从总体中逐个随机抽取个体，也不是从每个层随机抽取个体，而是以群体为单位进行抽样。如研究的问题是某市护士的工作满意度及相关因素，调查的总体是一个市的所有护士，可以将该市的每所医院都看成为一个群体，对所有的医院进行编号，随机从中抽出若干个医院，然后对被抽医院中的所有护士进行调查，这叫单纯整群抽样。如果不是调查被抽医院中的所有护士，而是在其中随机抽查一部分护士，那就是两阶段抽样。这些医院称为初级抽样单位，而每一名护士称为基本抽样单位。整群抽样在下面两种情况下使用：第一种情况是由于时间等问题，不能进行简单随机抽样和分层随机抽样；第二种情况是组成总体的个体不明确，无法获得总体中所有个体的名单。

整群抽样的优点：易于组织实施，可节省人力物力，比较适用于大规模的调查。但当群体间差异较大时会增大抽样误差，所以在分群时应尽量使群体间差异较小，群体含量相对较少，群体的个数相对较多，这样可减少整群抽样带来的误差。

上述四种抽样方法按抽样误差大小排列为：分层抽样 < 系统抽样 < 单纯随机抽样 < 整群抽样。

第三节 样本含量估计

样本含量估算就是在保证科研结论具有一定可靠性条件下，确定最少的观察例数。样本含量过少，往往所得指标不稳定，检验效能太低，结论缺乏充分依据，难以获得正确的研究结果；样本含量过大，会增加临床研究的困难，往往难以严格控制条件，造成不必要的人力、物力、时间和经济上的浪费。应按照总体客观存在的性质与特征和研究者所欲承担的误差风险来决定最小样本含量。

一、样本含量估计的参数

在估计样本含量之前，必须确定以下这些参数。

1. 检验水准（α 值） 即本次研究允许的第一类错误概率，也称假阳性率，是统计学上的显著性水平。若把 α 值定为 0.05，按此进行的研究所确认的某病与病因之间的相关关系可能有错的概率仅 5%。α 越小所需样本越大，一般取 $\alpha \leq 0.05$，另外还要明确是单侧(α)或双侧($\alpha/2$)检验。

2. 检验效能也称把握度 即在特定的水准下，若总体间确实存在差异，该项研究能发现此差异的概率。换句话说，就是能够发现疾病与病因之间确实存在的关系的概率，也即能发现这种关系的把握。检验效能用 $1-\beta$ 表示其大小。检验效能只能取单侧，一般认为检验效能至少取 0.80。β 表示第二类错误概率，即不能否定无效假设的概率，也称假阴性率。

3. 总体标准差(σ)或总体率 在其他条件相同的情况下，σ 越大，即总体中各观察单位计量值的变异程度越大，所需样本含量越大；反之，σ 越小，所需样本含量越小。总体标准差 σ 若不了解，需通过预试验或根据过去的经验及有关资料作估计。

4. 容许误差(δ) 即预计样本统计量和相应总体参数的最大相应误差控制在什么范围，常取可信区间长度之半。在其他条件确定的情况下，容许误差越小，样本含量越大；反之，容许误差越大，样本含量越小。

二、样本含量的估计方法

主要有四种：经验法、计算法、查表法和累积法。

1. 经验法 指根据前人科研实践经验所积累的一些常数作为大致的标准。例如，在临床护理研究方面，一般认为采用计量指标的资料如果设计均衡，误差控制得较好，样本量可以小些，有30~40 例病人即可；采用计数指标的资料则样本要大些。即使误差控制严格，设计均衡，也需50~100 例。一般可参考如下标准：采用计量指标时每组病人不得少于 10 例；采用计数指标时每组病人不得少于 20~30 例。在调查研究方面，一般认为确定正常值范围的研究项目至少需要 100人以上；肿瘤死亡率调查不能少于 10 万人口；估计人口年龄、性别构成的抽样应为总人口数的 1/10 等。另外描述性研究一般样本量应为总体的10%~20%；而试验性研究样本量则可以少一些。

2. 查表法 利用专门制定的检索表，一查即得，十分便利。在预试验中所获得的某些初步数据，常可为样本含量估计提供有用的参考资料。

3. 计算法 亦称数学法，通过一定的数学公式估算出所需样本含量。计数资料可用公式一计算，计量资料可用公式二计算。

公式一：$n = 4s^2/d^2$（n 为样本含量；s 为总体标准差的估计值；d 为容许误差）。

公式二：$n = PQ/S^2 = tPQ^2/d^2 = 400 \times Q/P$（$n$ 为样本含量；P 为总体率的估计值，$Q = 1 - P$）。

4. 累积法 如果总体标准差 σ 与容许误差 δ 无法估计，也不能作预调查时，可以先各调查病例与对照组 100 例，然后进行统计学处理，视结果再增加样本数。因为从经验出发，1：1 配比病例对照研究 100 对往往能达到统计学的要求。

三、估计样本含量的注意事项

1. 样本数量　多组设计时，一般要求各组间的样本含量相等，只有在某些特殊情况下才考虑各组的样本含量不等。

2. 多种样本含量估计方法相结合　如确定临床参考值时，要求 n 应大于 100 例；若采用计算方法进行估计时，可多做几种估算方案，以便选择。如粗估样本率可以取几种不同的值做估算。

3. 必须考虑样本的丢失情况　由于估算的样本含量是最少需要量，在受试者中可能有不合作者、中途失访、意外死亡等都会减少有效观察对象，故进行度验时尚需增加 10%～15%，如初估样本含量为 n，试验组不依从率为 Q_1，对照组为 Q_2，则校正样本含量为 $n_a = n/(1 - Q_1 - Q_2)$，设 $n = 30$、$Q_1 = 15\%$、$Q_2 = 5\%$，则 $n = 30/(1 - 0.15 - 0.05) = 37$；或 $n_a = n/(1 - Q)$，Q 等于 Q_1、Q_2 中较大者，则 $n = 30/(1 - 0.15) - 353 \approx 36$。

4. 提高试验效果的一般方法　①选择的总体单一，减少个体变异，如比较吸烟与不吸烟的肺功能时，采取同年龄、同性别比较等。②选择客观指标，如数值变量、计量指标、多变量综合指标等。③选择较优设计方案，严格控制试验条件，如配对设计、交叉设计、随机区组设计等。

5. 根据研究目的严格选择估算样本含量的方法 如单、双侧不同，估计参数与假设检验不同，一般假设检验与等价检验不同，样本率超过与位于 $0.3 \sim 0.7(0.2 \sim 0.8)$ 范围的不同，t 检验与 μ 检验的不同等；样本含量的估计要与以后将要使用的统计方法的条件相结合；如方差分析要求方差，计数资料一般要求 $np \geqslant 5$（p 为样本率），或 $n(1-p) \geqslant 5$。对现有 $P > \alpha$（$\alpha = 0.05$）的假设检验，欲加大样本含量进行再试验，设计时应注意检验效能与以前的样本含量，如 $n \geqslant 400$ 或 $1 - \beta \geqslant 0.80$ 时建议终止试验；对计量资料，按 μ 分布比用 t 分布计算简便，按 μ 分布计算的样本量加以 $1 \sim 2$ 即近似按 t 分布计算的结果。

第四章 科研质量的影响因素及信度与效度

医学研究的主要对象是人，由于人的个体差异较大，研究条件难以严格控制等诸多因素会影响研究结果，使科研的质量受到干扰，严重者影响防病治疗的效果。因此，对影响科研质量的因素进行充分认识和分析，排除或避免研究中出现的偏倚、依从性等因素对研究工作的干扰，掌握其原因和防止方法，确保研究结果的可靠性以及结论的准确性和科学性，是十分重要的。

第一节 偏 倚

一、概念

当某一研究（观察）结果与它的真值之间出现了某种差值，这种差异的现象或结果，称为偏倚。偏倚使研究或推论过程中所获得的结果系统地偏离其真实值，属系统误差。系统误差是由研究设计或分析的方法学特点（如对象选择、调查资料的质量、检测方法的灵敏度等）以及工作人员的技术和责任心引起的。偏倚造成的结果与真值（true value）间的差异，具有方向性，它可以发生在高于真值的方向，也可以发生在低于真值的方向。

二、偏倚产生的原因

科学研究的各个阶段可以出现由各种原因引起的偏倚。可以由观察者或观察对象的主观原因造成，也可因为对某些因素的影响尚不了解，而无意地造成，归纳有如下原因。

（1）当一个研究者对某种研究寄予很大的成功希望时，会有意无意地选择理想的研究对象进入试验组，而有可能选用与试验组对象病情不太一致的病例作为对照组。

（2）可能会更加精心地护理和照顾试验组，也可得到来自病人更好地合作和反应。

（3）在衡量研究效果时，对试验组的任何微小变化均不愿轻易放过而加以记录，但对于对照组的这类微小变化则可能视而不见。

（4）在结果资料的分析处理时，也可能人为地特别关注试验组的微小变化，甚至夸大。

三、偏倚的重要性和对结果的影响

目前临床研究中，不少成果常无法重复进行。其重要原因是由于偏倚的存在，歪曲了研究结果的真实性和重复性，最终导致研究的结果失去临床价值而无可行性。为避免上述事件发生，可通过研究者的周密设计和科学思维判断来加以解决。

因此，在科研中必须采取措施控制偏倚的发生，才能使成果的推广应用更具有重要价值。

四、偏倚的类型

偏倚按其在研究过程中出现的阶段，主要归纳为三种类型。

（一）选择性偏倚

1. 选择性偏倚发生的原因 选择性偏倚易出现在研究的初始阶段。造成原因是在设计阶段选择研究对象时，不正确地组成试验组和对照组进行观察，未确定两组病人的可比性，使研究从开始时两组病人就存在着治疗与护理以外的差异，从而使研究结果发生偏倚。从而导致入选对象与总体之间在某些特征上出现系统的差别，样本无法代表总体，使统计推断失去依据；另外，各组间一些影响试验结果的因素分布不均衡，有关特征的构成比差异显著，导致组间没有可比性。偏倚的结果是试验效应与其他因素引起的系统误差效应混在一起，导致夸大或缩小了临床研究效果，使研究结论发生错误。为此，研究中试验组和对照组设置的各种诊疗和观察条件必须完全一致，并采用盲法进行诊疗和观察，这样得到的结果，将能最有效地控制和避免这类偏倚的干扰。

2. 选择性偏倚的分类

（1）诊断性偏倚 指选做研究的病例时，诊断不准确或标准不统一而引起的偏倚。另一种情况是由于调查者事先知道被调查者的患病情况或暴露情况，从而在调查收集资料时，自觉或不自觉地采取诱导性的方法进行询问，导致两组产生系统误差。选择研究对象，应有统一的纳入标准与排除标准，使每个经过标准选择的对象，其基本条件一致，再经分组后，两组研究对象才能保证具有较好的可比性。在制定纳入标准时，无论是试验组还是对照组，诊断都必须准确。如诊断标准不严，则可能使疑似病例纳入研究组，最后会使结果出现假象。诊断标准应注意采用世界卫生组织或全国统一标准，在无统一标准时，应参考文献结合实际条件自行制订。但在制定标准时，必须有明确的体征和检验指标为依据。一般说来，肿瘤及其他便于采集到组织或细胞标本者要以病理检查为诊断标准；手术治疗的疾病要求以手术所见与病理检查为诊断标准；感染性疾病要求以临床表现加病原学和血清学检查综合判断作为诊断标准，单凭临床表现不能作为诊断依据。

（2）入院率偏倚　指利用医院就诊或住院病人作为研究对象时，由于入院率不同而导致的偏倚。不同疾病的病人在不同医院的就诊或住院率是不相同的。这种差异与疾病的严重程度、病人就医的条件、人群对某一疾病危害的了解程度、医疗费用的支付方式、病人的经济条件、不同医院的专科特长以及对医院的信任程度等因素有关。临床中不同疾病的入院率无法控制，更难以保证不同疾病有相同的入院率，如果入院率不同，则易发生系统误差。因而单纯用医院病例来做研究就很难排除入院率偏倚。一般要求同时设社会人群的外对照或多选择几种不同疾病的内对照来进行分析，以保证结果的可靠性。

（3）无应答偏倚　指研究时被调查对象中存在对研究设计中应予调查但因各种原因拒绝回答问题的人或失访的人。由此产生的偏倚称为无应答偏倚。在护理研究中，对护理效果和护理反应等不作回答者称为无应答者。造成研究对象无应答的原因是多方面的，如无应答者可能由于对疾病的认识不同、对健康关心的程度不同、对调查内容是否感兴趣，或由于涉及个人隐私等影响研究对象的应答率。不应答是否造成偏倚，取决于无应答者在疾病暴露等方面的特征与应答者是否有区别。如果无应答者过多或两组间无应答者分布差异显著，则产生无应答偏倚。为了确定无应答偏倚的影响程度，应将应答者与无应答者主要暴露和结果的变量作比较。无应答的另一种表现形式是在治疗、护理或调查中，研究对象未能按照计划进行，中途退出研究的情况称失访。造成失访的原因主要有疗效不佳、副作用过大或工作调动、搬迁等。

要避免无应答偏倚出现，则应保证应答率足够。应答率 = 实际调查人数 ÷ 应调查人数。一般应达到90%以上，如应答率低于70%，且各比较组间无较大差别，则偏倚较大。如某一组的应答率特别低应做专项分析，查明原因。否则可能出现无应答偏倚。

（4）分组偏倚　指组成试验组的成员，完全与整体情况存在差别，特别是在健康情况上有明显的差异，称为分组偏倚。在研究中，只要某种对结果影响的因素在用做对比的两组人群中分配不均，就会产生误差，出现分组偏倚。

（5）检出偏倚　指某一因素客观上与一疾病并无因果联系，但这一因素能导致类似该疾病的症状或体征的出现，而使这一部分人群检测的机会增加，提高了该病的检出率，导致错误地得出某因素与这一疾病有因果联系的结论。在对一些慢性疾病如肿瘤、动脉硬化、结石等进行病因研究时，这种偏倚的意义尤其重要。

（6）排除偏倚　指在选择研究对象时，没有按照既定的标准，排除试验组或对照组中不符合研究标准的研究对象，从而导致对某因素与某疾病之间存在联系的错误估计，称为排除偏倚。

3. 选择性偏倚的控制方法　偏倚对研究结果造成的影响，其后果在事后是不能纠正或消除的，就必然造成不同程度的对研究结论真实性的改变。为此，必须对偏倚采取防止措施，来避免或使其对研究的影响降低到最低程度，以保证研究结论的真实可靠。

（1）选择设计方案　减少选择性偏倚的关键

是要有一个周密严谨的科研设计，研究者必须熟悉在研究实施中可能出现选择性偏倚的各个环节，从而在设计过程加以控制。①采取随机对照设计方案：在实验性研究中，应严格按照随机分配的原则将研究对象分组，使两组除所观察的因素外，其他条件均衡、可比。绝不可以将研究对象随意分组，如志愿者分为一组，非志愿者分为一组，病情轻者分为一组，病情重者分为一组等。在抽样设计中，如抽样调查，被抽取的研究对象不应随意由他人替代，遇有必须由他人替代的情况，对替代的标准条件在设计时亦应规定明确。②调查表的设计：应既具备所有的必备项目又不能过于繁杂，还要注意应使被调查对象能肯定回答是与否。③实验室检查项目要做好质量控制，使结果特异、灵敏、准确。

(2)设立严格的纳入与排除的标准 研究设计时对研究对象的选择，必须有严格、明确的纳入与排除标准，才能使研究对象较好地代表其总体。对其中的一些原则、标准的规定，如何为新发病例，何为确诊病例，何为与研究因素有关的疾病等，应明确、具体，并严格掌握。制定纳入标准也有利于其他研究者在不同地区、不同的时间里，按此标准进行重复性验证。

(3)采用两个或两个以上的对照组 在医院中选择研究对象虽然易产生入院率偏倚，但由于方便、易行、应答率高等优点，在实际研究工作中常常采用。为了避免产生偏倚，应选用两个或两个以上的对照组，在对不同病种的对照时，对照组之一最好选自一般人群。将不同来源的对照组所获得的结果进行比较，可对是否存在选择性偏倚予以判断，并可对结果的真实性作出估计。在病例对照研究中，当通过不同对照获得的结果差异不大，则选择性偏倚可能不存在；反之，则提示可能存在选择性偏倚。在队列研究中，最好亦应设立多种对照，如对暴露人群既应用内对照又设立比较队列，或用全人群的资料作比较。

（4）注意提高应答率　在研究中，如果能随访全部的研究对象或获得尽可能高的应答率，就可以在分析阶段之前预防或缩小选择性偏倚。应注意研究时采取相应的措施，尽量取得研究对象的合作，提高研究对象的依从性，以减少无应答率、队列研究中的失访或试验性研究中的中途退出等。做好研究的组织和宣传工作，向研究对象介绍研究的意义，选择简便、易行的调查方法以及对调查内容中的敏感问题应尽量设计好等。对研究中，由于研究时间长或研究的范围广、涉及对象多，难以避免的无应答偏倚，要对无应答者出现的原因进行分析，针对原因采取补救措施，努力争取按原设计获得研究对象的资料。若无应答者比例较大，达到 10% 以上，则应对无应答者进行随机抽样调查，并就对研究结果有影响的有关变量与应答者进行比较。若无显著性差异，说明对结果影响不大。若有显著性差异，说明对研究结果会有影响，应作出适当说明。

（二）衡量性偏倚

1. 衡量性偏倚发生的原因　衡量性偏倚又称为观察性偏倚，常发生于研究实施阶段。衡量性偏倚可以来自被调查者，也可以来自调查者本身。此种偏倚是在对试验组和对照组进行衡量观察时，存在频度和强度的差异，因而产生了最终结果判断上的差异。特别是研究在非盲法下进行观察时，若研究者既知道病人属于哪一组，又知道设计的目的和预期结果是什么，同时又用一些主观的或概念不清的观察指标时，极易发生衡量性偏倚。

2. 衡量性偏倚的分类

（1）回忆偏倚　指研究对象在回忆过去发生的事件或经历时，由于记忆失真或不完整，其准确性、可靠性存在系统误差所产生的偏倚。回忆偏倚最常发生于病例对照调查中。在病例对照研究中要回忆对危险因素的暴露情况，从被调查者来看，由于时间较长，回忆不准确，若两组都一样并不会产生较大偏倚。但常见的是，病例组可能对某种病因或影响因素有一定的了解，而有利于或促进他们回忆，而对照组未患此病，不了解这些因素，回忆也不够积极，这样一来两组在回忆时就可能产生偏倚。在研究中如果是采用病历资料进行分析的回顾性调查，这种资料由于事前缺乏完善的设计、原始记录误差较大，缺项很多，其准确性或可靠性会更差。

(2)诊断怀疑偏倚 指研究者事先已知研究对象的某些情况,以一种主观偏见或愿望在诊断过程中去搜索某种结果,使研究结果出现偏倚,称为诊断怀疑偏倚。这类偏倚常发生在前瞻性队列研究中,由于研究者事先了解研究对象研究因素的暴露情况,怀疑其已患病,或在主观上倾向于应该出现某种阳性结果,因此作出诊断或分析时,倾向于自己的判断。这类偏倚也可发生于研究对象,如研究对象已知自己暴露于研究因素的情况,或了解研究的目的,其主观因素可对研究结果造成影响。

(3)调查者偏倚 指调查者在对试验组与对照组的调查中标准不统一,存在系统误差造成的偏倚。在研究过程中,调查行为会受到调查研究者的主观因素影响。如评价一种新的护理诊断方法时,判定结果是阳性还是阴性;护理研究中,病例的选择、分组、效果判断。如果不是采用严格的不易受主观因素影响的科学性指标,不采用盲法,没有严格的质量控制,以及调查者对工作的认真程度不高、未采用正确的访问形式和态度等均能因调查者主观的偏向导致不准确的信息,发生系统误差,出现调查者偏倚。

(4)被调查者偏倚 指被调查者因主观因素的原因对主观症状的判断不统一,以及有意地夸大或缩小某些信息等产生的系统误差造成的偏倚。

被调查者的行为和态度对研究结果的影响很大。

3. 衡量性偏倚的控制方法

(1)采用盲法收集资料 在临床研究中，由于研究者和研究对象都易受到心理等因素的影响，出现先入为主或思维定式，引起衡量性偏倚，使用盲法是避免研究者和研究对象发生偏倚的最有效的方法，也是清除衡量性偏倚的有效干预。单盲试验仅为研究者知道受试者所接受的处理。单盲法可避免受试者主诉病情所致的偏倚。双盲试验则是指进行试验研究的研究者和受试者均不知道自己属于哪一试验组以及不知道接受的什么处理。双盲法可大大降低受试者主诉和研究者作评价时的偏倚，起到避免诊断怀疑偏倚、暴露怀疑偏倚或报告偏倚等的作用。

(2)采用客观指标收集资料 如果在研究中使用盲法收集资料有一定的困难，则尽可能利用试验方法来取得客观资料，也可减少主观因素带来的影响。如应用实验室检查结果、查阅研究对象的诊疗记录或健康体检记录作为调查信息来源。而如果调查又是唯一的收集资料的方法时，应尽量采用封闭式问题。

(3)适当扩展收集资料的范围 在收集资料时可以有意识地将调查范围扩展一些，以此分散调查人员和研究对象对某项因素的注意力，减少某些偏见带来的误差。如在询问时可同时收集一些与调查内容看似无关的变量(虚变量)来分散调查人员或被调查者的注意力，以减少主观因素对信息准确性的影响。

（4）注意提高收集资料的质量 要求研究人员具备科学的态度，在研究工作中应严格地按照调查工作手册，以中性的不加评判的态度进行资料的收集，提高收集资料的质量。另外，可以通过对研究人员的培训，特别是资料收集方法和技巧的训练来提高收集资料的质量。

（三）混杂性偏倚

1. 混杂性偏倚的概念 混杂性偏倚也是一种系统误差，主要出现在结果分析阶段。在研究过程中，由于一个或多个潜在因素（即混杂因素）的影响，缩小或夸大了研究因素与疾病（或事件）之间的联系，从而使两者之间的真正联系被错误地估计，称为混杂偏倚。常见的混杂因素有年龄、性别、社会经济状况、婚姻状况、服药的持续时间与剂量、依从性、疾病的严重程度等。混杂偏倚与其他偏倚之间的主要不同在于混杂偏倚能够在分析阶段加以校正。

2. 混杂因素的特征 一是混杂因素必须是所研究疾病的危险因素；二是混杂因素与所研究的研究因素有关，但不是研究因素作用的结果；三是混杂因素不应是研究因素与疾病因果链中的一个中间变量。

混杂因素只有在比较的两组间分布不均，而且可以影响结果的情况下才能起混杂作用，产生混杂性偏倚。混杂偏倚具有方向性，根据其方向分为正混杂与负混杂。混杂是对因果关系的混淆，在多病因疾病的研究中，混杂问题特别重要，所以在混杂偏倚分析中，首先是要识别一个潜在危险因素是不是混杂因素，而后是怎样控制这些混杂因素的作用。

3. 混杂偏倚的控制方法 混杂偏倚在设计阶段可以通过配对、分层、随机化分配或限制进入（选择混杂因素的某个层的对象）方法来控制和预防混杂偏倚。

（1）配对 是一种常用的避免混杂性偏倚的重要方法。配对可使两组研究对象的特点保持相对的一致性，以增强试验结果的可比性。配对常用的变量包括性别、年龄、病情等。其他因素如暴露的期限、疾病的发展阶段、疾病的严重程度以及以前的治疗上也可加以配对。配对时需注意以下几个原则：①配对项目不宜太多，因素越多越难找到合乎条件的对照组。②不能将研究因素进行配对。配对可分为个体配对和频数配对。个体配对指每个观察病人有一个或几个对照。最常用的是 1 : 1 配对，即一个病人对应一个对照。如果病例较少，可采用 1 : 2 或 1 : 3、1 : 4 配对。频数配对也称之为成组配对，即选好一组病例后，根据一个或几个已知的混杂因素选择与病例组分布相同的一组对照。

（2）分层分析 也是一种常用避免混杂性偏

倚的重要方法。分层是指分层抽样选择研究对象，或将研究结果分层分析研究资料。例如，依年龄可将研究对象分成三种层次，30 岁以下的、30 ~ 50 岁的、51 岁以上的；依性别可分成男性、女性两种层次；如按病情程度进行分层，则可以分成轻、中、重等。

(3)随机化　严格的随机化方法能够消除各种影响因素在组间的分布差异，从而平衡掉不同因素对组间效应的不等比影响，使研究结果具有可比性。随机化方法常用于试验性研究，在临床试验中最为常用。随机分配方法分简单随机分配与分层随机分配。简单随机分配是按照随机分配原则，直接将研究对象分配在各组中。这种分配方法适合在对混杂因素了解不够充分的条件下用。分层随机分配是根据拟控制的混杂因素预先将研究对象分层，然后再将每一层的研究对象随机分配在各组中。这种方法适合在对主要混杂因素充分了解的条件下应用。

(4)限制　即对试验组和对照组人员的条件加以某种限制。在科学研究间进行比较时，除了研究因素在组间有不同外，其他因素均应该完全一样。但实际研究中难以做到，特别是在临床研究中要对研究对象的其他条件作出良好的控制，比如民族、性别、年龄、职业、营养状况、家庭生活、经济收入、教育水平、情绪状态等，是非常困难的。为了保证临床研究工作的准确性，在科研设计中可以对研究对象加以限制，作出严格的要求。

第二节 依从性

一、概念

依从性是指病人对规定执行的医疗护理或科研的试验措施，接受和服从的客观行为和程度。在医疗护理过程中能忠实服从医嘱及护理的病人，其行为称依从性好；反之，拒绝接受正确的治疗和护理或不认真执行相应治疗研究措施的病人行为称不依从性。所以，在临床研究中，所获结果的真实性和可靠性除受偏倚和概率的因素影响外，还受到来自病人、医师、护士多方其他因素的干扰，这些干扰都可以对研究的质量产生很大的影响，关系着对研究措施的真实效应以及研究结论的正确评价。

二、影响依从性的因素

一是服从者的内因，这是起主要作用的方面，是由服从者的医学知识与文化素养等引起的。另一方面是外部因素，包括医务人员的水平、医德医风、医疗条件、社会经济环境等。

三、依从性对研究质量的重要意义

在临床护理科研中，依从性的好坏是影响科

研质量的重要因素之一。因为研究对象是否按照要求完全接受合理的试验性治疗及护理措施，在很大程度上对研究的质量产生较大的影响，这关系着试验性治疗及护理措施的真实效应和对研究结论的正确评价，甚至可能导致对研究结论的歪曲，从而失去研究的意义。由此可见，在临床实践和临床科研工作中，每一位研究人员都应必须明确，维持研究对象对研究措施良好的依从性，及时了解病人的依从情况，建立依从性监测，采取必要的措施以提高依从性是完全必要的。

四、在护理研究中出现的不依从表现特征

在临床护理研究中，由于存在许多主客观因素，影响着受试者执行护理措施的行为，受试对象也不可能百分之百地做到依从。为此，研究者可根据不依从行为表现来判断受试者对试验研究的依从性程度。在研究中不依从的表现特征如下。

1. 受试者拒绝接受护理试验措施　作为身患慢性疾病的受试者，由于自身对医学知识的了解不足，认识不到所患疾病对自身生活、工作的有害影响，而不愿意接受较长期的必要的治疗护理措施。

2. 选择性地接受治疗　在疾病导致病人不能健康生活、工作时，病人要求积极处治；一旦症

状稍好转，即不能继续坚持而中途停止接受治疗；待症状再度出现时又开始治疗，使治疗断断续续地进行。

3. 中途退出　在护理研究过程中，可能由于医疗或经济、社会等方面的原因，使病人不能坚持完成研究，而中途退出。

4. 自行换组　在研究试验中受试者不愿接受正在执行的试验措施组的试验而自行换到另一试验组或对照组进行其他试验措施，这种情况也是不依从的表现。

五、不依从的原因

1. 病人本身的原因　由于病人所患疾病的症状不明显或病情轻微，未影响生活和工作，使其没有求医的需要；由于病人缺乏医学知识，对所患疾病的危害性及其预后不了解，不知道治疗的益处与不治疗的害处，而不愿积极地求医；由于病人久病厌世或身患绝症，对疾病的医疗护理缺乏充分的信心，而拒绝治疗；由于病人求治心切或对规则治疗方案缺乏信心，除接受现行治疗外，自行接受其他方面的治疗。另外，病人在护理和治疗期间出现的一些不适，认为是所接受的治疗和护理引起的不良反应，而停止治疗，或认为自己是在被人当做试验品，可能会对自己的健康有损害。

2. 经济的原因　由于医疗费用的原因使一些病人不能坚持就医。另外，当一位病人参加一项科研项目作受试者时，如果没有足够的经济补偿，要其进行过多、过于昂贵的检查项目，是难以完成的。

3. 医疗护理的原因 试验研究的措施过多或过于复杂，使病人或受试者不能坚持配合；疾病的治疗或试验研究的观察时间太长，耗费了病人过多的时间，影响其工作或生活，增加了负担，使病人难以坚持；医护人员与病人缺乏正常的沟通，造成与病人之间的关系不协调，而使试验研究措施不能正确地进行；伦理问题未妥善处理，如是否尊重病人的权利，是否保证其隐私权和保密原则等；另外在试验期内又新患其他疾病，需改变原治疗方案等而影响了病人的依存性。

六、依从性的衡量方法

1. 问卷测定法 问卷调查测定病人的依从性是一种简便地了解依从性的方法，可以获得准确的信息。该法测定的关键是医护人员应取得病人的信任，包括医学知识、业务技术和服务态度。测定依从性的问卷，要求简洁、明了、准确。

2. 记数法 是常用的一种方法。具体做法是：对病人每次复诊时带来的治疗执行单或剩余药品，由研究者清点后，与上次的医嘱总量相减，得出实际治疗数量，再用医嘱总量相除，得出商值的百分比数，即为该病人的治疗依从性。计算公式为：

$$依从性 = \frac{病人实际接受治疗量}{医嘱要求总量} \times 100\%$$

高于80%者，为依从性好；低于80%的则为不依从者。也可根据具体情况作出经验性判断，即根据多数病人接受一定的治疗护理后，达到了治疗护理目的，此时这部分病人所接受的治疗护理量与医嘱总量的百分比，即为依从性的标准。达到或超过该标准者，为依从者；而小于标准者为不依从者。

3. 生物化学测定法　是利用药物代谢动力学的原理，采用生物化学或放射免疫方法，测定病人血液、尿液中所服药物的浓度或代谢产物来衡量病人服药的依从性。另外，对于某不能直接测定的药物也可通过加入便于检测的指示剂（如维生素 B_2 或荧光素）进行衡量。若在血液或排泄物中测出代谢产物或指示剂，则表示病人为依从者。

生物化学测定法技术要求高，所需费用较多，出结果的速度慢。该方法仅能对依从性作出定性判断，应用推广较难。

七、提高依从性的方法

为了保证科研工作的质量，病人的依从性在临床医疗护理和科研中是十分重要的。因此，应首先做到病人疾病诊断必须正确，同时在医疗和科研过程中应努力改善病人的依从性，采取相应措施提高病人的依从性。对受试病人要加强卫生和医学教育，使其正确认识自己所患疾病的防治方法，治疗护理的目的与意义，积极主动地与医护人员配合，接受有效的防治措施，并理解依从的意义，使其依从性良好。同时，要努力获得社会与家庭的有力支持，对改善依从性是相当重要的。当一个人患病之际，研究者要及时准确地与家属做好有效的沟通，取得社会、家庭的支持和帮助，共同配合完成医疗护理措施的落实，这对病人来说是获得战胜疾病信心和力量的巨大动力。这些举措都是提高病人对医疗的依从性重要方法。在防治措施的研究项目上，要力求简化、方便、有效。用药要密切观察不良反应，有针对性地做好防护，发现不良反应要及时调整，尽量维持病人的正常状态。

　　另外，建立良好的护患关系，也是使病人的依从性获得改善的一个方面，要提倡优良的服务态度，严谨的工作作风，在保证病人依从性提高的同时达到病人满意。

第三节　信　度

　　信度和效度是用来反映研究工具质量高低的两个指标，高信度和高效度的研究工具是良好科研的必需条件。

一、信度的概念

　　信度是指使用某研究工具所获得结果的一致程度或准确程度。当使用同一研究工具重复测量某一研究对象时所得结果的一致程度越高，则该工具的信度就越高。同时，越能准确反映研究对象真实情况的工具，其信度也就越高。

二、信度的特征

稳定性、内在一致性和等同性是信度的三个主要特征。信度的不同特征对应着不同的信度计算方法。具体选择哪些特征来表示研究工具的信度，则取决于研究工具的特性和研究者所关注的方面。

三、计算方法

（一）重测信度

1. 定义 重测信度常用来表示研究工具的稳定性的大小，即是指用同一工具两次或多次测定同一研究对象，所得结果的一致程度。一致程度越高，则研究工具的稳定性越好，重测信度也就越高。

2. 计算方法 重测信度用重测相关系数来表示，相关系数越趋近于 1，则重测信度越高。具体做法是使用研究工具对研究对象进行第一次测试，隔一段时间以后对同一研究对象再使用同一研究工具进行测量，然后计算两次测量结果的相关系数，这个系数反映了研究工具重测信度的高低。下面以人格问卷的研究为例，对 10 人在使用人格问卷测试一周后进行第二次测试，两次测试得分如表 4 – 1 所示。

表 4 – 1 测试得分表

研究对象	第一次测试	第二次测试
1	23	27
2	44	38
3	35	37
4	53	49
5	44	46
6	26	28
7	32	34
8	28	25
9	38	34
10	39	36

该问卷的重测信度即为两列数据间的相关系是。具体计算公式为：

$\sum X$：第一次测试 10 名研究对象各得分之和；

$\sum Y$：第二次测试 10 名研究对象各得分之和；

$\sum X^2$：第一次测试 10 名研究对象各得分平方之和；

$\sum Y^2$：第二次测试 10 名研究对象各得分平方之和。

最后计算结果为 $r = 0.93$，即人格问卷的重测信度为 0.93。对重测信度的计算也可使用计算机软件进行，如目前较为流行的 SPSS 统计分析软件，将两次重测数值输入计算机后，即可通过计算机运算求得重测相关系数。

3. 使用重测信度的注意事项

（1）两次测量之间的间隔时间　总的原则是时间的间隔要长到使第一次的测量对第二次的测量结果不会产生影响，但是也不能太长以至于客观情况已有了转变。有的研究在对研究对象进行第一次测量后紧接着就可进行第二次测量，有的研究则需相隔一段时间后再测量第二次。这就需要研究者根据具体情况确定间隔时间。例如要对护士进行心肺复苏知识的考核，可以刚考完收回考卷后立刻再次考同样的考卷，只需将两次题目的次序颠倒打乱，使学生不容易将两次题目互相比较。通过这两次考试分数所得的相关系数，即可反映考卷这一研究工具的重测信度的大小。相反，假如研究工具是用来了解病人的人格类型，刚给完问卷立刻再问一次就没有多大意义，因为病人会记得他刚才的答案，这样得到的研究工具的信度会非常高，但是可能不是真的代表可信，只是代表病人的记忆力的好坏，在这种情况下可间隔一周再进行第二次测量。

（2）研究工具所测量变量的性质　由于重测信度的计算需要间隔一段时间进行再次测量，因此当研究工具用于评估性质相对稳定的问题，如个性、价值观、自尊、生活质量、成人身高等变量时，可用重测信度来表示研究工具的信度。而诸如测量态度、行为、情感、知识等性质不稳定变量的工具，则不宜使用重测信度来反映其稳定性的高低。例如，某护士用一问卷对病人进行测量以了解病人对护理工作的满意程度，过一周后再次使用该问卷对同一群研究对象进行测量，以了解该问卷的重测信度如何。这时可能会发生病人第二次的答案与第一次有很大的不同，这不能说明研究工具的信度低、不可信，极有可能是这一星期病房里发生了什么事情使病人对护理工作的认识发生了改变。因此，在使用重测信度来表示研究工具的稳定性时，应考虑此研究工具用来测量的变量的性质如何。

（3）测量环境的一致　在进行重测时，应尽量保证第二次测量的环境与第一次测量的环境相同，以减少外变量的干扰。如相同的测试者、相同的测量程序、相同的测量时间以及相似的周围环境等。

（二）折半信度、Cronbach α 系数与 KR – 20 值

此三种方法均可用来反映研究工具的内在一致性这一特征。内在一致性是指组成研究工具的各项目之间的同质性或内在相关性，内在相关性越大或同质性越好，说明组成研究工具的各项目都在一致地测量同一个问题或指标，也就是说明工具的内在一致性越好，信度越高。如某问卷用于测量护士对病人同情心的情况，如果组成这个

问卷的所有问题都是与同情心有关的则说明此问卷的内在一致性好，信度高，如果其中有一道问题是用来测量护士的病情诊断能力的，则此问卷的内在一致性就差，信度就低。内在一致性的测量是信度测量中应用最多的，因为它与重测信度相比，不仅经济（只需测量一次），而且更适合于心理社会方面的研究工具。

1. 折半信度 是测定内在一致性的最古老的方法之一。具体做法是将组成研究工具的各项 H（如组成一份问卷中的各个题目）分成两部分，分别加以计分，对这两个部分的数值进行相关分析，然后采用 Spearman-Brown 公式计算信度。折半方法常用的有前后折半法、奇偶折半法。假设一个有关护理人员工作态度的调查问卷，由 100 题组成，你已对 10 名护士进行了预调查。奇偶折半即指从每个护上所答的问卷中可以得到两个数值，一个数值是 50 道奇数题的得分（即 1、3、5、7、9……99 题各题分数之和），另一个数值是 50 道偶数题的得分（即 2、4、6、8、10……100 题各题分数之和）。前后折半法则是从第 1 题到第 50 题得到第一个总分，从第 51 题到第 100 题得到第二个总分。目前常用折半方法为奇偶折半，而非前后折半，目的是避免顺序效应。下面以人格问卷的折半信度的计算为例。10 名调查对象的总分、奇数项题目得分和偶数项题目的得分如表 4-2 所示。

表 4 - 2　人格问卷的折半情况

研究对象	总分	奇数项得分	偶数项得分
1	55	28	27
2	49	26	23
3	76	34	42
4	37	18	19
5	44	23	21
6	50	30	20
7	57	30	27
8	62	33	29
9	48	23	25
10	66	28	38

根据在重测信度中所列的相关系数 r 的计算公式得出奇数项题目得分与偶数项题目得分的相关系数为 0.64。此时应使用 Spearman - Brown 公式计算折半信度：$r_{xx} = 2r_{hh}/(1 + r_{hh})$。其中，$r_{xx}$ 代表研究工具的信度；r_{hh} 代表两折半组间的相关系数。此题中，$r_{hh} = 0.64$，所以 $r_{xx} = (2 \times 0.64) \div (1 + 0.64) = 0.78$，即该人格问卷的折半信度为 0.78。

2. Cronbach α 相关系数与 KR - 20 值（Kuder - Rlchardson formula 20）　折半信度的主要不足是不同的折半方法会导致不同的结果。如按奇偶项进行折半与按前后项进行折半计算所得的信度就很可能不同。而 Gronbach α 与 KR - 20 值所计算的是工具中所有项目间的平均相关程度，避免了折半信度计算的缺点。KR - 20 值是 Cronbach α 的一种特殊形式，适用于二分制的研究工具，例如回答"是"或"否""正确"或"错误"的研究工具。两者的计算较为复杂，可通过计算机来进行，如目前流行的 SPSS 统计分析软件即有 Cronbach α 与 KR – 20 值的计算程序。

（三）评定者间信度和复本信度

评定者间信度和复本信度均用来表示研究工具的等同性这一特征。研究工具的等同性常在以下两种情况下考虑。

1. 信度 不同评定者使用相同工具，同时测量相同对象时，需计算评定者间一致程度。一致程度越高，则该测量工具等同性越好，信度越高。如使用观察法收集资料时，不同观察者使用同一研究工具进行观察时会产生观察者偏倚。因此这种情况下的研究工具应包括两部分，即所使用的观察表及进行观察的观察者们。在计算评定者间信度时，可以用评定者间的评定结果的一致程度来表示。如两个观察者使用同一评定工具同时观察某护士在执行护理操作中的洗手情况，可用两个观察者最后所得的两份评定表中取得的一致结果的项目数，除以一致结果和不一致结果的项目的总数来简单估算信度。如果观察结果是用数字表示的，则可计算观察者们的观察结果之间的相关系数，用此系数可以表示评定者间信度的大小。

2. 复本信度 两个大致相同的研究工具同时被用于研究对象，需计算复本信度。这种情况在护理研究中比较少见，除了进行某些方法学研究或有关教育方面的研究。如教师想使用两份形式不同但考核内容相同的试卷，测量学生学完某课程后在知识方面的掌握情况。这两份试卷的得分所反映的学生掌握知识的情况是否一致则需要用复本信度来表示。可让学生连续回答这两份试卷，两份试卷被回答的先后顺序是随机确定的，然后计算出两份试卷得分的相关系数，即复本信度的大小。如果相关系数越趋近于1，则试卷的等同性就越好，复本信度就越高，即两份试卷的得分所反映的学生掌握知识的情况是一致的。

　　在进行预试验时，一般选取 10～20 例样本进行研究工具信度的测试。相关系数达到多少可认为信度好呢？很多人会提出这个问题。目前尚未有一个适用于各种不同情况下的统一的信度标准。一般认为相关系数高于 0.7 时工具的信度才可以被接受。当信度不够理想时，则需要对研究工具进行完善和修改。介绍研究工具的信度时，最重要的是要报告出工具的信度数值，并说明它是怎么计算出来的。这样，别的读者就能自己判断该工具的适当性并根据自己的具体情况进行使用。

第四节　效　度

　　效度是指某一研究工具能真正反映它所期望研究的概念的程度。反映期望研究的概念的程度越高，效度越好。可以用表面效度、内容效度、结构效度、效标关联效度等来反映一个研究工具的效度。但是效度的好坏并不像信度那样易于评价，一些测量效度的方法并没有数字的依据。

一、表面效度

表面效度是由评估人根据自己对所要测量的概念的理解，尽其判断能力之所及来断定工具是否适当。因为表面效度是一种直觉判断，它对研究工具的效度的评价是用"有或无"来反映的，而未体现效度在程度上的高低问题，因此一般不能作为工具质量的有力证据。

二、内容效度

内容效度是根据理论基础及实际经验来对工具是否反映了所要测量的变量、是否包括足够的项目而且有恰当的内容分配比例所作出的判断。内容效度需建立在大量文献查阅、工作经验以及综合分析、判断的基础之上，多由有关专家委员会进行评议。专家人数最少不少于 3 人，最多不超过 10 人，5 人较为合适。专家的选择应与研究工具所涉及的领域相关。如某研究工具是用来评定糖尿病病人自我护理行为的，则所请专家应对糖尿病护理或 Orem 的自理理论较为熟悉。专家们应对研究工具中的各项目是否与所要测量的概念有关作出评价。然后研究者必须依照专家意见对研究工具进行修改，修改后邀请这些专家再次给以评议。但应注意两次评议时间最好间隔 10 ~ 14日，以免由于时间过近，专家们对第一次的评议结果尚有印象，而影响第二次评议结果。

三、效标关联效度

效标关联效度侧重反映的是研究工具与其他测量标准之间的相关关系，而未体现研究工具与其所测量概念的相符程度。相关系数越高，表示研究工具的效度越好。效标关联效度可分为同时效度和预测效度两种。同时效度是指研究工具与现有标准之间的相关。如要验证测量"腋温"是否是测量体温的有效方法，人们已知测量口温是有效测量体温的方法，可以用口温数据作为参考标准，计算腋温与口温数值之间的相关程度，若相关系数高，则同时效度高。显然，在这种情况下，被选作标准工具的性能影响着研究工具的效度。预测效度是指测量工具作为未来情况预测指标的有效程度。例如，研究者用人的应激控制能力来预测其未来的健康状况。这个应激控制量表的效度即可用预测效度来表示。研究者可选择一群目前健康的人群做测试，让他们填写应激控制量表，然后根据填写的结果作出预测，哪些人将来会得病、哪些人将来依旧健康。等到数年后研究者根据这群研究对象的实际健康状况与预测的结果进行比较，即可得出预测效度。同时效度和预测效度的主要区别是时间上的差异。

四、结构效度

结构效度重点是了解工具的内在属性，而不是关心使用工具后所测得的结果。它主要回答"该工具到底在测量什么？使用该工具能否测量出想研究的抽象概念?"这类问题，结构效度反映的是工具与其所依据的理论或概念框架的相结合程度，概念越抽象就越难建立结构效度，同时也越不适合使用效标关联效度进行评价。结构效度的建立最为复杂。

只要研究工具存在，就势必有它的信度和效度。研究工具的信度和效度不是"有"或"无"的问题，而是程度上"高"或"低"的问题。一个研究工具的信度和效度并不是截然孤立的，二者存在一定的关系。信度低的工具效度肯定不高，试想该研究工具都不能准确地反映被研究对象的情况，又怎能奢望它能真正达到人们所要研究的目的呢？但信度高的工具也仅能说明有效度高的可能性。如用校正好的体温计测量病人体温以反映其焦虑水平，校正好的体温计信度高，因其能较准确地反映病人的体温情况，但其效度不高，因"焦虑"的概念不能简简单单地用体温数值来表示。

第五章　资料的收集

真实、准确和完整的资料是研究结果科学性和真实性并具有说服力的基础。而资料的收集是研究步骤中最关键的部分，也是经过周密设计后，通过不同的方法从研究对象处获取资料的过程。所以应严格按照设计的方案和规定的方法、要求，进行资料的收集。护理研究中资料收集的方法常用的有自陈法、观察法、生物医学测量法等。

第一节　收集资料前的准备

一、资料来源

资料可来源于现有资料和新收集的资料。某些历史性研究，可从现有的资料处收集，例如期刊、日记、信件、报纸、会议记录、病史、报告等，利用现有资料的方法具有省时、省力、经济的特点。可根据研究目的，对此类资料的价值、准确性等仔细评估和分析，再加以应用。

二、设计收集资料方案前的准备

（一）选择结构式或非结构式方法收集资料

1. 结构式资料收集　即按事先设计的特定结

构(例如问卷)进行资料收集。该方法花费较多的时间和精力设计研究工具，应用现有的具有较好信度效度的量表，能对资料作出精确的统计分析，但不足之处是资料不够深入。

2. 非结构式资料收集 即提出开放性问题，在一个或几个主题下让研究对象自由阐述。该方法收集的资料比较深入，也无须设计或寻找合适的研究工具，但缺点是收集资料时如果研究对象不善表达则研究进展有一定难度，且资料较难进行分析。

3. 半结构法 资料收集则按事先设计的提纲进行。

例：评估病人住院期间身体的疼痛

采用结构式方法收集资料，可让病人对下述问题作出选择。

自住院以来，您身体疼痛的感受是：

□几乎没有 　　　　□轻度痛

□中度痛 　　　　　□重度痛

采用非结构法收集资料，则为问以下问题：

□自住院以来，你是否感受到疼痛？

□如果有，是怎样的疼痛？

□能否谈谈你疼痛的性质？

（二）选择定量或定性方法收集资料

1. 定量研究法 进行资料收集时必须用数字将资料量化，使之可测量可统计。

2. 定性研究法 是采用非结构式或半结构式

方法收集资料，资料以文字形式表示，一般无须将资料用数字量化。

例：对病人疼痛状态用定量方法应将资料转化为数据形式以便进行统计分析，如：1 分——几乎没有疼痛；2 分——轻度疼痛；3 分——中度疼痛；4 分——重度疼痛。

对病人疼痛状态用定性的方法，则对资料进行描述、分类、诠释，例如，病人手术后第一日疼痛明显，床上辗转反复，彻夜未眠。

（三）严格掌握资料的客观性和主观性判断

多数研究要求所收集的资料必须具有客观性，按同样的标准作出判断，不受个人感情和信仰等因素的影响。但质性研究，如症状学研究法在资料收集过程中，研究人员的主观判断是非常重要的。

（四）尽量减少和避免霍桑效应的影响

如果研究对象意识到他们正在参与研究，则可能或多或少地改变自己的行为和反应状态，称为霍桑效应。这种现象会影响资料的有效性，对实施后效果的评价性研究影响更大。实际上又不可能不让研究对象意识到参与研究，为此，要求对研究人员进行资料收集方法和技巧的系统规范的培训，特别强调研究者要以中性的不加评判的态度进行资料收集，以尽最大努力减少人为的干扰因素。

第二节 自陈法

资料直接从研究对象处获取，包括会谈法、问卷法、日记法等。可通过口头会谈、填写书面问卷的形式获取资料。自陈法根据是否有事先设计的特定结构，分为非结构式、半结构式以及结构式三类，是护理研究中常采用的资料收集法。

一、非结构式及半结构式自陈法

非结构式和半结构式自陈法收集资料常用于质性研究中，是以叙事的方式就某一个或几个主题展开会谈，无特定设计的问题和提问程序，其形式较为灵活自由，研究人员鼓励研究对象对某现象或事件进行描述、界定，并按自己的思路叙述该现象或事件的相关情景。

（一）种类

1. 完全非结构式会谈 当研究人员对所要研究的现象一无所知时，往往采用完全非结构式会谈法收集资料，目的是获得研究对象的真实感受和体验，研究人员不将自己的任何观点施加于对方。非结构式会谈常是在自然场景中进行，研究人员对会谈的具体内容不作准备，可从一个广泛的问题开始，随后逐步深入，缩小范围。

2. 深入会谈 是一种半结构式会谈的形式，是研究人员按事先准备的几个主题或问题进行资料收集的方法，鼓励研究对象进行自由交谈，并将其内容用录音的方式记录下来。

3. 小组深入会谈　是指研究人员将 5～15 名有相似特征的研究对象召集起来，按事先准备的会谈提纲，就某些特定主题展开的会谈方法。该方法较个人深入会谈法经济、省时，但可能因为有众人在场而影响会谈的深度。

4. 个人生活史回顾　即按一定的年代顺序回顾个人生活经历，是人类学家和人种学家常用的资料收集方法，该方法对研究疾病与健康的含义、护理的方式、护理行为有特殊的价值，特别适合于对某种文化形态的研究。

5. 特定事件回顾　是对某一特定事件中人们行为的写真，具有较强的事件针对性。这类事件往往对人们的常规活动造成较大影响，或为积极的，或为消极的，但都应是可观察的。

6. 日记式　日记法是护理研究中常用的方法，用于研究人们的习惯、经历等，可作为历史性研究中收集资料方法，也可用于非历史性研究中对某一特定阶段经历的研究。临床研究中，可通过请病人记录健康日记的方式了解他们预防疾病、维持健康、处理健康问题方面的经历。日记法可为非结构式和半结构式的形式。

（二）资料收集的方法

多在自然场景中进行，是以会谈为主要形式，会谈具有较强的目的性，必须经过深思熟虑和精心准备。会谈前首先应让研究对象放松，告知对方研究的目的、方法、保密性等有关信息。研究人员既是好的提问者，又是很好的倾听者。研究人员在预先准备的问题提问的基础上，可根据会谈进展灵活调整和增减。会谈一般每次持续时间较长，甚至几小时，研究人员须经过较长的开场白才正式进入会谈主题。在会谈中研究人员可记录谈话的纲要，写下会谈全过程。会谈结束后研究人员应将会谈要点作简短总结，让研究对象有机会补充、纠正或澄清自己的观点。

非结构式会谈法由于形式灵活自由，特别对未知的新领域的探索性研究尤为适合。但该方法耗时，对研究人员会谈技巧和分析解释结果的能力要求严格。非结构法收集的资料一般样本量小，结果的推广性也受到限制，同时也不去验证假设和因果关系。

二、结构式自陈法

结构式自陈法即是研究人员按事先准备好的书面程序收集资料，形式可为口头提问的会谈法或书面填写的问卷法。其书面程序分为现成的公认的量表和自行设计的表格或问卷两种。

（一）问题的形式

有两种形式。一是开放式问题，是对答案未进行任何预先设定；二是封闭式问题，是预先设定答案，让研究对象进行选择。

（二）封闭问题的种类

1. 两分制问题 又称是非题型问题，答案以"是""否"的回答方式表示。

2. 多选题式问题 该类问题一般提供 3 ~ 7 个答案，适合于收集态度和意见方面的资料。

3. 自助餐式问题 是多选题式问题的一种特殊形式，答案一般由数个完整的句子构成，表示对某一现象的态度。

4. 编序式问题 要求研究对象对所列的选择项目按某种程度排序，一般排序项目不应超过 10 个。

5. 等级式问题 要求研究对象在一个有序排列的等级上进行选择，一般分为 7、9、11 个奇数项的等级，以便有中位点。

6. 检核表式问题 是由几组形容词、名词或陈述句组成的就某一主题的一览表，被评者将表中所列内容与自身的行为逐一对照，将适合其行为特征的项目挑选出来。

7. 日历式问题 适合于研究对象回顾几年来的一些事件的发生顺序和时间。

（三）量表

量表是由一组封闭式问题组成的评分方式衡量人们态度和行为的收集资料的工具，广泛应用于会谈法和问卷中。量表可包括以下几种方式。

1. 评定量表 测量人们的行为、态度等，答案由一组有序排列的类别构成。

2. Likert 量表　是由一组句子组成，测量人们对某一主题的看法，并呈现按程度排列的评定标准，是最常用的评定量表。Likert 量表一般由 10 ~ 20 个项目组成。答案一般为五个类别，表示赞同的程度或行为出现的频率，也有 7 分制的答案和 4 分制的答案。

3. 语义差异量表　主要评定人们对某一概念的态度。一般由两个反义形容词、5 ~ 7 个等级组成的，要求被评者指出他目前所处的位置，评定方式类似 Likert 量表。

4. 视觉类似物量表　普遍用于测量人们对某种经历的感受，例如疼痛、乏力、恶心、呼吸困难等。传统的视觉类似物理表是用一条 100mm 长的直线表示程度的差异，目前又设计出脸谱、阶梯等用形象图形表示的形式。应用时请被评者指出自己目前所处的位置。

(四)收集资料的工具

1. 将研究内容分为几个模块　如生命质量问卷可由躯体症状、心理状况、经济和社会支持、医护关系、婚姻关系五个模块构成。

2. 决定收集资料的形式　使用会谈法还是问卷法，以便开始设计具体问题。

3. 决定各模块的排列顺序　一般以能激励对方回答的问题排列在先，普遍性的问题在先，特殊性的问题在后。注意排列在先的问题不能影响后面问题的回答。

4. 开头 研究工具应以指导语开头，告知对方研究的目的、希望对方如何配合、对方的权利等。由于该部分是研究重要的开头，应仔细斟酌、设计其内容。

三、采用会谈法收集资料

会谈法指研究人员与被研究者面对面地进行有目的的会谈。会谈法是一种口头形式的自陈法，一般可收集到较深入的资料。

(一)会谈法的分类

1. 结构式会谈 是研究人员严格按事先准备好的书面程序进行会谈的一种方法。研究人员一般能够较多地控制会谈内容，同时对问题进行解释的程度一般较固定。

2. 非结构式会谈 即以开放式问题的形式，询问一个或几个范围较广的主题，是一种自然的交谈，在会谈中研究人员无事先准备的书面程序或格式。一般不对场所进行挑选，而在与研究对象有关的自然场所进行，研究人员不同程度地参与到研究情景中。

3. 半结构式会谈 即研究人员按一份事先准备的会谈大纲进行访谈的方法。研究对象可为 1 人，也可为 10 ~ 15 人的小组。研究人员鼓励研究对象就某一个主题进行自由谈论。若研究对象的回答比较表浅，研究人员可引导其深入地交谈下去。

（二）会谈问题的设计

原则上是从广泛的、普遍的问题开始，逐步过渡到具体的、敏感的问题。会谈问题一般按内容进行分组。同时会谈的问题应语言恰当，适合研究对象的年龄、文化程度、喜好。

（三）会谈者的培训

在正式通过会谈法收集资料之前，必须对所有研究人员进行培训，以避免人为的偏差。要求会谈员的语言表达应不带任何倾向性，注意会谈的语言、语音、语调，还要注意身体语言的恰当应用，同时对敏感问题应做事先承诺。

（四）会谈的准备

在会谈之前应预约，以选择合适的时间和场所。研究人员应准时，衣着应适合于会谈的环境，并能为研究对象接受。会谈的地点应安静，避免干扰。在会谈前应将会谈的目的、程序作适当的解释。

（五）会谈的技巧

（1）会谈人员首先必须熟悉会谈的内容，尽可能在研究对象所熟悉的环境中进行。

（2）会谈应从广泛的问题开始，会谈过程中的语气应友好、平和，会谈的整体气氛应该体现接纳性、包容性。

（3）研究人员应善于运用倾听技巧和交流技巧，鼓励研究对象进行交谈。对于开放式问题，一般采用一些中性的、鼓励性的语言了解更多情况。

（4）会谈的记录应不打扰会谈的正常进行。会谈结束时应作适当的总结，为会谈的结束划一个句号，不要给研究对象一种草草收场的不良印象。

（六）会谈的记录

可分为现场记录、随后记录、现场录音的方式。现场记录能保证会谈内容不被遗忘，但或多或少会影响会谈的进行。随后记录往往造成部分内容的遗忘。录音是较好的记录方法，但必须事先获取研究对象的同意。

四、采用问卷法收集资料

问卷法是一种书面形式的自陈法，可获取个人背景、信念、态度意见、知识水平、倾向，或对事件的看法、认识等方法的资料。

（一）分类

1. 邮寄问卷　邮寄法问卷发放的范围较广，但回收率低，常需重复邮寄。一般回收率在60%以上是比较满意的结果。

2. 小组问卷　把部分研究对象组织起来，同时填写问卷。研究人员可事先就研究的目的和填写问卷的要求向研究对象说明，然后研究对象自己填写，问卷当场收回。这种方法效率快、花费时间少，但资料的深度受到一定的限制。

3. 电话访谈法　通过电话的方式收集资料，效率相对会谈法高，但花费大。

（二）问卷的编制

一般可根据研究目的进行文献查询，寻找是否有合适的现存问卷，如果有合适的现存问卷则可直接应用。但在多数情况下要根据研究目的对现存问卷中的项目进行增加或对言词作一定的修改，如无合适的现存问卷，则需编制新的问卷。问卷编制时应事先考虑指导语、问题的类型、问卷的内容、问卷的用词、问卷答案的设计、问题的排列方式等问题。

1. 问卷编制的方法和步骤

（1）问卷内容可按照推理法，即根据研究目的和理论依据推论出能测评这些内容的项目，该步骤一般通过查阅相关文献、回顾以往经验、参考专家意见、访谈相关对象、参考相关调查表等方式完成。

（2）将想要获取的信息或资料用恰当的形式表达，可采用评定量表、Likert 量表等格式。

（3）对问题进行整理归纳，将问题分类，同类问题放在一起问，问题的提问形式应一致。

（4）估计问卷长度　一般用于成人的问卷，完成时间不应超过 30 分钟；针对儿童的问卷，完成时间不应超过 15 分钟。

（5）通俗易懂　问卷的文字应简洁、通顺、易懂，忌使用专业术语。

（6）将问卷的部分问题设计成反向提问的形式，并对该类问题作标记。

(7)通过相关专家对该问卷初稿的评价，评定问卷的内容效度。

(8)对问卷信度和效度的测定　自行设计的问卷在完成后应通过大样本测试，进行项目分析和信度、效度的测量，一般每个项目需 10 名样本进行测试，以形成该问卷的常模。

2. 问卷的用词要求

(1)在编写各条目内容时要保持语言简洁、清晰、直截了当；每个条目的文字应简洁明了，避免繁琐；一个条目应只代表一个意思，避免在一个条目中问两个问题；避免暗示答案；避免与研究变量无关的陈述。

(2)用词要适合被问者的文化程度，语言文字应平实，并考虑到教育程度较低者是否能理解问题。

(3)处理敏感问题和个人资料的方法　设计问卷时应考虑到问题的措辞是否可能遭人拒绝，例如家庭收入、年龄、婚姻关系等，采用列出范围让对方选择的方法比用开放式让对方写出具体数字更能获得有效答案；问题应无倾向性，应制造一种包容的氛围，对答案的对与错不加评判；措辞应具鼓励性，并有礼貌；某些敏感性问题采用第三人称的方法更能让人接受。

(4)若被调查者文化程度较低，或因其他原因无法自己填写问卷，可由研究人员逐字逐句念题，若对方对某些项目不能理解，应该用不加评判的方式将问题的原意告知对方。

3. 答案的设计和评分 答案的覆盖面应广，能够包含所有可能的回答，但答案不能太长，一般主张尽可能将可能的答案都列举出来。根据问题的性质，答案一般可采用两分制、四分制、五分制、七分制等形式分类并计分。在 Likert 量表中五分制的答案是最常用的。

（三）问卷内容的排列顺序

第一层：问卷应从一般性的问题开始，例如性别、年龄、学历、入院时间、医疗保险性质等，该类问题比较具体，属表浅层次问题，答案也是真实的。

第二层：进入实质性问题，如心理状况、健康功能状况等。同一主题的问题应集中一起；敏感的问题一般放在问卷的最末，在研究对象熟悉调查内容后逐渐进入情景，如涉及疾病病人婚姻关系和性关系的影响方面的内容。

第三层：放在问卷的最后的是开放式问题，在卷面应留出足够的空间让研究对象书写。对某些排列时有跳跃的问题，应明确标明如何填写。

（四）指导语的编写

指导语是说明调查的目的、填写的方法、填写问卷大致需要的时间、对保密性的承诺。在问卷前应有简短的说明。

（五）国外量表的应用

有大量量表是由国外护理研究人员或其他领

域的研究人员编制的。近年来，国内越来越多的护理研究引进国外的量表。在对国外量表的翻译和应用过程中，应注意文化差异的问题，结合我国实际情况选择应用。

五、会谈法与问卷法的优势与劣势

（一）会谈法与问卷法的优势

1. 会谈法的优势　应答率高，大多数人对该方法均有反应；适合于不会填写问卷的对象，例如文化程度较差或受客观条件限制，无法填写问卷者；能及时解决因问题本身所致的模糊、混淆等现象；资料较深入、完整；研究者可控制提问的顺序；能提供额外的资料。

2. 问卷法的优势　省钱、省时，保密性强，没有因访问者不同而造成的偏差。

（二）会谈法与问卷法的劣势

1. 会谈法的劣势　费时，花费大，被研究者可能因为知道参与研究而有意改变自己的行为，造成结果的偏差；人际之间的互动关系会妨碍资料的收集以及所收集的资料的质量。如研究对象的年龄、性别、种族、社会地位以及研究人员与被访者的关系等。

2. 问卷法的劣势　回收率低，一般问卷的回收率应大于60%，否则该研究的有效性受到较大影响；答卷者可能经过思考、斟酌将理想中的情形写下，而未收集到真实的资料。

第三节　观察法

一、概述

观察法是研究者通过对事物或现象仔细观看和认真考察，以获得第一手资料的方法。可观察的现象包括：个人特征和情形、活动形态、语言性沟通行为、非语言性沟通行为、护理技术熟练程度、环境特征等。观察法适合于不容易测量的情形，例如护士的病情观察行为。观察是认识现象的一种手段，是通过视觉和思维对现象作出详细记录和判断的过程，由于在护理研究过程中，大部分护理问题是很难测量的，所以观察法是护理研究中常用的收集资料的方法之一。

（一）按观察情形分类

1. 自然观察法　是在日常工作或生活情形中对调查对象的行为的观察。自然观察法可观察到的行为范围较广，但需要更多的时间与研究对象进行接触，观察者必须具备深刻的洞察力。

2. 标准情形观察法　是在特殊的实验环境下观察调查对象对特定刺激的反应，是预先精心设计的，按一定的程序进行，每一个观察对象都接受同样的刺激，故称为标准观察，观察到的结果具有较高的可比性，但可观察到的行为较自然观察法有限，例如观察手术病人对疼痛的反应。

(二)按观察结构分类

1. 结构式观察法 有现成的、正式的记录格式，以规定研究人员要观察哪些现象和特征，用哪一种方式进行记录。结构式观察法应事先设计"观察行为分类系统"。例如，将护士的护理行为分成治疗性护理行为、安抚性护理行为、非护理行为三大类，并将有关的具体行为归类，形成"护理行为分类系统"。

2. 非结构式观察法 无正式的记录格式。研究人员参与到被观察者的活动中，从中整理其中的条理，领会或悟出其中的意义，常用现场记录法或日志记录法记录观察结果，可加上观察者的解释、分析、综合。非结构式观察法可提供较深入的资料，适合于探索性的研究，但资料受研究人员主观因素的影响，其深度取决于观察人员的能力和程度。

二、非结构式观察法

在自然情形中进行观察，并且不对研究情形施加任何干预，以观察和记录人们的行为和经历的自然发生、发展过程。

(一)互动关系分类

观察者与被观察者的互动关系分为以下4类。

1. 局外观察者 观察者经正式介绍后进入观察领域，不参与被观察者的活动，可使被观察者行为自然，但应事先告知对方观察的目的，否则可能因触犯隐私权而存在伦理问题。

2. 参与性观察者 观察者作为参与者进入观察领域，但其活动以观察为主，参与为辅。

3. 观察性参与者 观察者作为参与者进入观察领域，其活动以参与为主，观察为辅。观察者参与活动，观察时尽量维持自然情景，使被观察者表现出真实的状况。

4. 完全参与者 观察者完全以参与者的身份进入观察领域。观察者本身就是观察群体中的一员，所以可以获得一些局外人所不能获得的资料。

（二）收集资料的方法

1. 观察的内容 ①所研究的场景环境；②研究对象的特征；③研究对象的活动和相互作用方式；④研究对象的活动过程（包括频度、持续时间）；⑤其他因素，指隐藏在行为后面的信息，或非语言性沟通的方式等。

2. 观察的方法 首先要收集所观察的场景的环境特征方面的资料，如病房的物理环境、布局、护理人员的排班等，然后寻找观察的重点。可以时间为观察单位，也可以以事件为观察单位，以观察事件的自然状态。

3. 记录的方法 通常为现场笔记或日记的方式，将情景过程记录下来，或通过事后回忆记录有关资料，同时进行相应的整理和分析。包括对所观察到信息的记录和对所记录资料的综合、理解，对其意义的分析以及对观察到这些资料的方法的描述，还包括注评内容。一般是边观察边记录，也可先观察，同时在头脑中记忆所要记录的要点，而后进行整理。

4. 非结构式观察法的优势与劣势　优势是所收集的资料深入、系统、全面，方法灵活，适用于探索性研究。劣势是具有主观性，观察中融入了研究人员本身的价值观和情感，可能对资料的分析带来偏差。

三、结构式观察法

结构式观察法建立在对所观察事物深入了解的基础上，观察者事先确定观察样本和观察项目，并设计严格的记录观察结果的表格，对资料进行准确地分类、记录、编码。

（一）设计结构式观察法的分类系统

1. 步骤　第一步要对所观察的行为和特征进行详细的操作性定义；第二步是设计所观察的行为或现象的分类系统。

2. 内容　①寻找信息；②给予信息；③问题的描述；④提出建议；⑤建议支持性措施；⑥建议不宜采取的措施；⑦总结性行为；⑧其他。

3. 注意事项　在制定分类系统时，对其中每个类别所属的行为都作出详细的说明，应使不同的行为归于不同的类别，而不应有重复归类的现象。

（二）观察样市的选择

可按时间进行选样，例如每小时观察 10 名样本，时间段的选择可通过预初试验确定，也可按事件进行选样，选择完整的行为，例如护士对病人肺部的物理疗法等。

（三）观察法的辅助工具选择

可使用一些辅助工具帮助资料的获取，例如心电监护仪、注射泵等。

（四）结构式观察法的要素

（1）明确观察目标和内容。

（2）对观察内容作操作性说明。

（3）由于观察法容易受人为的感觉和判断力的影响，所以当观察员多于3名时，应制定观察员手册，对研究的目的、行为特征、选样方法、归类系统、记录工具的应用等进行规范培训，应以中性的、非判断性的态度去看待所观察的现象和行为，统一观察标准，保证资料的准确性。

（4）观察者和被观察者的互动关系　可通过前驱观察，以决定要观察的变量。

（5）对分类系统及观察的记录表格进行预试验，并根据结果做适当修改。

四、观察法的优势与劣势

观察法的优势是能提供深入的资料；适合于对行为、活动的研究；对于一些不能直接访问或不便访谈的对象，如婴儿、昏迷者、精神病病人等的行为和病情，适合于通过观察法直接或间接获取资料。

劣势是存在伦理问题、霍桑效应；被观察者可能因为知道被观察而有意改变自己的行为，造成结果的偏差；资料的主观性带来的偏差，尤其是非结构式观察法；需要的时间较长。

第四节　其他方法

许多护理研究收集资料过程中，仍需要借助特别的仪器设备和技术才能测量出客观的、准确的数据，常见的方法如下。

一、生物医学测量法

（一）意义

通过测量与护理有关的基本生理过程，选择护理干预方法，评价护理干预效果，改进测量方法。

（二）分类

1. 生理指标的测量　通过体检、生理指标的测量，直接从生物体测得结果，例如心率的测量、血压的测量、肺功能和血氧饱和度测定等。机体指标测量时所需要的工具（如心电图仪）一般包括刺激源、受刺激的本体（如人或动物）、感受器、信号处理器、显示器、资料收录和转化器6个部分。

2. 实验室指标的测量　是采集取标本后通过进行实验室检验测得结果，包括化学测量法、微生物测量法、组织细胞学测量法。如血糖指标的测定、血细胞计数、病理检查等，一般需通过专门的检验技术人员完成。

（三）临床应用价值

生物医学测量法在护理研究中常常与自陈法或观察法同时应用，收集到的资料全面，所获得的结果客观、精确、可信度高，但受仪器功能和精确度的影响，护理研究人员在应用时，必须取得相关专业技术人员的合作。为此，在选择生物测量法协助获取资料时，应考虑系列相关因素，包括研究经费、合作方测量配合、人员是否掌握仪器的使用方法和安全性能的培训，测量是有创性还是无创性等。总之，此方法在临床中广泛应用，科学可靠，对临床护理科研的效果评价具有很好的指导价值。

二、病案记录收集法

资料可来源于医院、学校、行政管理部门等机构的有关记录和病案资料，例如病史、医嘱、护理计划等。优点是经济、无须对象合作、无应答偏差。但具有选择性，资料可能不够完整，还可涉及伦理问题，在资料收集中，都必须遵守职业道德，注意保密，保护当事人的利益。

三、Q - 分类法

Q - 分类法由编序量表改良而来，测量个体对某组行为的主观感受。由 1 组卡片组成，一般 40 ~ 100 张，为一些单词、词组、句子，分类组成 7～10 叠，希望参与者按规定的规则分类，例如说明同意或不同意，或排列重要或不重要。该方法较客观、可信，但比较耗时，统计上也比较繁琐。

四、投射法

投射法是以研究对象最少的合作获得期望得到的测量结果的一种测量方法。可让研究对象进行自由的幻想、想象，以反映其态度、期望、个性特征等。投射法包括图片法、词汇法、表达法等。采用投射法时，研究人员必须经过专门培训才能对资料进行解释。

五、德尔斐法

德尔斐法是一种地理上相互分散的专家之间进行小组通信，以收集专家意见的方法。让专家们可以在各自的居住地即可参与研究，专家们无需见面即可系统化地完成复杂问题和任务。收集资料具有相对较小的参与范围、参与者之间相互匿名、可进行多轮调查、可向各成员反馈小组意见等优点。该方法具有权威性，资料的说服力强，但耗时，且在专家的选择上存在抽样误差。

第六章 科研资料的整理与统计学处理

每一项研究课题实施过程，都伴随着一系列研究资料的产生，在广泛收集资料的同时，必须对所收集到的原始资料和数据进行科学合理的整理、归纳，根据资料的性质和研究目的，选用合适的统计学方法进行数据分析，针对所获得的结果进行讨论分析和概括性总结，最后形成创新性的科研成果。

第一节　护理科研资料的整理分析

为了使科研资料的原始数据系统化、条理化、规范化，在收集科研资料过程结束后，首先应进行资料的整理，以便于下一步计算指标、分析原理、作出评价。

一、对原始数据的准确性和完整性进行审核

调查资料收集的同时，首先要对每份调查研究的原始材料的准确性和完整性进行审核，对于不符合规定要求的调查内容要剔除。如使用问卷法调查病人的某方面情况，调查者要检查问卷中

有无缺项、漏项、填写不符合要求之处，如有这些情况存在可作为不合格资料筛除，以保证问卷的有效性。在对缺项的调查表作适当处理外，及时发现调查表中的错误并作适当的处理也是十分重要的。因此，必须对已经获得的数据做必要的专业检查和统计检查，以减少录入误差。

二、对符合要求的资料进行分组

首先应根据所研究的目的、内容和性质特征，对符合规定要求的资料重新排列组合，并进行分类编组，使资料进一步系统规范、合理科学。可将同质者、不同质者分开，组内的共性、组间的差异性或相似性分组并进行比较且显示结果，从而认识它们之间的关系，表明事物的本质与规律。

（一）分组的内容

包括研究目的、资料性质、样本含量大小、统计分析方法等。

（二）分组方法

1. 按标志表现形式分组

（1）类型分组　即将同质的研究对象按其性质、特征或类别进行归类分组，如按性别、职业、民族、婚姻状况、病情的轻重、疾病类别、病因等分组。

（2）数量分组　是按被研究对象的数量大小来分组，从量的变化分析事物的差别和规律。如按观察对象的年龄大小、工作年限的长短、血压的高低等分组。分组的粗细和组数的多少以能说明资料的规律性为准。

2. 按分组标志的个数分组

（1）简单分组　是按一个标志分组，如为了检验某种健康教育方法的效果，可以按照接受健康教育病人的年龄、性别、文化程度等单一标志进行分组。具有简单明晰、便于分析理解的优点，但仅限于从某一方面说明一定的问题。

（2）复合分组　是采用两个或两个以上标志结合起来分组。能够从多方面综合说明问题，可以反映事物间的依存关系。但是，过多的标志结合，可使组数成倍增加而各组中的观察单位相应减少，不易揭示事物的本质特征。

（三）分组的步骤

（1）选择分组标志。

（2）选择分组方法。

（3）确定组数　组数亦称组段数，符号为 k。组数的多少取决于研究目的、资料性质和观察单位的多少。对于数量分组，通常以 7～15 个组段为宜。组数过少时易掩盖组内不同观察单位的本质差异，并使计算结果的误差增大；组数过多时则各组的观察单位数相对变少，不易看清研究现象的变化规律，并增加计算负担。

（4）确定组限　组限是上、下限的统称。当组数和组距确定后，应取整数值或方便数表明各组的组限，以利于分组。规范的表示方法是采用半开半闭区间（右开左闭区间）的形式，各组段只写明下限值，而不标出上限值，如 0 ~ 、15 ~ 、30 ~ ……

三、拟定资料整理记录表

整理表是用于原始资料归组的表格，也是提供分析资料的过渡性表格，它是按一定分组要求设计的，可表达资料的分配情况和内部结构，是初步显示各项目间联系的一种统计表。

（一）画记法

就是用画"正"字或" + "将原始资料逐个记入整理表中汇总归组。此法简单易行，但需小心细致，一般需两人同时画或画两次以便核对。画记法一般用于观察单位数量不多、项目较少资料的归纳与汇总。

（二）分卡法

将原始记录表或记录卡直接归入各组，经过核对，然后清点每组记录表或卡片的张数，就是该组的观察单位数。如果调查表中调查项目较多时，可先将原始资料按分析项目转抄到"记录卡片"上，然后再用分卡法汇总。此法多用于资料数量较多的归纳汇总。

（三）电子计算机汇总法

当调查对象或调查项目较多、分析计算复杂时，手工归纳汇总较难以进行，此时可应用电子计算机来进行归纳汇总。

第二节　护理科研资料的统计学分析

一、统计学的几个基本概念

1. 概率　也称机率，是描述随机事件发生可能性大小的一个度量，用符号 P 表示。必然发生事件的概率为 1，不可能发生事件的概率为 0。故 P 值范围为 0～1。$P \leqslant 0.05$ 和 $P \leqslant 0.01$ 常被称为小概率事件，前者表示事件发生的可能性等于或小于 5%，后者表示事件发生的可能性等于或小于 1%，说明某事件发生的可能性很小。统计学中根据概率的原理将 $P \leqslant 0.05$ 和 $P \leqslant 0.01$ 看作是事物差别有统计学意义和高度统计学意义的界限。

2. 假设检验　又称显著性检验，就是应用统计学的原理由样本之间的差别去推断样本所代表的总体之间是否有差别的一个重要推断方法。当由两抽样群体所计算得到的某指标的均数发生差异时，要明确这种差异是由于抽样误差所致还是由于两者有本质差异，即是否来自于同一总体，还是来自两个不同的总体，就需通过假设检验来回答这个问题。假设检验的步骤如下。

（1）建立假设　建立两种假设，一种是"无效假设"，用 H_0 表示，另一种是"备择假设"，用 H_1 表示。

（2）确定显著性水平　显著性水平（常用 α 表示）是用来判断小概率事件是否发生的标准，是人为规定的。当某事件发生的概率不大于 α 时，则认为该事件为小概率事件，即发生的可能性较小。通常取 α 为 $0.05(5\%)$ 或 $0.01(1\%)$。

(3)计算统计量 根据资料类型或研究目的，选择适当的公式计算统计量，如计算 t 值或 X^2 值。

(4)确定概率值 P 计算出统计量后查相应的工具表可得出概率 P 与 α 大小的关系。

(5)作出推断结论 如果 $P > \alpha$，我们认为发生 H_0 假设的可能性较大，差别无统计学意义。如果 $P < \alpha$，则认为发生 H_1 假设的可能性较大，拒绝 H_0，接受 H_1，差别有统计学意义。

二、科研资料的类型

资料的类型不同，所采用的统计学方法也不同。在对所获取的资料进行统计分析时，一定要先明确资料的类型，然后根据资料的类型和研究目的选用相应的统计学方法。常见的资料可分为计量资料、计数资料、等级资料。

(一)计量资料

这类资料一般有度量衡等单位，可用测量方法获得数据，用定量方法测定某项指标量的大小，如病人血压(kPa)、体重(kg)、尿量(ml)、身高(cm)等。

(二)计数资料

将全体观察单位按照某种性质或特征分组，再分别清点各组中观察单位的个数，这样得到的数据资料，就是计数资料。计数资料没有度量衡单位，且均为整数。

（三）等级资料

等级资料又称半定量资料，是介于计量资料和计数资料之间的一种资料。将全体观察单位按照某种性质的小同程度分成若干组，再分别清点各组中观察单位的个数，这样得到的数据资料就称为等级资料。

三、常用的统计学分析方法

包括统计描述和统计推断。统计描述是指用统计指标、统计表、统计图等方法，对资料的数量特征及其分布规律进行测定和描述，不涉及由样本推论总体问题。统计推断是指如何由样本信息推断总体特征问题（表6-1、表6-2、表6-3）。

表6-1　计量资料常用的统计学分析方法

统计分析类型	分析目的	可采用的指标或方法
统计描述	了解变量的平均水平或集中趋势	均数、几何均数、中位数
	了解变量的变异情况或离散趋势	众数极差、标准差、方差、变异系数
	了解客观事物或现象间相互关系的密切程度与方向	相对分析
	了解某一变量随其他变量变化而变化的数量关系	回归分析

续表

统计分析类型	分析目的	可采用的指标或方法
统计推断	估计总体均数的大小	点值估计、可信区间估计
	样本均数与总体均数的比较	τ 检验，μ 检验
	两个样本均数的比较	τ 检验、μ 检验(秩和检验*)
	配对样本均数的比较	配对 τ 检验(秩和检验*)
	两个以上样本均数的比较	F 检验(秩和检查*)
	两个以上样本均数间的两两比较	q 检验(秩和检验*)

注：当总体分布类型不确定或为非正态分布时，可选用非
　　参数统计法。

表 6-2　计数资料常用的统计学分析方法

统计分析类型	分析目的	可采用的指标或方法
统计描述	反映某种随机事件发生的频繁程度	率
	反映某一个指标是另一个指标的多少倍或百分之几	相对比
	反映某一事物内部各组成部分所占的比重或分布	构成比
	了解分类变量间有无联系	四格表或行×列表 X^2 检验
统计推断	由样本率推断总体率	点值估计、区间估计
	样本率与总体率的比较	μ 检验，两项分布或泊松分布的直接概率法
	两个样本率的比较	μ 检验、四格表 X^2 检验

续表

统计分析类型	分析目的	可采用的指标或方法
	多个样本率可构成比的比较	行×列表 X^2 检验
	配对样本的比较	配对 X^2 检验
	两个以上样本均数间的两两比较	q 检验（秩和检验）

表6-3 等级资料常用的统计学分析方法

统计分析类型	分析目的	可采用的指标或方法
统计描述	反映各等级所占比重	构成比
	反映某一等级的数量是其余等级数量的多少倍或百分之几	相对比
	了解按等级分类的两变量间的关联程度	等级相关系数 γa
统计推断	比较单向等级资料的内部构成有无差别	行×列表 X^2 检验
	等级资料的两样本比较	两样本比较的秩和检验
	等级资料的多个样本比较	多个样本比较的秩和检验

（一）统计表

1. 结构和编制要求 统计表是以表格的形式表达被研究对象的特征、内部构成及研究项目分组之间的数量关系。统计表由文字、数字和线条等组成，表上边的文字为标题，表内的文字是标目，又有纵标目、横标目之分，横、纵标目相交叉的右下方，占表的绝大部分是数字，表的线条以3条线为主，即顶线、底线与分界线，具体例子见表6-4。

表6-4 1984~1989年几种杂志论文分布情况 ←表号、表题

杂志名	篇数	甲 类		乙 类	
		编数	占总数%	编数	占总数%
中华护理	222	102	19.1	120	22.5
实用护理	156	129	24.2	27	5.0
护士进修	75	35	6.5	40	7.5
护理学	80	55	10.3	25	4.7

←顶线
←分层线
←分界线
←底线

统计表分为两类,一种是简单表,一种是组合表。简单表是按一种特征分类的统计表,如表6-5所示。而组合表是将两种以上的特征结合起来作为分组标志的统计表,如表6-6所示,它将药物疗效和慢性气管炎种类结合起来,对数据进行描述。

表6-5 引文的来源构成

引文来源	篇数	构成比(%)
期刊	221	55.95
书籍	162	41.01
内部资料	12	3.04
合计	395	100.00

表6-6 某医院某年用复方猪胆治疗慢性气管炎的近期疗效

近期疗效	单纯慢性气管炎		哮喘型慢性气管炎	
	例数	%	例数	%
临床治愈	60	27.15	23	12.64
显效	98	44.34	82	45.06
有效	51	23.08	66	36.26
无效	12	5.43	11	6.04
合计	221	100.00	182	100.00

统计表在绘制过程中也有一定要求，总的原则是以最少的篇幅，显示出最多的信息。因此绘制统计表一是要重点突出，简单明了，每一表格说明一个中心问题为宜，避免绘制企图包罗万象的大表，使表格臃肿；二是要层次清楚，表内项目排列合理，便于阅读和分析比较。

2. 统计表的具体要求

(1)表号和表题　每个表均应有相应的表号和表题，写在表的上方中央，表题应扼要说明表的主要内容。

(2)标目　无论横标目还是纵标目，凡内容有计量单位者均应注明，同时要注意法定计量单位的正确使用。标目应循顺序排列。横标目的内容一般自上而下、从小到大排列，如年龄组。纵标目的内容一般从左向右、由小到大排列。

(3)线条　统计表中只有横线，无竖线和斜线。简单表一般是三线表，而组合表在总标目和各纵标目之间，以及最后一行数字和合计之间，应该有一条横线。

(4)数字　一律用阿拉伯数字表示，同一列的数字位置应一致，位次对齐。表格中不应有空格，暂无记录或未记录用"…"表示，无数据用"—"表示，这两种情况都不能填"0"。数据若为"0"时则填写"0"。

(5)备注　不列入表内，特殊情况须用备注说明时，可用"＊"等符号标出，写在表的下面。

下面举一个统计表绘制不当的例子，并加以修改。

治疗组	治疗休克例数	治疗效果	
		良好	死亡
西药组	13	6	7
中西药结合组	10	10	6

此表不对之处是无表号和表题，修改后如表6 - 7所示。

表6 - 7　急性心肌梗死并发休克病人的疗效比较

治疗组	治疗休克例数	治疗效果	
		良好	死亡
西药组	13	6	7
中西药结合组	10	10	6

(二)统计图

统计图是用图形将统计资料形象化，利用线条高低、面积大小来代表数量，通俗易懂，比统计表更便于理解与比较。因此统计图应用也很广，但从统计图中不能获得确切数字，所以不能完全代替统计表，必要时可将统计表一起列出。

1. 绘制统计图的要求

(1)根据资料性质和分析目标决定适当图形。

(2)每个统计图均应有图号和图题，写在图的下方，图题应扼要地说明图的内容。

(3)在横轴下方和纵轴外侧必须用文字标明纵横轴各自代表的含义，如有单位应注明。

(4)纵轴和横轴上要有刻度和单位,刻度要均匀等距(半对数线图的纵坐标除外),并标明数值。

(5)横轴尺度自左至右,纵轴尺度自下而上,数值一律由小到大。一般纵轴尺度必须从 0 点起始(对数图、点图等除外)。

(6)图中用不同线条或色调代表不同事物时,需用图例说明。

(7)图的长宽比例一般以 7∶5 左右较合适,比例太大或太小都是不合适的。

2. 统计图种类 统计图的种类很多,常选用以下几种。

(1)圆图与百分条图 此两种图形都用于计数资料以构成比的形式出现,而且组数又不太多的情况:①圆图(图 6-1)是以一个总面积为100%,用圆内各扇形面积所占的百分比来表示各部分所占的构成比例。圆图绘制较复杂,必须先

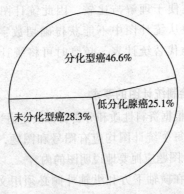

图 6-1 胃癌病人病理组织学类型的构成

把各构成比分别乘 3.6° 以求得各部分应占的圆心角度数，再用圆规和量角器绘制。②百分条图（图 6 - 2）绘制简单，只要先绘制一个标尺，尺度分成 10 格，每格代表 10%，总尺度为 100%，再将要绘制的事物用直条表示，直条总长等于标尺的 100%，宽度可以任意选择。

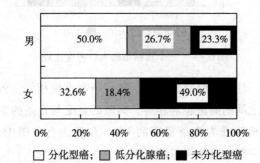

图 6 - 2 男女胃癌病人病理组织学类型的构成比较

（2）百分条图 用等宽直条表示相互独立的指标，直条长短表示指标的大小。直条图分单式直条图（图 6 - 3）和复式直条图（图 6 - 4）两种。

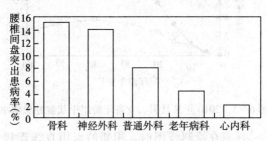

图 6 - 3 某医院不同科室护士的腰椎间盘突出患病率

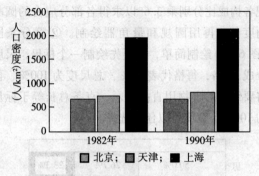

图 6-4 三个直辖市的人口密度比较

注意在绘制条图时，各直条宽度应相等，各条之间的间隙也应相等，间隙的宽度与直条的宽度相等或为直条宽度的 1/2。在复式直条图中，同一组的直条间不留空隙。

（3）线图 以线段的上升或下降来表示事物在时间上的发展变化或一种现象随另一种现象变迁的情况，适用于连续性资料（图 6-5）。

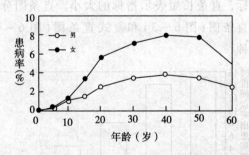

图 6-5 2010 年某县男、女各年龄组甲状腺肿患病率

注意在绘制线图时，相邻的点用直线连接，不要用平滑的曲线连接；直线不能任意外延。同

一图内不宜有太多的曲线，如有几条线作对比，则应用不同的线型来区别，并用不同图例来说明。

(4)直方图 由一些紧密相连的直条组成，主要用于表示连续变量的频率分布，不是以条的高度而是以各矩形的面积代表各组段的频数和数量的大小，适用于连续性数量资料。

(5)散点图 是以点的密集程度和趋势来表示两种现象的相互关系。如用于反映身高和体重的关系，血压与年龄的关系等。

根据资料整理和分析工作的需要，可选择和绘制恰当的统计表和统计图。它们可以代替冗长的文字描述，给人以清晰的概念，也便于分析和比较，故研究论文中常被选用。

第二篇

护理论文的撰写技巧

第七章　护理论文写作概论

护理论文是护理科技工作者将理论与实践工作中获得的相关信息进行收集、整理、分析、加工、处理，形成新知识、新经验，并以书面形式交流的一种成果形式。现代护理论文是研究和探讨医学和护理理论与实践领域中种种现象或问题，并揭示其客观规律的研究成果和创新发展的表述。

第一节　护理论文写作的基本知识

随着医学护理事业的发展，护理理论的创新和护理实践经验的不断丰富，护理论文本身的内容和性质也随之发生变化，导致护理研究领域、研究对象与方法、表现方式等也不相同。因此，广大护理人员掌握护理论文的不同特点、分类以及写作方法，对提高我国护理现代化技术水平具有很现实的意义。

一、护理论文写作的要点

护理专业论文的写作是来自护理专业的阅历和经验，通常要求准确、通畅和得体。准确是指要把想表达的意思比如主张、观点、问题等叙述清楚、解释明白、表达确切；通畅是指文章的内容合情合理，通顺流畅，遣词造句、构段及谋篇布局等都必须符合语言运用和写作技巧的习惯及一般法则；得体是指在修辞过程中选用适当的文体，充分表达文章的特定需要，以期获得理想的效果。

二、护理论文的专业特性

（一）强调护理专业的科学性

护理论文是护理科学理论与实践信息的载体，通过它把研究所获得的新结论、新观念、新见解向同行、同道及社会传输，进行有应用价值的学术思想交流。这些都充分体现了护理专业的科学性，这种科学性还必须贯穿在护理论文的结构、布局、表述、论证和结论中。要求护理论文写作在提出问题、分析问题和解决问题的同时，作者要站在现代护理理论的高度，来发现、观察与分析具有重要价值的人类护理现象和健康问题，并具备较系统的医学护理理论知识，从客观实际出发，符合科学性地进行准确、严密和系统的论述，以确立、策划和指导现代护理事业的发展。

（二）强调护理论文的创新性

创新是护理论文写作的基本要求，也是护理论文写作的特点之一。主要表现在写作内容见解的新颖独到。在掌握大量素材的基础上，作者要从客观实际出发，不断探索，开拓思维，敢于涉足前人未开发的课题领域，探索新规律，提出解决新问题的办法，充分发挥创造力。

（三）强调护理论文的可操作性

现代护理学论文要求具有通俗易懂、可操作性强的特征，这是因为现代护理学论文是研究、探讨和描述现代护理成果和护理事业的创新发展，并赋予推动与指导护理实践的使命。因此，论文应让读者易阅读、好理解、能接受、可操作。

三、护理论文写作的现实意义

写作是现代人交流思想、传播知识、沟通信息的重要方式之一，它是一项综合性、实践性很强的活动，具有传播护理学信息，促进护理学术交流；为现代护理学理论的科学发展积累宝贵资料；促进护理事业的创新发展；提高护理专业人员的知识水平与技能；满足读者求知欲望等现实意义。它也是评估考核单位与个人工作业绩的重要指标。

四、护理论文写作应具备的条件

临床护理研究的实践表明，要想撰写好护理论文，护理人员主要应具备较强的职业素质和综合能力两个方面的条件。

（一）职业素质

主要包括品德修养和知识结构。品德即道德品质，又可称之为品行和德行，是一种个体现象，是社会道德在个人身上的具体体现。现代护理人员的品德具体反映在对护理事业的热爱和忠诚。所谓知识结构，是指储存在人脑中的知识单元和经验，并按一定的逻辑规律和某种有机联系组成的知识系统。要求护理人员具有一定的文化基础知识、现代护理基础和专业知识，并能不断学习和实践，掌握护理学科发展的需求，开阔知识视野，在实践中发现新问题，研究新举措，为积累写作素材奠定良好基础。

（二）综合能力

稳定的注意力、敏锐的观察力、良好的记忆力、很好的思考力、丰富的想像力以及准确的判断力等，都是广大护理人员顺利完成论文写作的心理特征。主要表现在获取信息的能力、语言能力、科研能力、写作能力等。护理论文写作还要求具备良好的文风。它是立场观点、思想作风、品德情感、写作动机、写作方法等在文章中的综合体现。文风体现在作者对写作的严肃、认真、负责的态度；能实事求是地掌握第一手材料，绝不弄虚作假；具有科学性、准确性、生动性、鲜明性的辩证唯物主义的文风。在此基础上具有自己的独特写作风格，做到有所发现、有所创造。这一切都是现代护理论文写作的心理基础与前提。

五、护理论文写作基本要求

一篇现代护理论文内容必须满足如下的基本要求：具有明确的思想性、创新性、实践性、科学性、理论性、实用性、文学性、通俗性、生动性和可读性。

(一)思想性

现代护理论文的思想性是通过论文的指导思想和写作目的来体现的。护理论文写作的现实意义，实质上就体现了现代护理论文的思想性。思想性来源于护理服务实践，又能反过来为护理实践服务。为护理事业解决人类健康问题和为人类健康服务，这就是护理论文的思想性。护理论文的思想性还体现在论文内容必须符合唯物辩证法的观点，充分具备实事求是的写作文风与作风，要与现实政论相融合，面向社会，密切联系职业，了解读者，深受社会和广大读者的欢迎。

(二)创新性

护理论文书写必须突出实践性和创新性。因此，必须强调指出护理论文的创新性是对现代护理论文的重点要求和基本原则。创新性或称独创性，是论文的根本生命线，论文价值的高低，很大程度上取决于它的创新性。这里要详细谈谈创新性要求。

1. 创新的概念　创新是指科学继承，也就是在继承前人有价值的科学思想、科学理论、科学方法和科学成果的基础上破除原有传统理论的局限性、创立新的科学理论、开拓新的科学研究领域、发现新的科学研究规律、创建新的科学理论和新的学科的全过程。因此，要创新首先要把继承和创新结合起来。众所周知，科学研究是在前人取得课题成果的基础上进行的，不继承前人的理论观点、思维方法和研究成果，就很难攀登创新的高峰。由此可以看出，创新是以科学继承为基础，或者说是从科学认识论中由已知向未知的扩展和延伸，并力求与期望把后者转化或转移为前者的过程。因此可以说创新是科学的本质特征，是科学的灵魂。没有创新发展，科学的生命就将枯萎。然而，万事万物的发展是无止境的，创新永远孕育其中而推动社会变革和科学的发展与进步。由此可见，科学创新是科学继承的发展，是科学进步的动力。

2. 现代护理论文的创新目标

（1）追求护理论文新材料　实质上是要求从撰写护理论文的材料中出新。材料出新来源于留意观察新事物，分析新问题，随时搜集、积累新信息。只有在写作过程中选用护理实践新材料，才有可能出现文章的创新性。

（2）追求护理论文新观点　护理新观点的类型繁多，如他人尚未发表而你却能发表的观点，谓之"开拓型"；能在他人已经发表的观点基础上，增加新的论点，则谓之"扩展型"；还有"明辨型""争鸣型"等。总之，无论是哪一类的新观点，其认识过程都应该是以新的发现为起点，以新的结论为终点。同时对前人研究成果的学习与继承是绝对分不开的。因此，要想写出具有创新性的护理论文，不仅要求作者具有大胆的探索精神，敏锐的观察与发现能力，还必须具有扎扎实实、实事求是的严谨科学的态度。

（3）追求护理论文新论证　是指护理新材料与新观点之间运用辩证法所组织的论证。为此，在选用材料时就要敢于正视矛盾，应当有意识地将正反两方面的材料结合使用；并能重视与把握自己的观点与对立观点之间的冲突和分歧。这样所形成的反面材料与对立观点出现，是作者理论思维向深度发展及文章新论证的萌芽，切不可失此良机。

（4）追求护理论文新方法　当前论文写作除了在以唯物辩证法为写作的基本方法之外，多数追求控制论、系统论、信息论、层次论等现代新方法，这不失为论文创新方向与重要途径。

3. 现代护理论文的创新内容

（1）护理认知领域创新　是指护理理论上的创新。众所周知，学科发展只有在理论上创新，其学术水平才能相应地提高。护理理论上的创新性是强调护理论文的学术性或学术价值。当前，护理工作者偏重于研究各种具体的护理技术及其操作规程。这些研究当然重要，但护理学作为一门独立的学科，需要从目前护理学所处的科学环境和社会环境方面对其进行理论上的研究，在护理学研究领域，提出新观点或把已有的理论系统化、完善化。护理理论上的创新需要理论思维方法的投入。所谓护理理论思维是护理工作者运用专业理论和智力对护理学的实践资料，进行科学综合分析，得出理性结论的过程。理论的基础是概念，是判断和推理的基础。因此，护理学概念的变化影响着护理工作者判断推理的思维过程。随着健康观念的转变、护理学模式的变革与发展，护理学的研究范围也在不断扩大。总之，对理论上的创新必须从当代科学发展的角度来认识。

（2）护理精神运动领域创新　是指护理技能上的创新，具体体现在护理论文的实用性，也就是该论文的应用价值。从护理学的发展史上可以看到，尽管从事护理实践的人大大多于研究护理理论的人，但护理技能的提高与发展却受到很大的限制。追根溯源多与传统护理学模式及其思维方式有关。局部的、功能制护理学模式理论指导下形成的主观、静止和片面的思维方式，束缚着护理技能的创新与发展。随着现代医学模式的转变，护理学也由传统的模式转变为系统、整体的护理学模式，在新的模式及其思维方式的指导下，已使得护理技能有着很大提高和发展，各级各类护理期刊中的"新技术、新方法"文体论文的刊载，充分说明此点。

（3）护理情感领域创新　是指护理论文在政论上的创新，确切地说是强调护理论文在政治、经济、法律上的创新性。具体地讲，护理政论上的创新是指护理论文在护理专业品格、职业道德、服务态度与工作作风上的改革与更新；经济上的创新是强调护理论文的社会效益和经济效益；护理法律上的创新是开拓护理论文的法学效应。

（三）实践性

无论是实验研究还是临床观察，护理论文基于实践，其研究成果必须要求服务于护理实践中，护理实践是永无止境的。撰写护理论文从选题立意，到取材、表述都必须从护理实际出发，反映护理客观实际。要求对当前护理活动具体分析，揭示护理事物的发展规律，才能发现新问题，得出新见解、新观点。要求护理论文的实践性在于撰写护理论文一定要着眼于为护理事业的发展服务，具有对护理现实的指导价值。

（四）科学性

护理论文的科学性一般体现在以下三个方面。

1. 论文内容的科学性 护理论文内容的科学性重点体现在论文内容真实可靠，能正确反映护理实践活动中的本质和种种客观规律。也就是说，一篇护理论文应有一定的事实根据和科学的理论依据，要了解本论题的有关历史和现状，吸取别人的实践经验，根据自己所观察和搜集的材料进行科学论述和论证。

2. 论文论证方法的科学性 现代护理论文除必须运用科学的逻辑思维方法进行分析和综合、归纳和演绎外，还必须运用科学统计学推理与处理，只有这样才能使论文论证更科学，更有说服力；更符合客观事物的发展规律，并能确切地回答与解决本论题的答辩和有关的护理问题，且为其后的科学实践所证实。

3. 论文表述的科学性　现代护理论文表述的科学性重点体现在结构严谨、推理严密和用词准确。其中又以结构严谨为关键。结构严谨又重点体现在下列两个方面。

（1）段落科学性　是指写好文章中的规范段。护理学术论文中的规范段，是指由论点、论据和论证组成的具有严格逻辑要求的完整段落。有的作者还在严格的规范段前加上序码和小标题，以显示段与段之间的逻辑关系，这就能使文章结构更加严谨，从而达到眉清目秀的表达效果。

（2）段旨科学性　所谓段旨，是指段落的主要观点，完整的论证段都是围绕段旨展开论述的，这就能充分运用段中主句显示段旨，这也就是段旨的科学性。

（五）理论性

1. 理论性意义　现代护理论文必须具有一定的专业理论深度，促进与提高护理学科理论，这也是现代护理论文写作的一条重要要求。引用护理学科前人的理论研究成果和护理权威人士的名言以及国家有关的政策、法令，这不仅仅可以作为护理理论阐述的重要依据，同时可以起到宣扬、传递、提高护理理论的作用。

2. 专业理论性阐述　作者阐述有关护理学科

理论的个人新观点、新发现，或对前人理论研究成果、权威名言等所提出自己的见解或解说，从而形成具有创新意义的理论性阐述。

3. 注重理论性依据 护理理论性阐述必须以护理实践为主要依据。尽管经典著作、权威名言、政策法令在一般情况下均可作为理论依据，但实践是检验真理的唯一标准，科学研究最好、最具有说服力的依据是实践。

（六）实用性

护理论文的实用性是指论文的实用价值。护理研究基于现实，其成果必然要服务于现实，这就是护理论文的实用性核心。鉴于我国护理科研目前的水平、规模和所具备的条件，在论文发表的审稿中，通常更强调和重视解决护理实践中的实际问题，如创新的护理操作技术、减轻病人痛苦、确切地解决人类健康问题、恢复和促进人类健康等。其实一篇护理论文的实用性，除了它的实践应用价值之外，同时也体现在它的理论水平，这实质上决定着该论文的先进性特色。

（七）文学性

护理论文的确很难像文学作品那样用形象思维描述得生动活泼，如身临其境感染和触动读者。但总的来讲，护理论文的内容同样是用语言来表达的。因此，一篇好的护理论文也应该要求具有一定的文学性，特别要求要有一个好的文风，应体现在下列四个方面：一是准确性，即表现在概念明确、判断准确；二是鲜明性，即分析清晰、透明，文字表达简练、精确；三是生动性，即内容新颖，具有创新意境和独特写作风格；四是流畅性，即讲究语法修辞，言简意赅。

（八）通俗性

论文的通俗性是对论文语言运用的要求。从现代护理学理念得知，护理活动是人类最需要、最重要、最普遍的家庭和社会活动，因而发自护理研究或护理实践所撰写的护理论文，特别是其中的科普或综合性论文拥有最广泛、最执着的读者。为了适应各层次读者的需要，护理论文书写要求一定的通俗性也是必要的。

（九）生动性

论文的生动性是对论文语言运用的另一要求。论文形象、生动，可以增进文章对读者的吸引力，以获得美学效果，增加可读性。

在护理科普论文写作中，为了使论文语言生动形象，可以选用恰当的比喻，也可以运用成语典故、俗语、格言、警句等装饰词美化"包装"。总之，只要不影响文章论述内容的科学性，注重语言的生动性、形象性是有益无损的。但值得注意的是论文毕竟不是文学作品，文字的生动形象要以简洁、自然、明快为妥，切不可过于修饰。

（十）可读性

护理论文写作与发表的目的之一就是适应和满足读者的需要与爱好，因此，论文的可读性是护理论文的最基本要求。其实，前面所提出的种种要求都是为论文的可读性服务的，这就要求护理论文的文字要应用规范化的语言；表达准确、简练、通顺，层次分明，论据严谨，图表清晰，要使读者感到文章通顺流畅、便于理解，能以最短的时间和精力，获得最多且满意的知识和信息。

第二节　护理论文的文体

文体是指独立成篇的文章体裁和样式，是一篇文章的规格和模式，体现文章从内容到形式的整体特征及文化风格。本章主要介绍记叙文、议论文、说明文和应用文等护理专业常用的写作文体。

一、记叙文

护理专业的记叙文是一种对护理生活中的人物、事件、景物的状态及其发展变化进行叙述和描写的文章。记叙文以写人、记事、状物、绘景为基本手段，以叙述、描写和抒情为主要表达方式，通过对人物活动、事件过程、环境影响、景物状态和形象描绘来反映事物的本质，表达作者的观点。在各种文章的写作中，记叙文是一种最基本的文体，人们只要掌握最基本的写作技能，对一件事有基本的了解，就可以写出一篇记叙文。

但要写出一篇优秀的记叙文却并非一件容易的事情。护理专业记叙文的写作必须掌握以下基础知识。

（一）记叙文的分类

根据描述的内容，记叙文可以分为写人的、叙事的、写景的和状物的。它们都具有记叙文的共性，但在构思、立意、布局谋篇、遣词造句上往往又有相应的特点。

1. 写人记叙文　通过描述人的外貌、行动、语言、心理，通过特定的环境描写刻画人物性格，塑造人物形象，反映生活，表现文章主题。

2. 叙事记叙文　通过叙述事件，写出事情的起因、经过和结果来表现主题。

3. 写景记叙文　通过描绘景物，寄托作者的思想感情。

4. 状物记叙文　通过写物来表达作者的思想感情。

（二）记叙文的六要素

记叙文是以写人记事为主要内容。任何一件事，都有其特定的发生时间和空间，都有其独特的内容和过程及其相对应的原因和结果，而且总是与人的活动有关。记叙文的六要素包括时间、地点、人物，事件的起因、经过和结果。掌握记叙文的要素可以较好地把握全文，充分突出主题思想，使读者对所记叙的人物和事件有一个全面而清晰的认识。

（三）记叙文的主题

（1）主题是一篇文章的核心。集中、鲜明地突出主题，能恰到好处地体现文章的灵魂，一篇文章有了核心，有了灵魂，作者就能淋漓尽致地将各种材料统一组织起来，准确地表达思想、情感。

（2）主题又是中心思想。一篇文章的写作，首先要有一个明确的目的，要弄清楚所表达的中心思想。赞赏或憎恨、肯定或否定、同情或厌恶，不论是要表达什么观点和情绪，这些观点、情绪糅在一起就是这篇文章的主题。护理专业的记叙文其主题必须鲜明，否则很难取得读者的认同。

（3）选定一个有积极意义的主题是我们构思一篇文章的基础。在写作一篇与护理专业有关的记叙文时，把确定鲜明的主题放在首要位置，只有这样，才能围绕主题组织材料理清思路。

（4）护理专业记叙文写作中主题的提炼非常重要。要写好文章，首先应该在护理专业的实践中收集材料，然后在众多的材料中提炼一个鲜明的主题。主题的确定就是将这些材料放在一定的背景中去考察，背景就是时代环境。一些小事，各自独立地看毫不起眼，但若把它与事情发生的背景联系起来，则会很有意义。纵观历史经验，有许多深刻的思想都是从一些小事中提炼出来的。

（四）记叙文材料

护理专业记叙文的材料是写作的基础。一般

而言，文章的材料来源于护理活动。如何从平凡的护理事件中选择到独特、新颖的材料，南丁格尔曾经说过"护理是一门精细的艺术。"这无疑概括出了护理活动的细致、涵盖学科的广泛及其表现的雅致。从丰富多彩的护理活动中选择独有的、震动人心的经历，便是护理专业记叙文极好的材料。这就要求护理人员要做有心人，在实践中善于观察，让护理活动放出异彩。写作材料的选择还应该拓展思路，扩大视野，不要局限于自己所在的狭小范围内，而应当把自己在护理活动中的感受与护理行业的发展，与社会、国家的命运联系起来，从中寻找生活的真谛。护理专业记叙文的材料自始至终贯穿全文的一条主线，与主题密切相关，由于题材的多样性和作者思路上的差异，可以使文章线索呈现出多种形式。

（五）记叙文的结构

护理专业记叙文的结构是指其整体框架和整体安排。一篇文章，选择了主题，围绕主题准备了材料，接下来就需要有一个整体的框架把文章组织起来。若没有框架，文章就会显得杂乱无章。常见的记叙文的框架安排主要有顺叙、倒叙和插叙。

1. 顺叙　按照事件发生、发展和结局的顺序来写，也就是叙述的顺序与事件发生、发展的顺序是一致的。

2. 倒叙　先写结局，然后再叙述事情的发生、发展；或者先写后来的情况，再叙述产生这种情况的经过。

3. 插叙　在记叙的过程中，有时要插入在时间地点上不一致的情节，然后再按照原来的事情叙述，插入的有关部分叫插叙。

（六）记叙的人称

记叙文的人称有三种：第一人称（我、我们），以当事人的口吻和身份叙述，写起来亲切自然。而有的文章中运用了第二人称代词（你、你们），一般多是出现在用第一人称或第三人称的叙述里，实际上仍然是站在第一人称或第三人称的角度写的。

（七）记叙文的表达方式

1. 记叙　交代事件，把人物和事件介绍给读者，写出人物的活动、事件的发展情况。

2. 描写　在叙述的过程中，用生动形象的语言，用一些修辞方法对人物和事件加以具体形象地描绘，给人以鲜明、生动的印象，避免单纯记叙的平淡和枯燥。

3. 说明　补充交代记叙文中需要交代的事物。

4. 议论　记叙文中的议论是作者直接发表评论，点明记叙的意图，揭示所叙事物的本质，起到画龙点睛的作用。

5. 抒情　作者在记叙的基础上，采用直抒胸臆的办法，抒发作者强烈的感情。抒情方法有的直接抒情，有的在记叙描写中抒情。

（八）记叙文中的景物描写

记叙文中的景物描写包括社会环境描写和自然环境描写。其作用是交代背景、渲染气氛、表现人物性格、烘托人物心情、推动情节的发展等，都是为表现主题服务的。

例文　一张诊断书

这是一张珍藏了多年的诊断书，纸已变黄。这是一则刚刚播放出来的消息，我和我的妻子都大为悲痛！

诊断书上有林巧稚大夫的亲笔签名：消息却说她已经溘然长逝。

林大夫将自己的一生献给医学事业，数十年中经她亲手治疗过的病人何止千万，由她亲笔开出的诊断书也是无可计数的。可是，林大夫，您还记得我们吗？您对我说过，像这样的诊断书一生中您仅仅开过这一次。

夜深了，塞北的春风还在不停地呼啸，我和妻子坐在摇曳的灯光下，抚着这张变黄了的诊断书，片片往事一起飘落在我们的眼前……

那是一个特殊的年代。因为我妻曾任过外国专家的译员，又自愿由首都调到边疆小城来教书，便被人"合理"地"逻辑"出来，她一定是"特务"。于是不问青红皂白地便把她抓起来，当然，接着是审查、批斗。皮肉的折磨并没有使她屈服，精神上的摧残几乎断送了她的生命。一个大汉对她宣布："经查证，你是个特务，你的孩子是搞特务活动的掩护，你根本就不会生孩子！"

多么荒唐的"审查"！一个母亲失去了孩子。她彻夜痛哭，终日依窗守望，呼唤着孩子的名字又不能会见！她无法忍受，歇斯底里大叫，愤怒、狂奔，她终于被逼成疯子。

我背起小小的行李卷，领着妻子进北京求医治病。茫茫长街，无处落脚。我们只好寄居在天安门广场的金水桥边。大约是广场上的寒风唤醒了她，半夜里，她突然以正常人的思维向我提出要求说："找林巧稚大夫去，她是专家，只有她才能证明我是男是女。"

第二天清晨，我们迎着太阳往东走，走到当时已更了名的协和医院，挂了号，等候就诊。

一位瘦小的老太太，坐在妇科门外为病人叫号。她带着一幅银边眼镜，前额高高的，显示着她的智慧。她的神态安然自若，给人一种可以信赖的感觉。我把妻子在长椅上安置好，便走上前求这位叫号的老护士帮助，希望她能将我妻的病历卡直接送到林巧稚大夫的手里。她听完我的要求，竟脱口说出："我就是林巧稚。"噢！我望着她，和我在报纸上见到过的她的照片一模一样。可是，这又是为了什么呢？让一位著名的妇科专家坐在走廊上叫号。

我向她陈述着我妻的悲惨遭遇，林大夫耐心地倾听着，时而摇头，时而叹息。终于她激动地从椅子上站起来，手里的病历卡在瑟瑟地发抖。她那充满慈爱的目光，被晶莹的泪水模糊了。她又强忍着把泪水吞了回去，果断地问我："病人在哪里？领我去看看！"她走到我妻身边，用母亲般温暖的手，梳理我妻面颊上散乱的头发，以专家的锐利的目光，观察她痴呆的眼神、瞳孔。最后，林大夫沉重地对我说"把一个知识分子糟蹋到这种地步，残酷！请你们稍等一会，我去向他们要求，我要亲自为她检查。"

林大夫迈着急促的步伐走进室内，好大一阵，又和另外一位女大夫一起走了出来。她们小心地挽扶着我的妻子，进了妇科的门诊室。

大约过了半个多小时，只见林大夫亲手扶着我的妻子从一条长长的走廊里走来，我迎上去，林大夫把一张长方形的诊断书递交给我，她说："是我和孙医师共同给她检查的，诊断书上有我们俩人的签名，将来即使到法庭上，我们也对她负完全责任。"

我看到诊断书上密密麻麻写满了字，最后的一条结论是："病人是正常女性，腹部有多条妊娠纹，证明病人曾有过正常分娩。"我把这些逐一地念给妻子听，起初，她脸上露出惨笑，继而沉默，最后"哇"地一声，伏在林大夫的肩头上，放声大哭起来。林大夫替她擦去眼泪，扶着她一直送我们到大门外。就要分手时，林大夫面容严肃地说："这样的诊断书我还是第一次开。"

我心头酸楚地走下协和医院大门口的台阶。我妻一直反反复复地阅读着诊断书上的文字。走下台阶以后，我回头望望，只见可尊敬的林巧稚大夫，还依然守门外，默默地向我们招手。

15年过去了，我妻的病体已得恢复，并能正常地工作。我们的第二个孩子已有10岁。那张挽救了我妻生命的诊断书早已渐渐发黄。可是，林巧稚同志的高尚品格、革命人道主义的医疗作风，铭刻我们心上，永远也不会忘记的。

林巧稚一生的业绩，是一棵伟岸高大的常青树；给我们的诊断书，是常青树上的一片绿叶。

（引自光明日报）

本文主要是叙事，文中6要素均作了清清楚楚、明明白白的交代。人物的描写表现在对林巧稚大夫外貌、心理、行为和对病人诊疗过程的刻画与描述，饱含了对林大夫的思念和崇敬，并在文章的结尾用象征性的笔调对她的人品和一生业绩作出高度概括和赞颂；时间是在15年前；地点在作者家里；事件是从一张诊断书写起，记叙着妻子患病的原因和经过以及种种非人的遭遇。文章的开头，采用了两个排比的手法，能将读者带入一个不平静的怀念心态之中，即使不熟悉文章主人翁的读者也能给以清晰完整的印象和催人泪下的感受。作者在最后一段写"林巧稚一生的业绩，是一棵伟岸高大的常青树；给我们的诊断书，是常青树上的一片绿叶。"用象征性的笔调对林巧稚的一生业绩作了概括，既是议论又是抒情。这就可以看到记叙文中既有为主的叙述和描写，还可包含议论与抒情。

二、议论文

(一)概念

议论文是以议论为主要表达方式，通过摆事实、讲道理，直接表达自己的观点和主张的常用文体。议论文要以理服人。护理专业议论文具有一个明显的特点是论辩性。"论"指的是论证、论说；"辩"指的是辨析、辩驳与驳斥。通常在议论文的写作中，论说、论证、辨析、驳斥是基本的手段。

(二)议论文的三要素

每一篇议论文，都离不开论点、论据和论证。因此，鲜明的论点、确凿的论据、严密的论证，是议论文的三个基本要素。

1. 论点 是作者对要议论的问题所持的见解或主张，是议论文的灵魂，起着统帅全文、纲举目张的作用。确立论点是写好议论文的前提。议论文的论点有以下5点要求。

(1)正确 写议论文的目的是为了宣传真理、明辨是非、分清正误、区别美丑，所以思想观点正确是首要的要求。

(2)鲜明 作者在文章中必须旗帜鲜明地表明自己的观点，毫不含糊地说出自己的见解，使读者一目了然，明确理解。

（3）严密　论点的表达必须周密严谨，无懈可击，不给持有异议的人以可乘之机。

（4）集中　在一篇议论文中，只能提出一个中心论点，全篇文章始终围绕一个论点展开论述，把道理说深说透，解决问题。要求集中，也就是要避免发生论点转移，后文的论说跟前文的论点有变化，或者概念上混淆。

（5）深刻　文中提出的论点，应该是作者对于事物的新鲜、独到的见解，能够深入地揭示事物的本质，而不是一般化的老生常谈，以便更有力地说服读者，给人以深刻的启迪。

写议论文时，要注意把中心论点和分论点交代清楚。中心论点是议论文的基本观点，它是全文的主旨和核心，在文章中起主导作用。从属论点是说明中心论点的论据，是为中心论点服务的。提出论点的形式是多种多样的，大致有以下四种：一是开头提出论点；二是结尾提出论点；三是篇中提出论点；四是论点贯穿在全文中。通常的写法，以前两种为主，写作议论文也应以这两种方式为主。

2. 论据　是用来证明论点的事实和道理。因此，论据包括事实材料和道理即理论材料。事实材料中又包括正面和反面事实材料。另外，数据材料也是其中一种。选择事实材料要遵循的原则如下。

（1）真实性原则　对于正面的事实材料，首先是论据真实，论点就可信；论据不真实，论点就可疑。

（2）典型性原则　就是要求选用那些能够深刻揭示事物的本质亦即具有广泛代表性的材料作论据。一个论点，往往有许多论据能够从不同方面、不同角度来证明它。但是在可以论证它的众多论据中，总有一些是最恰当、最有说服力的论据，就是典型的论据。此外，还要遵循新颖性原则。人们在阅读文章时，容易被新颖的材料所吸引，也容易对陈旧的材料产生厌恶。因此，对事实论据的选择，也必须遵循新颖性这一原则，重新轻旧，求近舍远，在"新"字上下功夫。

（3）反面事实材料的衬托作用原则　为了把道理讲深讲透，需要多角度地分析、论证论点，要从不同角度去选择论据，既要选择正面的材料，从正面阐述事理，也需要选择反面材料，从相反角度剖析事理，正反对照，以反衬正，突出中心论点，用反面材料补充不能说透的结果。

（4）数据材料应遵循科学的原则　从表面上看，数据只是几个简单的数字，其实它有丰富的内涵，往往是众多劳动的结晶、辉煌成绩的表现、不懈努力的反映，将科学的数据引进议论文，能增强论证的效果，具有无可辩驳的说服力。

3. 材料　选择理论材料就是选用通过实践证明是正确的经典理论家的名言，科学上的公理、定律以及人尽皆知的道理等来作论据，以证明论点的正确性。引用理论材料作论据，必须遵循的原则如下。

（1）可行性原则 作为论据的依据，被引用的理论材料一定要确凿可行，不论是引用名人的原话，还是引用大意，首先应搞清作者是谁，不可张冠李戴。如果是引用原文，一定要核对原文不要抄错；如果是引用大意，一定做到对原文内容能够正确概括，做到准确可行。

（2）针对性原则 引用理论材料的目的是为论证某个观点服务的，切切不可牵强附会，无的放矢，空发议论。

（3）引申性原则 这是说在引用恰当的材料作论据后，不能就此完事，不作分析，这样有引无证，不能充分发挥论据的作用。正确的做法是在引用理论材料之后，紧跟着就要对理论材料进行科学的推论，从中推导出新的含义，生发出新的思想，进而推动文章的论证。

（4）简明性原则 引用理论材料作论据，目的是证明观点的正确，对观点进一步阐述和推导，还要自己去论证。如果引用过多的理论材料，以引带论，效果会适得其反。

4. 论证 是用论据证明论点的过程和方法，它使论据与论点之间有机地联系起来，构成一个统一的整体。论证的方法一般都是先提出论题，经过论证、分析后得出结论。论证的过程和方法，有的逐层剖析，有的边分析边作结论，有的用设问引出问题进行论证。

写议论文要求做到层次清楚、推理严密、合乎逻辑、说理透辟，不论立论还是驳论都要具有说服力。

(三)立论和驳论

议论文从论证方式看，一般分为立论和驳论两种。

1. 立论 是对一定的事件或问题从正面阐述作者的见解和主张的论证方法。写立论性的文章，必须做到以下几点。

(1)论点要正确、鲜明 要符合辩证唯物主义和客观实际，并经得起实践的检验。鲜明就是说作者必须旗帜鲜明地表示肯定什么、否定什么、赞成什么、反对什么，决不可含含糊糊、模棱两可。

(2)论据要真实、充分 必须举出足够的事实或公认正确的道理，证明论点的正确性。作为论据的事实，包括有代表性的、确凿的事例或史实以及统计数字等。用事实作论据，有很强的说服力。用科学道理作为论据，也具有极大的说服力。如用自然科学的原理、定律和公式等作为论据，也能起到证明论点的作用。

(3)论证必须符合正确的推理形式 写立论性的文章，要言之成理，合乎逻辑。论点统帅论据，论据证明论点。论据必须足以证明论点，论点必须是从论据中推断出来的必然结论。

2. 驳论　是就一定的事件和问题发表议论，揭露和驳斥错误的、反动的见解或主张。驳斥错误的、反动的论点有以下三种形式。

（1）直接驳斥对方的论点。先举出对方的荒谬论点，然后用正确的道理和确凿的事实直接加以驳斥，揭示出谎言同事实、谬论与真理之间的矛盾。有的文章，首先证明与论敌的论点相对立的论点是正确的，以此来证明论敌的论点是错误的。

（2）通过批驳对方的论据来驳倒对方的论点。论据是论点的根据，是证明论点的。错误的论点，往往是建立在虚假的论据之上的，论据驳倒了，论点也就站不住脚了。

（3）通过批驳对方的论证过程的谬误（驳其论证）来驳倒对方的论点。驳倒了它的论证中关键问题，也就把谬论驳倒了。

总之，写驳论性的文章，还应注意以下几点：①要对准靶子。写驳论性的文章，首先要摆出对方的谬论或观点，树起靶子。如何树起靶子通常有两种方式。一是概述，即用概括的语言，将所批驳的对方的论点复述一下。概述时，可适当引用一些原词句，但要有重点，倾向性要鲜明。二是摘引，即把反面材料的关键部分或有关部分摘录下来，然后对准靶子，进行驳斥。②要抓住要害。鲁迅说："正对'论敌'之要害，仅以一击给予致命的重伤。"对谬论，一定要抓住其本质，深入地进行揭露和批判。③要注意分寸。

议论虽有立论、驳论两种方式，但两者不是截然分开的。破和立是辩证的统一。在立论性的文章中，有时也要批驳错误论点；在驳论性的文章中，一般也要在批驳错误论点的同时，阐明正确的观点。因此，立论和驳论在议论文中常常是结合起来使用的。

例文　病的快乐

人人都不喜欢生病，但又免不了生病，所谓"无疾而终"的幸运儿，我至今还未见到。

近年来，我"运交华盖"，病魔就像个凶悍的拳击师，接二连三把我击倒在地。痛苦和忍受是它赠给我的唯一礼物。

是的，忍受。为了消除痛苦，你别无选择，只能咬紧牙关忍受。治病的过程就是耐力和毅力经受捶打的过程。

但钱钟书先生另有高见。他主张病人要把"忍受变为享受"，要"苦中作乐，从病痛中滤出快活来"。这是他老人家《写在人生边上》一书所提倡的一种病的哲学。

遵照智者的教诲，我渐渐适应了病中的岁月，并努力用尽可能健康的灵魂超度不健康的肉体，慢慢从病痛中品尝出种种人生的乐趣。

首先，病是一种解脱，它使人暂避开世俗。

文山、会海、电话铃声、催稿信，全都离你远去，甚至，连妻子的菜篮子和孩子的成绩单也不必再加考虑。作为病人，休息是你的第一权利，已如苏东坡所言，"病中得闲殊不恶，安心是药更无方。"

于是，我松弛下来，难得有这种平和、淡然、宁静的心境。这也是对平时超负荷运转的一种补偿吧！"既来之则安之"，于是我发现许多病前所忽略的美好事物，比如，窗外的晴空多么明净，白云又是那么舒卷自如，枝头如火的木棉花谢了，转眼间又是一树新绿。雀鸟在叶间跳来跳去，啁啾不已，"好鸟枝头亦朋友"，这自然界的一切都给人一种生机勃发的暗示，使我感到机体内有一种新生和健康的力量在潜滋暗长。

因为病，你集中承受着来自亲人、朋友、同事的各种关切。一束鲜花，一只苹果，一句真诚的祝福，一个关切的眼神，都使你为之心动，使你自己的存在价值得到肯定，对人际关系中的光明面充满感激和依恋。当年迈的双亲从远方赶来探视时，我仿佛回到遥远的童年，重温高堂的舐犊情深。正因为有这许多感情的支柱，我深信生命的小屋绝不会訇然崩塌。同时，我也更领悟出为人必须宽容，必须以真诚报答真诚，病愈之后应该关心他人，尤其在他人蒙难之时。

因为病，你结识了许多病友；因为同病相怜，你和病友之间最容易敞开心扉作最无保留的倾谈。

每个病人的经历都似一部长篇小说。你读别人的甜酸苦辣，悲欢离合，同时也在读世态，读人情，并从中辨出种种人生真谛。

在病人的眼里，身穿白衣的医师、护士，像上帝一般权威，救星一般光灿，哲学一般冷静，数学一般缜密，却又善良美丽如同天使。然而，他们也是凡人，也有疲倦、烦恼乃至于病痛。于是，你又学会了对一种职业的理解和尊重。

在白衣天命的导引下，我开始认识自己的内宇宙，多么浩繁、深邃、精微的内宇宙！每一滴血，每一个细胞，肺叶的每次吐纳，心室的每一次搏动，都有其运行的轨迹、节奏和韵律，都充满着变异与正常、阻滞与畅达、磨损与修复、陈腐与新生的抗争与协调、对立与统一。人，真是一种神奇美妙的动物，既脆弱又顽强的生命多么值得珍惜与爱护！

病，更是阅读和思考的大好季节。因为静卧，你可以听新闻、听音乐，读你平时想读又来不及读的许多好书。读书疲劳时，你还可以读画册、画报乃至小人书，学学当年鲁迅先生的"聊借画图怡倦眼"。当抗生素、生理盐水、氨基酸和葡萄糖水点点滴滴注入你的血管时，你的灵魂也同时得以洗涤和净化；当医师解剖你的肉体时，你同时也在解剖自己的灵魂。因为病，你被甩出了正常的生活轨道，那么，你就可以更从容更客观更冷静地审视自己，反思病前的生活，设计病后的日子。如果说，人生是一部越写越快的书，那么，一场病便是一个句号，一段承前启后的空白。你出院那天，便预示着生命史将另开一个新的章节，另开一个更动人的段落。

这就是病的快乐，它使你聪明、成熟，它教给你许多健康时所学不到的东西，使你更加热爱生命，热爱生活。

也正由于经受了病的苦痛，我才能收获这篇快乐的文字。我愿把它奉献给所有病友，让我们分享其中的快乐吧！

（引自健康报）

这是一篇说服力、感染力、吸引力很强的议论散文。其说服力在于论点鲜明、论据充分、论证严密；其感染力在于多处出现简洁而精彩的描写与抒情，特别是在文中运用样比修辞手段，对"白衣天使"的描述与抒情，是何等的清晰明白、透彻有力，又是何等诗情画意！更妙处在于，因为"病""学会了对一种职业的理解与尊重"。作者在文中对"病的快乐"一个不健康的躯体却拥有健康情感的心理活动刻画得淋漓尽致、情理相融。特别是从中"更领悟出为人必须宽容……"这实在十分感人而又富有说服力，其吸引力在于立论新颖、语言生动、人人共知，生病原本是痛苦的，而作者却从6个方面论证了"病的快乐"，这是一种反对关系的判断与推理，论题是"病的快乐"并非生病是快乐的，也就是论证生病也有快乐之处，引证"苦中作乐，从病痛中滤出快乐来""病中得闲殊不恶，安心是药更无方"。本文主要是运用归纳论证法，同时也运用了引证法和例证法，这是值得初学写作者学习和借鉴的。

三、说明文

说明文是客观地说明事物的一种文体，以解说或介绍事物的形状、性质、成因、构造、功用、类别等或物理的含义、特点、演变等为主要内容。说明文以说明为主要表达方式，兼用记叙、描写、议论。说明文主要是通过对客观事物或事理的介绍说明，达到以知识教人的目的。与记叙文、议论文相比，说明文更强调科学性、客观性。说明文以客观、准确为基本要求，一般不表示作者的感情倾向。

说明文在日常应用中分为两类：一般性说明文和文艺说明文。一般性说明文有新技术、新方法、新产品介绍、文献综述等；文艺说明文有科普小品、文艺作品介绍等。无论是一般性说明文，还是文艺说明文都应具备知识性、科学性、客观性和实用性的特点。知识性指的是能传播新知识、新技能；科学性、客观性指的是传播的知识、技能符合科学真理和科学事实，而非主观臆造、凭空想象；实用性指的是应用价值的介绍。

说明文的核心是介绍、传播知识信息。然而要做到言简意赅地介绍说明对象，就一定要了解说明对象的特征，安排合理的说明顺序，采用恰当的说明方法。

（一）注重说明对象的特征

写说明文，一定要对说明对象有比较深刻的认识，即注重说明对象的特征。特征就是某事物区别于其他事物的象征和标志，即该事物所特有的个性。它往往表现在两个方面：一是外显性特征，如事物的颜色、质地、空间位置、形状、温度等；二是内隐性特征，如事物的成因、原理、变化过程、内部结构、习性、性能、风格等方面。把握事物的特征是写好说明文的关键，所以应从以下几个方面着手。

1. 认真观察　通过细致、反复、深刻的观察，用眼、耳、口、鼻、体、肤等感觉器官，对要说明的事物进行看、听、尝、嗅、触等。必要时，还可以做试验，以准确、全面地把握事物的特征。

2. 深入思考　将说明对象和类似的事物进行多方面比较，对掌握的有关信息进行筛选，深入分析其异同，抓住了"异处"，就把握了该事物的特征，也就抓住了说明的重点。

3. 重视积累、扩大生活视野、阅读范围　不断丰富知识，积累写作材料，注意间接经验的获得，提高理性认识水平。

（二）说明顺序的安排要合理

说明顺序的安排，首先要考虑事物的结构特

点(上下、左右、内外各部分的组成情况)和事物的内在逻辑关系；其次要考虑人们认识事物的过程(由浅入深、由个别到一般、由具体到抽象等)；再次要考虑说明的重点与其他材料的关系。说明顺序主要有以下4种。

1. 时间顺序 是指按事物的发生、发展、变化的先后次序来安排的说明顺序。说明事物发展变化的进程，可由古及今或由今溯古。一般常用于说明事物的产生、成长、变化过程；或者某种护理操作的程序等。尤其值得注意的是对于发展中事物的说明多用时间顺序。其步骤是：首先科学地划分事物的各个阶段，然后清楚地描述各阶段的形态特征等。

2. 空间顺序 是指按事物的形态、结构、方位等特征来安排的说明顺序。解说事物的方位、形貌特征的，可由近及远、由远及近、由左往右、由南向北、由低至高等。一般常用于说明事物的外貌特征和内部结构以及物体之间的方位等。在现实生活中对静态事物的说明多用空间顺序，如护理新仪器、新设备的介绍或某种设施的改造、制作等。

3. 逻辑顺序 是指按事物发展的认识规律以及事物本身的内部联系来安排的说明顺序。说明的目的是阐释事理，遵循因果、主次关系来安排顺序。一般常用于抽象事物的本质特征，事物发展的内部规律，或表达事物之间的复杂关系等。

如护理科普知识介绍、常见病的预防等。

4. 并列顺序　是指按事物的类别和抽象事物的多个方面(正面或侧面)来安排的说明顺序。一般常用于若干个不同对象的群体事物或抽象事物的多个方面的特征。

以上说明文的顺序并不是独立存在的，往往以一种顺序为主，综合使用多种顺序。当然在具体运用时，有时会出现说明顺序的并用与交叉的现象。

(三)说明的方法要恰当

采用恰当的说明方法能把事物说得更清楚明白，便于读者理解。恰当地运用说明方法，是衡量说明文写作水平的重要标志。如要说明沙漠地区的日照时间长，说"那里日照时间长，一年达到 3000 小时，而长江流域只有 1500 小时，华北地区也不过 2500 小时。"通过列数据、作比较，就能形象地突出了沙漠地区日照对间长的特点。再如，要说明水不是白色的，就可以拿水同豆浆比较一下。水同豆浆一比较，白色的是豆浆而不是水，水什么颜色都没有。

常见的说明方法有：举例子、分类别、打比方、列数据、作比较、下定义、作诠释、画图表等，写作中应根据要求灵活选用。

1. 举例子　为了说明事物的情况或事理有时从道理上讲，人们可能不太理解，这就需要举一些既通俗易懂又有代表性的例子来加以说明。

2. 分类别　要说明事物的特征或事理，从单方面往往不容易说清楚，可以根据形状、性质、成因、功能等方面的异同，把事物或事理按一定的标准分成若干类，然后依照类别，逐一加以说明。

3. 列数据　数字是从数量上说明事物特征或事理的最精确、最科学、最有说服力的依据。

4. 作比较　为了把事物或事理说得通俗易懂，有时可以从人们已有的感性知识出发，利用人们生活中熟悉的事物或事理作比较，从而唤起读者的想像，获得一个深刻的印象。

5. 下定义　为了突出事物或事理的主要内容或主要问题，常常用简明扼要的语言给事物下定义。这是说明事物特征或事理、揭示事物或事理本质的一种方法。

6. 打比方　就是修辞方法中的比喻。在说明文中运用打比方的方法，可以使人们不了解的事物或抽象的事理变得具体、生动、形象。

7. 画图表　有些事物的关系抽象而复杂，仅用文字说明还不能使读者明白，这就需要附上示意图或按比例精确绘制图，如产品设计图、护理流程图等。有时，被说明的事物项目较多，也可制定统计表，将有关数字分别填入表中，使人看了一目了然。

8. 作诠释　这是对事物进行解释的一种说明方法。下定义与作诠释的区别是：定义要求完整，即定义的对象与所下定义的外延要相等，并且要从一个方面完整地揭示概念的全部内涵；而诠释并不要求完整，只要揭示概念的一部分内涵就可以了，并且解释的对象与作出的解释外延也可以不相等。作诠释不仅可以用来解释概念、定理、定律等，也可以用来解释事物或事理的性质、特点、功用和原因等。作诠释的语言虽不像下定义那样要求严格，但也需简明、准确、通俗易懂。

9. 摹状貌 就是通过具体的描写揭示事物的特征，有助于把被说明的对象说得更具体、生动。

(四)说明文的语言特点

说明文的语言要求准确和简明。有的说明文要讲究语言的平实，有的讲究语言的生动。语言的准确和简明体现在以下几个方面。

(1)要如实地反映客观事物，对知识表达要科学和严密，表示时间、空间、范围、程度、特征、性质、程序等都要准确无误。

(2)要注意运用好表示修饰限制等作用的词语。如"基本上""大约""比较""一般""极个别""大多数"等词语。

(3)语言要简明、浅显、易懂、言简意赅。

(五)说明文的结构

说明文常用的结构模式有两种。

1. 总分式 包括"总—分、分—总、总—分—总"等，事物说明文多用总分式，其"分"的部分又常按并列方式安排。

2. 递进式 事理说明文多用递进式结构，一层一层地剖析事理。

例文　重症护理技术综合信息系统软件的开发与应用
（引自中华护理杂志）

摘要　为了适应医院信息化管理的发展需求，我院于1997年建立了重症监护技术协作网络系统，并且开发研制了重症护理技术综合信息系统软件（MCAI）。系统主要内容有：重症护理诊断系统、重症病人评分系统、重症护理培训指导系统、监护训练测评内容。主要成效是：能够快捷准确地获得所需的重症护理信息、能够及时解决临床一线科室的重症护理疑难问题、能够合理公平地评价护理人员重症护理技术训练考核的效果、能够科学规范地对危重病人及其护理干预程度进行评价。十年来，经过不断完善和改进，其功能更加简便、快捷、实用，通过网络对全院护理人员进行重症护理技术的指导、培训和考核，有效地提高了医院重症监护技术的整体水平，为医院重症护理技术协作管理提供了夯实的平台。

关键词　重症护理；信息软件；效果评价

目前医院信息系统（HIS）已经得到普及应用，有效地提高了医护质量和管理效率。同时，为医院护理现代化的发展带来了新局面。为了适应医院信息化管理的发展需求，我院于1997年建立了重症监护技术协作网络系统[1]（以下简称网络），并且开发研制了重症护理技术综合信息系统软件（MCAI）。十年来，经过不断完善和改进，其功能更加简便、快捷、实用，通过网络对全院护理人员进行重症护理技术的指导、培训和考核，有效地提高了医院重症监护技术的整体水平，为医院重症护理技术协作管理提供了夯实的平台。

1　主要内容及运作方法

1.1　重症护理诊断系统：收集整体护理中的护理诊断标准内容，将诊断的类别、相关因素、预期目标、具体的护理措施一一录入，形成护理诊断库。在作为整体护理知识训练应用时，直接打开护理诊断系统，按照诊断类别查询，相应标准的相关因素、护理措施即可生成。同时，也可以应用于临床，责任护士可通过对病人的评估，确定出护理诊断的相关内容，筛选录入该系统后，即可生成一份整体护理的电子病历。

1.2　重症病人评分系统：参照美国APPCHE系统评分法[2]和加拿大 PRN 护理管理工作法[3]，建立了符合我国国情的，并且能够科学地、合理地反映护理工作量的"重症病人评估积分法"[4]。包括 12 项生理参数积分、年龄积分、意识积分、脏器衰竭程度积分、护理工作量积分。从上述五个方面内容对病人进行全面评估，并计算出病人的重症程度积分。运行中首先将危重或一级护理病人的姓名和科室录入后，根据该病人的病生理的实际参数、年龄、脏器衰竭情况、治疗护理干预的内容，在相应的内容中进行勾选和点击。全部筛选后，点击病人积分的查询，即可获得目前的总积分并存档。平时各科室将一级护理以上病人情况及时输入计算机系统，网络协作管理人员在获得各类病人的情况和积分后，按照积分的结果对病人和科室进行分类，预计病人危重程度和科室的工作量，为护理质控、技术指导、人力和设备的调配提供依据。

1.3 重症护理培训指导系统：以我院编写的、由科学普及出版社出版的《实用重症监护手册》和人民军医出版社出版的《医疗护理技术操作常规》为蓝本，分重症监护概论、重症监护管理、重症监护技术理论、重症监护新信息四个部分。平时可按章节做系统的训练，遇有特殊重症护理问题时可按需求在相应的章节与内容中进行查询，即可迅速获得所需内容。重症护理新信息的运用可根据当前国内外重症护理进展情况随时录入，使信息资源增加，并迅速传播利用。科室护理人员只需点击"护理新进展"就可获得有关信息，并可通过查询，解决重症疑难问题。

1.4 重症护理技术训练测评系统：将有关重症护理知识编制成以理解为主的试题，每小题5个答案，为单项选择题，可随时随地对各级护理人员进行测评。为人机对话形式，亦可打印成卷。组卷形式可分为计算机自动随机组卷和人工筛选组卷两部分。计算机自动随机组卷只需选择考核题库的类别、题量和时间后，系统就会为每一位考核人员组成一份不同的试卷；人工筛选组卷可由管理人员根据训练要求、考核对象、考核地点、考核内容和时间，选择所需试题，可灵活掌握，题量亦多亦少，不受限制。考核结束后，计算机可自动评卷打分，考核成绩记录在案，按照个人、科室进行分类统计和排序。平时科室护理人员可采用模拟测评方式，进行重症护理知识的经常性训练。

1.5　系统维护：该系统具有放大开放的功能，医院主管负责人员输入密码后，可将目前重症护理的新信息、新进展情况随时输入。对于不适宜的内容，也可删除和更改。监护训练测评系统可根据当前训练的重点，随时编制试题输入，进行有针对性的测评与考核。该软件留有接口，可随时升级。通过安装盘，即可单机使用；也可安装在网络中心，通过网络联合共用，资源同享。

2　效果评价

2.1　能够快捷准确地获得所需的重症护理信息。日常应用中只需安装重症护理信息系统软件即可获得所需信息，不受时间、地点、环境的限制，随时打开计算机即可开始学习和应用。新的监护技术和信息也可随时输入，并通过网络传送到各个科室，使国内外先进的护理信息和院内外成功的护理经验得以及时推广应用，使在危重病护理中具有优势科室的作用得到充分发挥，达到优势互补、资源共享、共同发展、共同提高的目的。例如：我院与香港威尔斯亲王医院的 ICU 建立了重症监护技术的协作关系，同时加入了香港危重病护士学会，并将协作的内容和学会的危重病人护理的新信息及时录入，加速了重症护理信息的流通和传播。

2.2 能够及时解决临床一线科室的重症护理疑难问题。各个科室当遇到重症护理疑难问题时，可及时通过网络系统发出请求信息，各优势专科可就有关问题，进行护理会诊并给予指导帮助[5]。另外，该系统阐述了重症护理方面的护理内容，科室在护理工作中遇到难题时，可及时查询。如某一科室平时应用呼吸机的机会很少，当遇到重症病人抢救急需应用呼吸机时，对操作步骤和参数设定掌握不够。此时，通过搜寻即可及时获得呼吸机应用的有关资料，为危重病人的抢救赢得时间。

2.3 能够合理公平地评价护理人员重症护理技术训练考核的效果。以往考核的常规做法是将全院各级人员集中在一起，按照不同职称进行统一答题。尤其是在医院护理人员多的情况下，要分众多的考场或分几轮进行考核。同时，也要集中所有护理管理人员共同参与监考。而结果又往往是事与愿违，个别人员，难免会有犯规现象，使科室的综合考评成绩带有水分。采取此方式考核，省人省力，计算机自动评卷，科学公平。例如：我们应用此方法对 2000 年北京军区重症监护学习班 41 名学员进行监护技术考核测评，采取人工组卷形式，组出 10 道相关试题，平均每人考核时间仅用 4.2 分钟就完成了试题答卷及考核分数的测评，使科室和个人对考评结果心悦诚服。

2.4　能够科学规范地对危重病人及其护理干预程度进行评价。护理人员将重症病人的 12 项生理参数、年龄、意识程度、脏器衰竭程度、治疗护理干预程度在相应的内容中进行勾选后，计算机自动计算出总积分。得出总积分后，按照积分的不同，网络小组对病人和科室进行分类，并组织针对性地护理质量和教学查房，对于疑难问题及时组织护理会诊，为网络协作管理小组提供技术协作的需求。对于危重病人多且工作量大的科室，网络及时调动支援护理人力库的护理人员进行支援和帮助[6]，使危重病人的抢救成功率和病人的生存质量明显提高，改变了单一科室病人发生突然变化时人力不足又无法补充的现象。该评分系统科学、规范、合理，为护理管理者在重症护理方面的监控、指导和护理人力合理配置提供了依据。

3　思考

3.1　要充分利用医院信息系统(HIS)。目前国内外智能化的 HIS 最令人瞩目的成果之一就是医学专家系统，在重症护理管理中也应借鉴，也应有重症护理的专家指导系统和培训指导系统，这将对护理学科的发展起到推动作用。同时，与医疗的发展同步，也必将提高护理人员配合医疗开展新业务、新技术的水平和素质。

3.2 要开阔视野。开发软件时，要搞好多方面的调研工作。要选择素质好、技术高、对医院业务精通的计算机专业人员。要深谋远虑，所研制的软件要有很大的余地，要有标准规范的终端，即能在目前局部范围内应用，也能在不远的将来升级使用。

3.3 要有不断探索发展的精神。重症监护技术协作网络将依托全院，乃至全军的管理自动化网络，不断探索发展重症护理的远程护理会诊、技术指导、训练教学以及整体护理病历的建立等，在我国重症护理的发展上尽可能地达到高起点、高水平、高质量。

参考文献 略。

本文属于一般性说明文。具体介绍重症护理技术综合信息系统软件开发的内容和临床应用效果，详细叙述与说明该软件系统制作方法与临床应用程序，还说明了其优点与优势，具有相当的使用价值。

四、应用文

应用文是人们在社会实践活动中处理实际问题时形成的一种文体，是人们传递信息、处理事务、交流情感、必要时可作为凭证和依据，并具有一定体式的书面文体。随着社会的发展，人们在工作和生活中的交往越来越频繁，事情也越来越复杂，应用文的使用率则越来越高。

（一）应用文的特点

1. 实用性 文章的写作都有明确的目的。如文学作品的写作目的是为了反映社会生活，表现人们的思想感情。说明文的写作目的为了说明某个事理或事物。议论文的写作目的是为了明确或澄清某些问题。应用文的写作目的与它们都不同，应用文是为了处理工作中和生活中的实际问题而写的。如写一篇请示，是为了向上级请求批准办理某一事项；写一份财务报告，目的是向上级报告财务收支状况；写一篇护理不良事件报告，是为了解决已经发生的纠纷；写一篇广告，是为了向公众宣传某种技术或服务。从这个意义上说，应用文具有直接的功用性和广泛的实用性。

2. 规范性 文学作品只有体裁上的区别，而在同一体裁中可以千姿百态。在文学创作中，我们反对格式雷同，走程式化道路。但是，应用文恰恰在格式上具有程式化、规范化的特点。规范是指应用文的内容结构和文本格式有规律可循。应用文的内容结构一般都是约定俗成的，如写计划，一般先写目的，然后再写具体任务、目标、措施、时间、步骤；写消息，一般采用倒金字塔结构形式，即把最重要的内容写在前面；写调查报告，一般先介绍调查的目的、调查的对象、调查的时间和地点、调查的方式，然后再就调查的问题分项阐述。应用文的文本格式有两种情况，一种是已固化并被指定的规范格式，如公文格式、司法文书格式、合同格式等。另一种是惯用格式，虽没有严格的规定，但格式比较稳定一致，比如一些会议文书、财务文书和事务文书等。

3. 真实性　应用文的性质决定了真实性是它的一个显著特征，作为解决实际问题的应用文体，它必须如实地反映客观现实，必须准确无误。真实是指应用文的内容，应用文无论处理公务或私务，都要以诚信、诚实为基础，实事求是，遵守道德，讲求信誉，决不能弄虚作假，虚构编造。比如写会议纪要，不能无中生有、张冠李戴。写调查报告，不能闭门造车，凭想当然来写。写广告不能虚实相间、真假混淆。写新闻，一定要真实地反映时间、地点、人物和事件。

4. 时限性　时限是指应用文的时间限制，应用文的性质和写作目的决定了应用文的时效性，应用文的各个文种都有时间限制，都是针对一定时间内要解决的问题，没有时限就失去了效用。所以，要及时发文，按时办理，这是应用文与其他文章的重要区别。

（二）应用文的分类

应用文种类繁多，可以从不同的角度划分成不同的类别。

1. 公务文书　简称公文。人们通常说的公务文书有广义和狭义两种理解。广义的公文指党政机关、社会团体、企事业单位在公务活动中形成的、具有规范格式的文书材料。其中包括行政公文、事务文书、各类专用文书等。狭义的公文，专指行政机关公文。

2. 事务文书　是机关、团体、企事业单位为反映事实情况、解决问题、处理日常事务而普遍使用的文书，它具有很强的实用性、事务性和某种惯用格式。从广义上说，事务文书也是一种公务文书，目的是处理公务和传递信息，使用"事务文书"这一名称，是相对于正式公文而言的。如计划、总结、调查报告、述职报告、简报、规章制度等。

3. 专用文书　是指在一定的业务范围内，按照特殊需要而专门使用的文书，如传播文书、谋职文书、经济文书、法律文书、科研文书等。

4. 日常文书　是指机关、团体、企事业单位和个人在日常生活、工作和学习中所使用的，具有一定规范体式，能起交流思想、沟通感情、传递信息等作用的应用文书。如书信、日记、条据、启事、对联、感谢信、表扬信、申请书、慰问信等。

应用文的种类是很多的，还可以分为以下三类。

（1）一般性应用文　这类应用文应包括以下几种：书信、启事、会议记录、读书笔记、说明书等。

（2）公文性应用文　这是以党和国家机关、社会团体、企事业单位的名义发出的文件类应用文。如布告、通告、批复、指示、决定、命令、请示、公函等。这类应用文往往庄重严肃，适用于特定的场合。

(3)事务性应用文 一般包括请柬、调查报告、规章制度及各种鉴定等，这是在处理日常事务时所使用的一种应用文。

第三节 护理专业应用文的撰写

应用文在护理专业实践中以多种多样的形式出现，为护理工作的开展提供了大量的便利，在解决实际问题的过程中所起的作用不可忽略。

一、护理专业应用文的范围及作用

(一)范围

护理专业的应用文主要包括护理通知、护理通信、护理报道、护理计划、护理诊断记录、护理文献综述、护理交班报告、护理工作指导流程、护理记录及护理带教记录等。护理专业应用文范围划分，目前尚无统一的标准。

(二)作用

1. 交流信息 在护理专业活动中交流信息、沟通情感是护理应用文的主要作用。例如：护理计划、护理记录、护理交班报告等通过对病人病情资料的记录，能确保24小时内提供连线的动态的护理服务。护理通知、护理通信、护理文献综述等更是在较大的范围内进行了信息的交流与沟通。

2. 贮存信息、资料 应用文在护理学科发展中，以电子文档、文字记录等多种形式将护理专业的信息、资料进行贮存，为护理学科发展提供了有益的资料。

3. 教学与科研 护理专业应用文在护理教学与科研的活动中，起到了承上启下的作用，为护理专业新一代的成长提供了较好的素材；为研究护理疑难问题提供了理论依据。

4. 司法凭证 各种护理记录、护理文件都是最原始的、具有法律依据的文件，在处理各种医疗纠纷的过程中护理应用文就是法庭认可的司法凭证。

（三）写作要求

各种不同的护理应用文有其不同的写作要求，在护理学的相关教材均有讲述。简而言之，护理应用文的写作要求准确、真实、及时。

例文　抑郁障碍护理指导流程

【疾病概念】

抑郁障碍是指由多种原因引起的以显著而持久的抑郁症状群为主要临床特征的一类心境障碍。

【临床特点】

1. **核心症状** 心境低落、兴趣减退、快感缺失。

2. **心理症状群** 包括思维迟缓、注意力下降、负性认知模式、自罪自责、自杀观念和行为、活动减少、焦虑等。

3. 躯体症状群　入睡困难、早醒、食欲下降、头晕、心慌、精力下降、性功能障碍等。

【评估要点】

1. 一般情况　评估生命体征、睡眠、营养、皮肤完整性(有无外伤、瘢痕)及排泄情况等。

2. 专科情况

(1)精神心理方面　是否存在负性认知模式(绝对化、糟糕至极、以偏概全)，情绪低落、生活懒散、自罪自责。

(2)社会方面　评估社会支持水平，人际交往能力，压力创伤事件及社会功能受损程度。

3. 实验室及其他检查　血常规、血生化、心电图、脑电图、症状自评量表(SCL-90)、抑郁自评量表(SDS)、焦虑自评量表(SAS)等。

【护理诊断/相关因素】

1. 有自伤、自杀的危险　与自罪、自责、自我评价低有关。

2. 营养失调：低于机体需要量　与情感障碍食欲缺乏、自罪妄想有关。

3. 睡眠型态紊乱　与严重抑郁有关。

4. 自我认同紊乱　与感到无用、无助、无价值有关。

5. 部分生活自理缺陷　与意志减退、精神衰退等有关。

6. 社交障碍　与精神活动下降、思维过程改变有关。

【护理措施】

1. 安全及基础护理

(1)提供安全舒适的住院环境,严格执行病区安全管理与检查制度。

(2)检查患者及家属入院用物,严禁危险品带入病室(如利器、绳索、火种)等。

(3)做好生活护理,协助患者完成个人卫生,督促营养摄入及排泄,保证睡眠等。

2. 心理及症状护理

(1)尊重患者、重视病人感受,建立良好的护患关系。

(2)鼓励患者合理宣泄并学会控制负性情绪。

(3)帮助患者改变负性认知,建立正确的认知模式及应对方式。

(4)评估患者自杀、自伤风险,早期辨认自杀意图,重点关注恢复期异常情绪行为;对有自杀意念或行为者应遵医嘱执行保护性约束,Ⅰ级病房24小时专人护理。

(5)鼓励患者参与集体活动,对患者的进步及时给予赞扬,帮助其提高自信与自尊。

【应急措施】

自缢是精神科常见的自杀手段,一旦发生自缢:

1. 即刻将患者身体上托,松解或割断绳索,就地平卧,判断有无呼吸、心跳。呼叫另一当班者通知医生,如呼吸、心跳停止,立刻行心肺复苏术。

2. 给氧并建立静脉通道,给予中枢兴奋药物。

3. 若喉部骨折或颈部软组织损伤、出血致气管阻塞影响呼吸恢复，做气管切开。

4. 自缢病人多数伴有不同程度的脑水肿，应酌情给予脱水治疗。

5. 如病人呼吸、心跳恢复，但仍昏迷，按昏迷护理常规护理；如病人意识模糊、躁动不安，应适当保护性约束，防止坠床。

6. 病人清醒后，应劝导安慰病人，使之情绪稳定，同时严密观察，严防再度自杀。

【告知内容】

1. 用药告知　不要随意增减药物或停药以免发生戒断反应。

2. 防压疮告知　极度被动患者，留陪护人员并告知防压疮的意义及相关注意事项。

3. 防消极告知　对于抑郁或命令性幻听患者，嘱陪护人员不得离开病人，不得携带危险物品，时刻关注病人情绪及异常行为。

4. 防出走告知　告知陪护人员不得离开病人，陪护者不得持有病房钥匙，需由工作人员代为开关门。

5. 防藏药告知　告知患者及家属服药后检查的必要性及相关注意事项。

【健康教育】

1. 告知患者应坚持服药，严禁擅自增减药量或停药。

2. 告知家属社会支持的重要性，为患者提供良好的家庭支持。

3. 教会病人及家属识别复发前期或早期的症状，有异常及早复查。

4. 指导患者合理宣泄不良情绪。

5. 鼓励患者参与集体活动，保持规律的生活习惯。

【效果评价】

1. 了解疾病相关知识，正确面对疾病。

2. 合理宣泄负面情绪，保持情绪稳定性。

3. 极度消极时，能够主动求助。

二、护理论文的分类

（一）按护理论文研究内容、性质和方法不同的分类

1. 试验性护理论文 是常见的一种护理论文类型，它是以试验、测定、剖析为研究方法的一种论文。这类论文的材料来源于试验结论，其特点是为了阐明某一事理事物的某一现象，通常是对此研究结果不能直接观察到，而必须通过创造条件进行特定的环境试验，以便观察事物变化结果的全过程，从而揭露事物的本质及其规律并应用于临床显示出实用价值。

例文 1 小儿心脏术后呼吸机使用期间氧浓度的实验观察

（马继红等.引自护士进修杂志）

心脏手术病人由于术中长期过度通气以及麻醉药对呼吸的抑制，肌松药的残余影响和长时间

的体外循环等都会造成术后通气不足。因此术后常常需要呼吸机辅助呼吸以改善通气功能，减少呼吸肌做功，减轻心脏负担。为了保证全身氧的供应，合理调整氧浓度（FiO_2）是呼吸道管理中最关键的环节之一。目前国内外对心脏术后病人在呼吸机辅助呼吸期间采用的 FiO_2 是 40% ~ 60%，经过临床试验观察，PaO_2 多数高于正常范围。而 PaO_2 过高可造成病人的脱机困难和一系列病理生理改变。我科自 1994 年 10 月 ~ 1995 年 4 月对小儿心脏直视术后的病人在呼吸机辅助呼吸期间采用 35% 的 FiO_2，结果 PaO_2 仍能保证在安全界限（13.3 ~ 16kPa）或安全界限以上水平，并且病人术后脱机顺利，肺部并发症显著减少。现将试验观察结果报告如下。

1 资料与方法

1.1 对象

一般心内直视术后 4 ~ 14 岁患儿；未应用血管活性药物；无明显肺换气功能障碍；复杂严重畸形矫正不彻底者除外。

1.2 分组

采用不完全随机抽样的原则将符合条件的患儿按手术顺序的奇偶数分别纳入试验组和对照组。

1.2.1 对照组 30 例，术后给呼吸机定容辅助呼吸、潮气量 10ml/kg、呼吸频率为 20 次/分，吸 : 呼 = 1 : 1.5 ~ 2；FiO_2 为 40%。

1.2.2 试验组 30 例，术后选择的呼吸模式、潮气量、呼吸频率等同试验组，FiO_2 为 35%。

1.3　方法

所有病人术后均采用美国产纽邦 E－200 型呼吸机，杭州产 C－Y 型测氧仪，病人术后行呼吸机辅助呼吸 30 分钟时，抽动脉血做血气分析。血气分析均采用丹麦－510 型血气分析仪。

2　结果

对照组与试验组比较，PaO_2 差异非常显著（$P<0.0$），且大大高于正常范围（$13.33\sim16kPa$）（$P<0.001$）在降低 FiO_2 为 0.35 时，血气分析中 PaO_2 仍能保证在正常偏高范围，且与正常界限无显著性差异（$P>0.05$），$PaCO_2$ 两组比较无显著性差异（$P>0.05$）。各组所施手术类型及血气结果比较（表 7－1、表 7－2）。

表 7－1　试验组与对照组所施手术类型比较

手术类型	对照组例数	试验组例数
法洛四联症根治术	8	10
法洛三联症根治术	2	1
室缺合并中度肺动脉高压	2	1
室间隔缺损修补术	12	13
房间隔缺损修补术	6	4
房间隔缺损并三尖瓣成形术	0	1
共计	30	30

表 7－2　试验组与对照组血气结果比较（$X\pm s$）

	n	PaO_2（kPa）	$PaCO_2$（kPa）
对照组	30	24.08 ± 3.49	4.68 ± 0.50
试验组	30	16.94 ± 2.54	5.02 ± 0.39
结果		$P<0.01$	$P>0.05$

3 讨论

心脏术后呼吸机辅助呼吸是改善病人通气功能，预防和治疗低氧血症的重要手段。而根据病情提供合理的 FiO_2 对于指导和应用呼吸机有极其重要的意义。从临床生理角度上讲心脏术后使 PaO_2 维持在 $13.3 \sim 16kPa$ 较为合适，所以反复测定吸入的 FiO_2 并进行合理调节是符合生理情况的[1]。而吸入的 FiO_2 越高，根据 PaO_2（肺泡氧分压）$(kPa) = （大气压 - 6.27）\times FiO_2 - PaCO_2 \times 1.25$，则会造成 PaO_2 升高，对呼吸中枢化学性刺激降低，自主呼吸抑制，产生呼吸机依赖，造成脱机困难[2]。目前国内外文献报道呼吸机起始 FiO_2 调试均为 $40\% \sim 60\%$ 范围内，而临床试验结果证明 $40\% FiO_2$ 所维持病人的 PaO_2 超过正常范围，而 $0.35\% FiO_2$，所维持的 PaO_2 仍在正常偏高范围，由此结果提示在临床 FiO_2 管理中要引起重视。虽然 $40\% \sim 60\%$ 的 FiO_2 不会给病人造成损害，但在氧疗时维持所要求的 PaO_2，FiO_2 为越低越安全[3]。因为过高的 FiO_2 吸入后短时间不影响人体肺生理变化，而时间过长易发生高氧血症，造成氧中毒，对机体造成损伤，尤其是影响线粒体、溶酶体和肺小血管的结构和功能，从而造成肺泡壁充血、间质水肿、肺泡上皮增生、炎细胞浸润、肺泡壁增厚等。据有关文献报道[3]，在正常气压下吸入空气时可产生占耗氧量 $1\% \sim 5\%$ 活性氧，其生成量随氧浓度增高而增加。当产生的活性氧超过机体的处理能力时，可使细胞、血管、肺和中枢神经系统遭受损害，发生氧中毒。并且还提到当 $FiO_2 > 50\%$ 时，即可引起肺氧中毒。此外，由于吸入高浓度氧后，肺泡内的氮气被氧所取代，PaO_2 升高，在通气/血流比值较小的肺泡，氧很快进入血液，其速度超过吸入氧进入肺泡的速度时，即可发生局部吸收性肺不张。而目前对氧中毒尚缺乏有效的治疗方法，最重要的是掌握好吸入的 FiO_2，为此，严格限制 FiO_2 将氧浓度限制在最低最有效的水平是非常必要的，也是目前氧疗中应该注意的关键问题。因此在临床应用呼吸机调试氧浓度过程中应做到：

3.1　一般病情平稳的术后病人回 ICU 后，FiO_2 起点要低，40% 以下的氧浓度仍可维持正常的氧分压，可将 FiO_2 调至 35%，30 分钟后做血气分析，并根据其结果进行合理调整。对于转流时间较长，术后返回 ICU 时间较长者，可稍高于 40%，30 分钟后根据血气结果再进行调示。

3.2　严格掌握实际吸入的 FiO_2。呼吸机内的空气和氧混合器是用以调节吸入气 FiO_2 的装置，当压缩空气和氧源压力相等时，实际的吸入气浓度才能与设定的相符，两者压力不平衡时，可使实际的吸氧浓度发生变化。因此，应定期用测氧仪对呼吸机的 FiO_2 进行监测，以保证病人吸入准确的氧浓度，为呼吸机辅助呼吸治疗监测提供依据。一般要求备呼吸机时先用测氧仪监测后方可应用于病人，长期使用者每月监测 1 次，更换调整后也要进行测试以保证其准确性。

3.3 吸痰后使用高浓度氧增加氧合后，要及时将 FiO_2 调至原水平，防止长时间使用高浓度氧给病人造成损害。

3.4 呼吸机辅助呼吸期间要密切观察病情，持续监测血氧饱和度变化，定时做血气分析并与 FiO_2 密切结合，以最低的 FiO_2 维持最好的 PaO_2，预防由于吸入不足致低氧血症达不到治疗目的和高氧血症给病人带来不利影响。

3.5 在呼吸机使用期间，当病人出现缺氧、发绀、烦躁等临床征象时，要及时测量 FiO_2，结合呼吸机应用的各项指标进行相应调整以保证氧的供给。尤其是以缺氧作为主要矛盾威胁人体生命时可给充足的氧供应。吸入 FiO_2 在 60% 以上时要对 FiO_2 进行严密监测，结合血气分析密切观察，PaO_2 仍低于正常范围时应根据病因改变呼吸机辅助呼吸模式如加用 PEEP，提高潮气量，增加呼吸频率，延长吸气时间等。要禁止盲目长时间应用高浓度氧造成氧中毒、吸收性肺不张等。

3.6 在进行血气分析测定时，应注意影响血气结果的因素，以免产生误差，出现假象，延误治疗。如标本混入气泡，病人躁动，肝素过量等都会使 pH↑、$PaCO_2$↓、PaO_2↑[4]，故在取血标本时，应尽量使病人安静，肝素溶液的浓度为每毫升含 1000U，抽血时注射器内的肝素应全部推掉。如不慎标本混入气泡应立即在 2 分钟内排掉，另外要注意及时送检，以免造成测定误差。

　　参考文献　略。

　　通过本文的研究方法看，本论文应属试验性护理论文。其实从本论文的前言中也可看出如此。该论文的前言写道："目前国内外对心脏术后病人在呼吸机辅助呼吸期间采用的 FiO_2 是 40% ~ 60%，经过临床试验观察，PaO_2 多数高于正常范围。而 PaO_2 过高可造成病人的脱机困难和一系列病理生理改变。我科自 1994 年 10 月 ~ 1995 年 4 月对小儿心脏直视术后的病人在呼吸机辅助呼吸期间采用 35% 的 FiO_2，结果 PaO_2 仍能保证在安全界限（13.3 ~ 16kPa）或安全界限以上水平，并且病人术后脱机顺利，肺部并发症显著减少。现将试验观察结果报告如下。"本文前言更明确地说明这是一篇试验性护理论文。

例文 2　盐酸胺碘酮注射液与注射用美罗培南存在配伍禁忌

（王哲等，引自护理实践与研究）

　　盐酸胺碘酮注射液（商品名称：可达龙，规格：0.15g）属Ⅲ类抗心律失常药，具有选择性对冠状动脉及周围血管的直接扩张作用，能增加冠脉血流量，降低心肌耗氧量，用于治疗室性心动过速和急诊控制房颤、房扑的心室率。注射用美罗培南（商品名称：美平，规格 0.5g）为碳青霉烯类抗生素，临床上主要用于治疗由敏感菌引起的各类感染。笔者发现当两者连续使用时，莫菲氏滴壶及输液管内液体立即出现白色混浊，两药之间存在配伍禁忌，现报道如下。

1 临床资料

患者，男，92岁，因肺部感染、脑梗死后遗症、冠心病住院治疗。遵医嘱给予0.9%氯化钠注射液100ml + 注射用美罗培南1.0g静脉滴注，3次/日；0.9%氯化钠注射液250ml + 痰热清注射液20ml静脉滴注，1次/日。患者因突然出现快速房颤，遵医嘱给予0.9%氯化钠注射液250ml + 盐酸胺碘酮注射液0.3g静脉滴注，当盐酸胺碘酮组液滴完更换美罗培南组液后，莫菲氏滴壶及输液管内液体立即出现白色混浊，即刻给予更换输液器及0.9%氯化钠注射液静脉滴注冲管，观察10分钟后患者无不良反应，继续给予静脉滴注美罗培南液直至输液完毕，观察患者未出现不良反应。

2 实验方法

为证实两药之间存在配伍禁忌，笔者做了进一步试验：用20ml注射器抽取0.9%氯化钠注射液100ml + 注射用美罗培南1.0g的溶液5ml，再抽取0.9%氯化钠注射液250ml + 盐酸胺碘酮注射液0.3g的溶液5ml，两者在注射器内混合后立刻变为白色混浊液（之前两者均为透明澄清液体），放置24小时后仍为白色混浊液，无沉淀生成。此方法证明两药之间存在配伍禁忌。

3 讨论

查看药物说明书，未见说明两者之间存在配伍禁忌，查《400 种中西药注射剂临床配伍应用检索表》中也未注明两药之间存在配伍禁忌，查阅文献也无关于此两类之间存在配伍禁忌的报道，所以建议临床此两种药物连续输注时，应在两组液体之间输入适量 5% 葡萄糖注射液或 0.9% 氯化钠注射液冲净输液管内的残余药物，避免两种药物直接接触而产生反应，从而保证用药安全，也避免药物的浪费。同时提醒临床护理工作者，当前新药的不断出现导致联合用药种类在不断发生变化，护士不但在配伍两种药物时要考虑是否存在配伍禁忌，且在连续输注两种药物时，也要考虑到有无禁忌、更换液体后不要马上离开，注意观察输液管内溶液有无混浊、变色等现象，以便及时发现，及时处理。

该文章也属于试验类论文，通过临床实际观察出来的问题，进行试验研究，提出临床此两种药物连续输注时，应在两组液体之间输入适量 5% 葡萄糖注射液或 0.9% 氯化钠注射液冲净输液管内的残余药物，避免两种药物直接接触而产生反应，保证用药安全和药物浪费。同时提醒临床护理工作者，新药应用时要考虑到有无禁忌、更换液体后不要马上离开，注意观察输液管内溶液有无混浊、变色等现象，以便及时发现和处理。

2. 观察性护理论文 亦是常见的一种护理论文类型。这类论文材料来源于有计划、有目的用感官或仪器来观察或检测事理、事物内部或外部特征和有关的现象，以提示事物的本质，或采取某种护理手段，寻求其规律性或效果，从而获得相关资料。

例文　胸腔镜下动脉导管结扎术的护理观察

（马继红等．引自中华护理杂志）

摘要 自 1994 年 4 月以来，对 8 例动脉导管未闭病人实施电视胸腔镜下结扎术取得良好效果。主要做法是术前加强宣教工作，向病人及家属讲解此手术的优点及与开胸手术的不同之处，并进行呼吸锻炼。术后严密观察生命体征变化，保持呼吸道通畅，对手术后可能出现的并发症如出血、心律失常、低氧血症、肺部感染、气胸等进行预防性处理和监护，为电视胸腔镜下行 PDA 结扎术的临床监护提供了经验。

关键词 电视胸腔镜；动脉导管未闭；护理

胸腔镜手术是近年发展起来的一项新技术，其手术适应证不断扩大。该方法是在胸壁上切 2 ~ 3 个 0.5 ~ 1cm 的小切口，经这些切口插入器械进行诊断和肿瘤切除。目前我院除将其应用于肺切除、食管切除、胸部肿瘤切除、异物取出、肺大疱切除治疗自发性气胸等病症外，自 1994 年 4 月以来，将此方法应用于动脉导管未闭（PDA）治疗，对 8 例病人实施胸腹镜下结扎术亦取得良好疗效，观将我们对该手术的临床监护介绍如下。

1　手术方法简介

采取静脉复合麻醉，钉侧肺通气，左侧脚人工萎陷，麻醉后右侧 90° 卧位，用一软枕垫于右侧腰部，头与脚呈 30°~40° 角，使肋间充分扩展利于胸腔镜进入。消毒范围及步骤同开胸手术。电视屏幕面对术者和助手，经腋中线第四肋间切口约 1cm 置胸腔镜。经腋前线第三肋间切口置器械，放入弯钳将肺向前拉压。经腋后线切口剪开导管上下 5cm 将降主动脉、纵隔胸膜提起，向导管游离，分离出导管，采用结扎和钛夹双重处理，于腋中线放置胸腔闭式引流管，缝合切口，手术完毕。

2　临床资料

8 例病人中，男性 3 例，女性 5 例，年龄 6~36 岁，手术时间平均 2.5 小时，手术完毕回 ICU 监护。肺膨胀好，胸腔引流通畅，引流液比普通开胸手术明显减少，每日量为 118.8ml ± 62.9ml，而普通开胸为 268.8ml ± 164.8ml。引流管均在术后第一日拔除并下床活动，切口疼痛不明显，无并发症，平均住院 9 日，与同期开始手术相比缩短 1.5 日，均痊愈出院。

3　术前观察与护理

3.1　做好术前宣教工作

胸腔镜下手术虽应用范围较广，但由于动脉导管未闭结扎术的复杂程度较高，国内尚未广泛采用，使此类病人担心治疗效果而顾虑重重。针对这种情况我们详细地向病人及家属讲解电视胸腔镜手术的基本步骤与开胸手术的不同之处及优点和适应证，并对病人提出的各种问题均认真详细地给予解答，使病人了解自己的病情，消除不安心理，从而取得最佳配合。

3.2　呼吸锻炼

由于胸腔镜手术采用全身麻醉双腔气管插管，一侧肺通气，所以应加强深呼吸辅助训练。护士以双手放在病人腹部。将横膈向上推，以增加膈肌运动范围，从而改善肺功能，增加有效的通气量。在进行深呼吸锻炼的同时加强主动的有效的咳嗽训练，每日一次，每次 0.5~1 小时，每次锻炼的过程咳嗽 5 次左右即需要休息。在呼吸锻炼中配合胸部拍打，以促进分泌物的排出。对于有肺部炎症病人行抗菌消炎治疗。同时给予超声雾化吸入，7 日后方可手术，以预防术后肺部感染和肺不张等。

3.3　常规准备

与开胸手术前准备相同，例如备皮、清洁灌肠，术前一日晚进流食，术晨禁食水等，监护病房内备好麻醉床及物品，另外备好呼吸机并调节好各项参数以待急用。

4　术后观察与监护

4.1　严密监测生命体征变化

病人术毕回 ICU 后，与手术室护士详细交接病人生命体征、皮肤等情况，取平卧位，头偏向一侧，每 15～30 分钟测量一次 BP、P、R，并听诊双肺呼吸音。由于导管结扎后分流减少，病人多出现血压暂时性的升高，心率增快，监护人员除严密监测外，在应用血管扩张药物时要缓慢均匀输入并观察用药后效果，防止血压波动较大而影响病人恢复。

4.2 保持呼吸道通畅

胸腔镜手术中术侧肺萎陷，如果肺膨胀不良，易造成肺不张和低氧血症。为此监护人员要加强呼吸道管理，持续面罩雾化给氧和血氧饱和度监测。手术后 6 小时内每 0.5 小时听诊呼吸音一次，每 2 小时给病人翻身叩背一次，以促进肺的膨胀。对于肺功能不全、给予氧疗后发绀缺氧症状不能缓解者，暂时给予呼吸机正压辅助呼吸维持有效的通气。病情平稳后立即撤离呼吸机。鼓励病人下床活动，以增加肺活量，防止坠积性肺炎，改善肺的功能。

4.3 预防并发症的发生[1]

胸腔镜下实施动脉导管未闭结扎术的术野小、暴露不充分、操作难度较其他病种大，如结扎时上夹不慎易造成动脉破裂出血，为此术后应密切观察引流液颜色、性质、量及生命体征变化，保持胸腔引流管通畅并及时挤压以防止血块阻塞管道。在行动脉导管未闭结扎手术中，易刺激迷走神经造成心律失常。为此术后应持续心电监护，严密监测心率变化，发现异常及时准确处理。例如该组病例中一名小儿术后 2 小时突然出现室上性心动过速 200 次/分，护士立即给予西地兰 0.1mg 静脉快速滴入，10 分钟后好转，避免了不良后果的发生。

5 体会

胸腔镜下行动脉导管未闭结扎术作为一种新的手术方法以其切口小、出血少、痛苦小、愈合快和损伤小等诸多优点而被广大病人接受，但据报道胸腔镜下手术的并发症为 6%~8%[2]。经临床调查表明，本组病例无一并发症，其主要原因是术前加强了宣教工作，对可能发生的问题进行了详细的评估和充分的准备，起到了积极预防并发症的作用。术后针对可能发生的并发症如出血、气胸、感染、心律失常、低氧血症等进行了预防性处理和密切监护，从而取得了理想的效果。临床护理观察也证明了胸腔镜下手术较普通开胸手术后的监护简单，工作量小，且病人痛苦小，恢复快。除严重的胸腔粘连、肺功能障碍、凝血机制障碍、心力衰竭等疾病外，胸腔镜下实施动脉导管未闭结扎术安全可靠，使病人能获得满意的效果。

参考文献　略。

这篇护理论文是采用感官以及呼吸机、监护仪等设备，来观测胸腔镜下动脉导管结扎术后的生命体征、呼吸的病生理变化及术后并发症的护理观察，同时提出处理的办法，它应属于观察性护理论文。

3. 调查分析性护理论文　是以调查研究为方法，对事理、事物进行探讨性研究，并根据有关护理理论或实践经验等材料，对事理事物进行分析的一种护理论文类型。这类护理论文是有目的地通过各种途径进行调查，获得有关材料，并在此基础上筛选出相关论题，并以材料作为研究依据，进行详细的科学分析，对所探讨的论题进行论证，以揭示事物的本质，从而得出结论或新的见解，以指导实际工作。

例文1　年龄、护龄及负性思维对护士心理健康的影响及预测性研究

（许锐思等．引自重庆医学）

摘要　目的探究年龄、护龄及负性思维对护士心理健康的影响及预测性。方法运用症状自评量表和自动思维问卷对146名护士进行测评。结果SCL-90因子分中强迫、焦虑、敌对性、恐怖、精神病性显著高于全国正常成人常模（$P < 0.01$），人际敏感、抑郁、偏执分也较高（$P < 0.05$）；心理健康（以SCL-90总分表示）与负性思维呈显著正相关（$r = 0.761$，$P < 0.01$），与年龄、护龄呈显著负相关（$r = -0.285$，-0.325，$P < 0.01$），其中负性思维直接影响心理健康（$\beta = 0.751$，$P < 0.01$）。结论年龄、护龄及负性思维对护士心理健康均有较好的预测性，且以负性思维的预测性最

为突出，因此，应采取措施，有效纠正护士的负性思维，以提高其心理健康水平。

关键词 年龄；护龄；负性思维；护士；心理健康

护士心理健康水平不仅影响着护理的质量，而且直接影响患者的治疗和康复效果[1-4]。目前，研究人员越来越重视对护士心理健康影响因素的探索，包括以年龄或护龄为角度的研究[4-7]。大部分研究聚焦于因素与护士心理健康的相关性分析。这种研究方法的最大劣势在于研究结果的模糊性，并不能清楚解释因果关系[8]。负性自动思维是在应激情境中个体头脑中自动快速反复出现的思想念头，它们存在于应激事件和情绪反应之间[9-10]。作为个体的负性自我认知评价[10]，国内并未开展其对护士心理健康影响性的研究。因此，本文拟在了解护士在面临年龄、护龄的增长和负性思维的影响下的心理健康状况，年龄、护龄与负性思维对心理健康的影响情况及因果关系，为科学性、针对性地制定心理干预措施，提高护士的心理健康水平提供参考。

1 对象与方法

1.1 研究对象

选取在某大学参加继续教育的 3 个班临床护士作为研究对象。采取整群抽样，共发放问卷146 份，有效问卷 130 份，有效率 89.04%。被测对象均为女性；年龄 20 ~ 48（27.92 ± 5.41）岁，护龄 1 ~ 30（7.58 ± 6.07）岁；以往无精神异常史，目前从事临床护理。

1.2 调查方法

采用团体调查，集体统一填写有关调查表的方式，要求护士根据自己的实际情况作答，不要与他人交流。调查工具是 SCL - 90 症状自评量表和自动思维问卷[11]。症状自评量表（SCL - 90）用于测试心理健康水平，在国内广泛使用，信效度高[12]，它涵盖 10 个因子，90 道题目，其中有 9 个症状因子（躯体化、人际关系、抑郁、焦虑、敌对、恐怖、偏执、强迫、精神病性），采用 1 ~ 5 级评分，1 = 没有，2 = 很轻，3 = 中等，4 = 偏重，5 = 严重。自动思维问卷（ATQ）用于调查自动出现的负性思维，曹日芳等研究表明该量表具有较好的信度和效度[13]，共 30 个条目，采用 1 ~ 5 级评分，1 = 无，2 = 偶尔出现，3 = 有时出现，4 = 经常出现，5 = 持续存在。

1.3 统计学方法

将所有合格问卷整理后，采用 SPSS 13.0 统计软件包进行 t 检验、相关性分析、路径分析及逐步回归分析，$P < 0.05$ 为差异具有统计学意义，$P < 0.01$ 为差异显著。

2 结果

2.1 SCL - 90 结果分析

护上 SCL - 90 的因子分中强迫、焦虑、敌对性、恐怖、精神病性显著高于全国正常成人常模[14]，人际敏感、抑郁、偏执也较高（表1）。

表1　护士 SCL－90 因子分均值与常模比较($\bar{\chi} \pm s$)

项目	常模($n = 1388$)	护士($n = 130$)	t 值
躯体化	1.37 ±0.48	1.33 ±0.36	0.82
强迫	1.62 ±0.58	1.95 ±0.55	− 6.20 **
人际敏感	1.65 ±0.51	1.76 ±0.60	− 2.33 *
抑郁	1.50 ±0.59	1.63 ±0.51	− 2.35 *
焦虑	1.39 ±0.43	1.56 ±0.44	− 4.20 **
敌对性	1.46 ±0.56	1.63 ±0.53	− 3.31 **
恐怖	1.23 ±0.41	1.44 ±0.45	− 5.40 **
偏执	1.43 ±0.57	1.53 ±0.49	− 2.00 *
精神病性	1.29 ±0.42	1.47 ±0.39	− 4.74 **

注：* $P < 0.05$；** $P < 0.01$。

2.2　各测量指标间的相关性分析

护士的心理健康与负性思维呈显著正相关，与护龄、年龄呈显著负相关；负性思维与护龄和年龄呈显著负相关；护龄与年龄呈显著正相关（表2）。

表2　各测量指标间的相关性分析

项目	症状自评量表总分	年龄	护龄	负性思维总分
症状自评量表总分	1.000			
年龄	− 0.285 **	1.000		
护龄	− 0.325 **	0.942 **	1.000	
负性思维总分	0.761 **	− 0.295 **	− 0.367 **	1.000

注：** $P < 0.01$。

2.3 各测量指标间的路径分析

为探讨年龄、护龄和负性思维对心理健康预测的可能性及相对作用大小，以症状自评量表总分为因变量，年龄、护龄和负性思维总分为自变量，进行强迫引入法路径分析。结果显示决定系数为 $0.574(P<0.01)$，残差系数是 0.653，三个预测变量的标准化回归系数 β 分别是：年龄为 $-0.156(P>0.05)$，护龄为 $0.098(P>0.05)$，负性思维总为 $0.751(P<0.01)$，即心理健康与负性思维有线性关系，与年龄和护龄无线性关系（图 1）。

从上面的相关性和回归分析可以看出，年龄和护龄与心理健康显著相关，却与其没有线形关系。因此，为了进一步探索护龄和年龄对心理健康的影响状况，以负性思维总分为因变量，护龄和年龄为自变量，进行强迫引入法路径分析。结果显示决定系数为 $0.146(P<0.01)$，残差系数是 0.924，两个预测变量的标准化回归系数分别是：护龄为 $-0.802(P<0.05)$，年龄为 $0.461(P>0.05)$。说明护龄直接影响负性思维，年龄非直接影响负性思维（图 1）。

以护龄为因变量，年龄为自变量，再次进行强迫引入法路径分析。结果显示：决定系数为 $0.887(P<0.01)$，残差系数是 0.336，年龄的标准化回归系数为 $0.942(P<0.01)$。表示年龄直接影响护龄（图 1）。

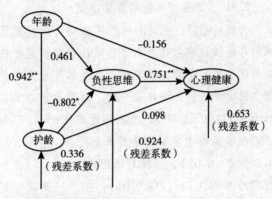

图1　各测量指标间的强迫引入法路径分析

注：** $P<0.01$；* $P<0.05$。

2.4　负性思维对心理健康的逐步回归分析

为进一步探究影响护士心理健康水平的主要负性思维，以 SCL-90 总分为因变量，以负性自动思维30个条目为自变量，进行逐步回归分析。（表3）

3　讨论

3.1　对临床护士心理健康状况的分析反映出护士心理健康不宜乐观，主要表现在强迫、焦虑、敌对性、恐怖、精神病性、人际敏感、抑郁和偏执方面。护理人员的身心健康是帮助患者维护生命、促进健康的前提和保证，而不良的心理状况不但会改变个人心境，而且会对工作业绩产生负面影响[1-3,6]，因此关注护士的心理健康，有针对性地提高她们的心理健康水平显得尤为重要。

表 3 负性思维对心理健康的逐步回归分析

项目	多元相关系数 R	决定系数 R²	增加解释量 △R	F 值	净 F 值	标准化回归系数	t
我这是怎么了	0.637	0.406	0.406	87.518	87.518	0.319 **	4.748
我觉得孤立无援	0.727	0.528	0.122	71.129	32.917	0.286 ***	4.365
为什么我总不能成功	0.767	0.579	0.051	57.880	15.331	0.224 ***	3.680
我无法坚持下去	0.787	0.619	0.040	50.780	12.976	0.235 ***	3.602

注：* $P < 0.05$；** $P < 0.01$。

3.2　相关性分析显示：心理健康与负性思维显著正相关，与年龄、护龄显著负相关；负性思维与年龄、护龄显著负相关，可见负性思维的存在会导致护士心理健康失衡，同时在一定范围内年龄与护龄的增长有助于负性思维的减弱和心理健康状况的改善。因此，纠正负性思维是护士维持自身良好心理健康状况的一个重要条件；低年资护士较高年资护士有着较高的负性思维和较差的心理健康状况。由此，护理管理者应着重关注低年资护士的负性思维及心理健康状况，及时有效地对其进行心理疏导，有针对性地提升低年资护士的专业技能、交流技巧及自我调控能力，抑制负性思维的产生，提高护士的心理健康水平。

3.3　路径分析显示：在对心理健康影响的路径中，有三条显著路径。负性思维直接影响心理健康；护龄通过影响负性思维间接影响心理健康；年龄通过影响护龄进而影响负性思维从而间接影响心理健康。因此，年龄和护龄作为心理健康的相关性因素，需要通过负性自动思维这个重要的中介变量预测护士心理健康水平。由此，护理管理者应重点关注护士的负性自动思维，可以通过定期举办心理学知识讲座、组织心理咨询小组及鼓励自主学习心理卫生知识等方式，帮助护士认识负性思维的危害，掌握寻求社会支持、合理宣泄、注意转移、合理情绪、阳性强化等自我调适的方法，增强抵御外界不良因素的能力，改变固有的负性认知图式，消除负性自动思维[15-17]，建立起良好的心理健康状态。

参考文献 略。

例文2 我院肠外营养用药分析

（冯荣伟、马影等．引自解放军医药杂志）

摘要 目的 分析评价我院2015下半年肠外营养类药物的使用情况，为合理使用该类药物提供依据。方法 统计分析2015年6～12月肠外营养类药物的使用数量、金额、用药频率、所占同类药物的百分比及排序等。结果 我院肠外营养类药物使用品种较单一，营养成分不均衡。结论 我院肠外营养类药物使用有待改善，应加强与临床医师的沟通，促进药物的合理使用。

关键词 肠外营养；合理使用；用药分析

全肠外静脉营养（total parenteral nutrition, TPN）是由葡萄糖、脂肪乳、氨基酸、维生素、电解质和微量元素等各种营养要素制剂混合配置而成，经静脉途径供给患者营养治疗的一种全合一溶液。因其直接输入静脉，并且成分复杂，属热力学不稳定体系，溶液需要极高的稳定性和安全性，现由我院药剂科药师参与TPN的医嘱审核和日常调配工作[1]。现把2015年下半年我院使用肠外营养的 594 名住院患者 3645 张处方进行整理分析,总结出我院在这一时间段肠外营养类药物的使用情况,旨在了解临床用药的现状、发展和趋势,为进一步规范 TPN 的临床应用提供参考。

1 资料与方法

1.1 资料:通过回顾性调查,提取我院 2015年 6~12 月份肠外静脉营养的所有药品的信息,按氨基酸、脂肪乳、维生素、电解质和微量元素统计分类,统计出每种药品的数量、金额、用药频率、药品限定日费用以及排序等。本文对一般糖类、电解质输液未做统计分析。

1.2 方法:通过把数据导入 Excel 表格,利用表格公式计算出同种类药品的数量、金额、所占百分比;根据《中华人民共和国药典》和药品说明书,结合我院使用 TPN 的平均日剂量,确定每种药品的限定日剂量(DDD),根据确定的 DDD值,计算出该药品的用药频率(DDD_s),DDD_s = 某药品的年消耗总量/该药品的 DDD 值。DDD_s 具有相加性,反应了该药品的使用倾向,DDD_s 越大,说明该药品的使用频率越高,并根据药品的使用频率排序。药品限定日费用(DDD_c) = 该药的销售金额/该药的 DDD_s,DDD_c 表示患者应用该药的平均日费用,DDD_c 值越大,表明患者的经济负担越重[2]。

2 结果

结果见表 1 至表 5。

3 讨论

从表中可以看出该下半年用药金额最多的是脂肪乳氨基酸(18)注射液,用药频率最高的是注射用丙氨酰谷氨酰胺。

3.1 丙氨酰谷氨酰胺中的谷氨酰胺是人体必需氨基酸,具有维持体内酸碱平衡、保持小肠黏膜正常的结构和功能、维持组织中抗氧化剂的储备和增强免疫反应等作用。丙氨酰谷氨酰胺在高龄患者重症肺炎的治疗中,可减少有害反应或过度的炎性反应,有利于肺炎的控制,提高治愈率。而择期手术患者补充丙氨酰谷氨酰胺,能减少感染并发症和缩短住院时间,减少病死率等。从表1可以看出,我院比较重视注射用丙氨酰谷氨酰胺的临床作用,应用较合理,但应注意该类药物的滥用[3]。

3.2 氨基酸类药物中营养型氨基酸使用频率高,尤其是复方氨基酸注射液(20AA),说明在临床使用过程中多种氨基酸成分的补充对于疾病的治疗起着至关重要的作用[4]。脂肪乳氨基酸18注射液的药品限定日费用很高,提示临床应关注用药费用;而支链氨基酸如复方氨基酸注射液(9AA)、复方氨基酸注射液(3AA)临床应用较少,可能其临床作用尚未得到重视。

表 1 功能型氨基酸使用情况分析

药品名称	使用数量	金额	所占百分比	DDD$_S$	DDD$_C$	排序
注射用丙氨酰谷氨酰胺	4045	352319.5	94.38%	2022.5	174	1
丙氨酰谷氨酰胺注射液	241	21497.2	5.62%	241	89.2	2

表 2 营养型氨基酸和支链氨基酸使用情况分析

药品名称	使用数量	金额（元）	百分比	DDD$_S$	DDD$_C$	排序
脂肪乳氨基酸18注射液	754	396264.7	18.13%	754	525.55	2
复方氨基酸注射液20AA	1661	147829	39.94%	1661	89	1
18种氨基酸注射液	422	56780.1	10.15%	211	269.1	4
氨基酸注射液	275	34155	6.61%	137.5	248.4	6
复方氨基酸注射液（18AA-IV）500ml	234	17868.24	5.63%	234	76.36	3
复方氨基酸注射液（18AA-V）	89	1857.43	2.14%	44.5	41.74	8
复方氨基酸注射液（18AA-Ⅶ）	166	5912.92	3.99%	55.3	106.92	7
复方氨基酸注射液（18AA-IV）250ml	358	15562.26	8.61%	179	86.94	5
复方氨基酸注射液（18AA-Ⅱ）	89	2374.52	2.14%	44.5	53.36	8
复方氨基酸注射液（9AA）	42	328.44	1.01%	21	15.64	10
复方氨基酸注射液（3AA）	69	353.28	1.66%	34.5	10.24	9

表 3 脂肪乳类药物使用情况分析

药品名称	使用数量	金额（元）	百分比	DDDs	DDDc	排序
中长链脂肪乳注射液（C8－24）	1494	130575.6	83.23%	1494	87.4	1
20%脂肪乳注射液	34	771.46	1.89%	34	22.69	4
30%脂肪乳注射液	134	14204	7.47%	134	106	2
中长链脂肪乳注射液（国产）	133	11723.95	7.41%	133	88.15	3

表 4 维生素类药物使用情况分析

药品名称	使用数量	金额（元）	百分比	DDDs	DDDc	排序
注射用脂溶性维生素 II（专溶）	995	42287.5	20.72%	995	42.5	3
注射用复方三维 B	1192	123836.88	24.83%	1192	103.89	1
维生素 B6 注射液	850	204	17.70%	425	0.48	5
注射用脂溶性维生素 II	485	7250.75	10.10%	485	14.95	4
注射用水溶性维生素	215	1457.7	4.48%	215	6.78	6
注射用复合 12 种维生素	1030	195442.5	21.45%	1030	189.75	2
复方维生素注射液	32	576.96	0.67%	32	18.03	7
维生素注射液（3）	2	22	0.04%	2	11	8

表 5　电解质类药物和微量元素使用情况分析

药品名称	使用数量	金额（元）	百分比	DDD_s	DDD_c	排序
葡萄糖酸钙注射液	346	588.2	2.34%	230.67	2.549963151	2
硫酸镁注射液	9	4.14	0.06%	18	0.23	4
氯化钾注射液	14314	23331.82	96.64%	3578.5	6.52	1
复合磷酸氢钾注射液	120	5760	0.81%	80	72	3
多种微量元素注射液	22	287.98	0.15%	22	13.09	5

3.3　从表3中可以看出我院的脂肪乳剂有长链脂肪乳和中长链脂肪乳2种。长链脂肪乳主要由长链甘油三酯(LCT)组成,中长链脂肪乳是将中链(MCT)和长链甘油三酯(LCT)各50%混合的脂肪乳剂。LCT可预防因必需脂肪酸缺乏所致的生化紊乱,纠正必需脂肪酸缺乏出现的问题。但LCT脂肪乳对机体免疫功能具有抑制作用,创伤、肿瘤、肝功能障碍、免疫抑制和代谢应激等特殊患者,临床应限制使用。MCT比LCT能更快地从血中消除和氧化供能,对免疫功能有增强作用,对危重和免疫抑制的者作用尤为明显[5],这也是我院20%中长链脂肪乳(C8-24)注射液DDD_s值较高的原因。

$\omega-3$鱼油脂肪乳富含$\omega-3$多不饱和脂肪酸,是一种免疫营养素,TPN中联用鱼油脂肪乳可影响炎症介质的释放,抑制炎症反应,有一定的调节免疫作用,能改善肿瘤术后患者的体液免疫功能从表中可以看出我院功能性脂肪乳未受重视,无一例使用。我院无脂肪乳处方占TPN总数的49.25%,单输入氨基酸而没输入脂肪乳,部分氨基酸将被作为能量消耗,不能有效促进蛋白质合成。

3.4　使用肠外营养液补充能量时,需要补充13种维生素,其中包括4种脂溶性维生素和9种水溶性维生素,从表4可以看出我院的维生素类药物使用有待改善,个别患者水溶性维生素注射

液和维生素 B_6 注射液同时使用；维生素类药物受价格因素的影响较大，使用较不合理，造成患者维生素类药物使用少，可以看出，注射用复方三维 B 和注射用复合 12 种维生素这两种药物 DDD_c 偏高，但临床应用频率偏大，应注重基础维生素类药物的使用，以免造成患者的经济负担。

3.5　肠外营养药物在使用过程中，应根据临床检查结果，调节电解质类药物的使用品种和剂量，从结果可以看出，我院电解质类药物中磷的作用未得到重视，大多数的 TPN 处方中没有添加磷，若未能重视电解质中磷的补充，可发生明显的低磷血症；TPN 处方中钙和镁的使用也没有达到合理的范围，钙的缺失，可使患者因血钙减少而引起痉挛，应在 TPN 中添加钙，镁的补充也很必要，否则易引起神经肌肉应激异常、震颤、癫痫样症状。临床医生应重视电解质的补充，每天补给量不是固定不变的，应根据机体每日丢失的量再结合生化检测数据结果进行综合分析加以调整，以满足机体需要。

我院多种微量元素未受到重视，微量元素在人体内含量很少，短时间禁食不易缺乏，因而无需补充，但长期禁食则需每天补充[6]。

4　小结

综上所述，我院肠外营养使用基本合理，但仍有改善的空间，临床医师较多注重药物剂量是否符合常规，但所添加的营养药物品种比较单一，成分不均衡，应根据患者个体差异和临床检验结果，注重多种营养成分共同输注；TPN 处方也应符合药物经济学原理，临床应用频率较大的药物应是 DDD_c 值偏小的药物，以免造成患者过重的经济负担。促进 TPN 的合理使用，使患者最大受益，能更好地提高治愈率，加快康复，缩短住院时间，改善临床结局。

参考文献　略。

例文 3　重症护理协作管理现状调查分析与研究思路

（马继红等．引自现代医院）

随着军队医疗编制体制的改革，护理人员及技术结构发生了巨大变化，非现役文职护士、地方聘用的合同护士已经成为军队医院护理队伍的重要力量。然而，由于人员成分新，技术力量不足，使当前军队医院急危重症护理质量保证受到一定影响。为此，根据军队医院重症护理管理中的具体现状需求，研究制定重症护理技术协作管理的新模式，是医院护理管理者所面临的、需要亟待研究解决的课题。

1　调查方法、内容与结果

1.1　采用封闭型问卷调查法[1]，应用自行设计的问卷，在我院 38 个护理单元中，随机选取 1 名 5 年资以上护理人员进行问卷调查，同时对 8 名院外护理人员进行电话询问。

1.2 问卷内容为日常重症护理协作管理所涉及的部分项目，选取 15 项，列出三个答案。其中 8 项内容主要是对科室监护资源利用、危重病人管理与协作情况的调查；另 7 项内容主要是对护理人员掌握危重病护理技术情况的调查。调查问卷内容包括：被调查人所在科室心电监护仪的数量、近三年参加系统危重病人监护培训的形式、科室近年的重症护理率、发生重症护理疑难问题时解决的方法、科室每年应用呼吸机病人的数量、ICU 或专科中心协助科室解决重症疑难护理问题的情况、所在科室病人合并非专科的疾病或有非专科技术操作时的处理方法、所在科室危重病人骤升而护士不足时的处理办法以及与危重病人抢救监护有关的常用技术和观察指标等 15 个问题。

1.3 调查结果表明，现行的医院重症护理协作管理存在一定的缺陷，造成医院总体重症护理技术水平不高。在对危重病人的协作管理上不系统、不规范，重点科室和优势特色科室未起到龙头作用，未充分发挥技术的协作指导和帮带作用。

2 调查分析

2.1 护理人员未经过系统的重症护理技术培训，缺乏协作的意识

调查问卷前 8 项内容表明，科室年重症护理率在 10% 以上的科室占 89.1%；年内应用呼吸机病人数量在 5 人次以上的科室占 71.7%；拥有心

电监护设备的科室占 89.0%。可以看出，科室重症病人是多的，病人的病情是重的，监护设备也是充足的。但是，73.9% 的护理人员却未参加过系统危重病人护理培训，这些人员均分布在普通临床科室里。当发生重症护理疑难问题、病人合并非专科的疾病和技术操作或所在科室危重病人骤升而护士不足时，在没有解决的经验和基础时，84.3% 的护理人员采取的是自行解决的办法。只有 15.2% 的护理人员认为有重症护理疑难问题时请求院内会诊；在合并非专科的疾病和技术操作时，只有 6.5% 的护理人员认为需请相关专科指导；在病人骤升而护士不足时，只有 21.8% 护理人员认为需请求护理部解决，而只有 6.5% 的护理人员认为护理部应主动协调相关人员进行支持和补充。由此看来，科室护理人员缺乏协作意识，而护理管理人员和管理部门对医院的护理技术协作认识不够，未在医院的整体上发挥协调作用，使护理人员得不到有效的系统培训，从而影响了医院重症护理的质量。

2.2　重症护理协作缺乏标准、规范和制度，导致重点学科和优势科室不能充分发挥作用

问卷调查中，67.4% 的护理人员指出在发生重症护理疑难问题时，得不到医院专科中心、重点学科和优势科室的帮助和指导。上述单位尽管具有独特先进的重症监护技术，但存在着技术协作不规范、无具体遵循模式等，致使普通科室的

重症护理技术不能充分利用上述单位的技术资源，尤其是军队中心医院和军队基层卫生医疗体系得不到及时的指导和帮助，重点科室及特色科室的技术优势也不能充分发挥。

2.3　现代化的监护抢救仪器不能有效利用，造成资源的浪费

问卷调查发现，89.1%的科室拥有重症监护设备。然而，69.6%的普通临床科室的护理人员，不能十分准确地监护病人的病情变化。尤其是心电监护仪器的使用，相当部分的普通科室护理人员只单纯用来观察心率的变化，对于常见的心电病理变化不能够正确判断。另外，医院重症病人波动较大，当科室重症病人较少时，监护抢救仪器闲置；当科室重症病人较多时，监护抢救仪器紧缺。在上述情况下，医院管理部门又无具体的科学管理措施来保证设备的充分利用，从而造成了资源的浪费。

3　医院重症护理协作管理的研究思路

通过对医院重症护理协作管理的现状分析后认为，为了适应医院危重病人护理的需要，提高科室护理的科技含量，对重症护理技术的管理理论必须更新和发展，在重症护理协作管理上要进行深入系统的研究，才能迅速有效地提高医院的综合技术水平。

3.1　以重症病人护理为技术协作管理的主体

随着医学技术的飞速发展，尤其是先进医疗、

抢救、监护、诊断等仪器设备的引进，急危重症监护技术有了迅速的发展，国内外多数医院都相继建立了 ICU、CCU、IICU、NICU、RCU 等，各类监护病房建立以后，护理人员在重症病人的护理过程中发挥着重要的主体作用，对重症病人护理技术水平迅速提高，其临床效果显著，使众多的重症病人转危为安，尤其是生命质量得到迅速改善。医院重症护理质量的提高，是医院总体医疗综合实力增强的具体体现。因此，在设计中要体现"以危重病人为中心"的协作理念，把重症护理作为协作的主体，是带动医院普通科室共同提高护理技术水平的基础，是提高护理综合质量的关键。

3.2 以医院监护重点科室和专科优势科室为协作的龙头

我军卫勤管理专家张立平、吉农曾言，医院重点学科和专科技术中心的建设是医院突出的特色，是适应社会化、专业化建设的一项长期战略任务。要求医院重点学科和专科技术中心发挥带头作用和辐射作用，在一定范围内组织技术协作攻关，可以包括一般业务联系、现场业务指导和进行联合协作攻关等。因此，医院的护理技术管理要以监护的重点科室 ICU 和专科中心为医院重症护理技术建设的"排头兵"，发挥重点学科和专科技术中心的带头和辐射作用，对医院的技术建设的总体发展和医疗技术水平的提高具有重要的现实意义。所以，在设计中要体现三个方面：一是规律的指导性。在现代医学技术飞速发展的今天，重症护理学科涉及的领域非常广泛，学科之间的相互交叉及并融已经是普遍的现象。学科技术建设中，各个学科固然都有它建设和发展的特殊性，但是又有共同遵循的普遍规律。因此，抓好重点学科 ICU 这个护理专科中心的建设，发挥它们的优势作用，探索医院重症护理技术的发展规律，对于指导其他相关学科的发展无疑起着重要作用。二是经验的借鉴性。ICU 的重症监护技术和专科技术中心的特色护理技术都是经过多年的建设和几代人努力的结果，在建设过程中，都有自己独创的发展特色、发展模式和发展途径，积累有丰富的经验，认真学习和借鉴这些经验，可以使其他相关学科少走弯路，加快发展，以达到共同提高的目的。三是技术的帮带性。要利用 ICU 和专科技术中心的技术特色和优势，通过发挥这些特色和优势，使护理的新业务和新技术较快地在相关科室中得以应用，提高医院重症护理的整体技术水平。他们是医院护理学科建设的龙头，起着至关重要的作用。

3.3 以持续改进医院总体重症护理质量为目的

持续质量改进是 ISO 9000 标准中的八项基本原则之一，是在全面质量管理基础上发展起来的更注重过程管理、环节质量控制的一种新的质量管理理论。近年来，这项管理理论被应用于医疗服务质量管理中。持续质量改进要求在全面质量管理基础上，以系统论为理论基础，以顾客的需求为动力，采用持续的针对具体问题的资料收集、质量评估方法进行改进，从而提高质量[2]。持续质量改进帮助我们不断寻求重症护理协作过程中的不良因素，不断关注被协作单位的需要，通过过程的、持续的、预防性的协作管理和改进，持续不断地提高医院重症护理质量[3]。为此，在进行持续质量改进中，建立一个良好的测量系统，特别是对重症病人的危重程度和护理效率的测量，尤为重要。因此，我们要建立的重症护理评估积分体系，要体现当前病人的危重程度、护理干预措施及护理工作量，要能够使重症护理协作的需求得到准确识别，并通过评估测量获得准确及时的技术资源和人力资源的协作补充，达到资源共享、预防为主、过程控制和持续质量改进之目的。

3.4 以系统论方法为重症护理技术协作管理的基础

系统是由多个部分组成的一个整体，这些组成部分互相依赖、互相作用、互相制约，完成特定的整体功能[4]。系统内部各元素之间、结构与功能之间存在着复杂的相互作用，其中结构决定功能，功能反作用于结构，主要元素决定次要元素，次要元素反作用于主要元素。系统又是分层次的，一个系统常属于一个更大的系统。系统的组成部分本身就是一个较小的系统。进行系统分析就是把一个系统分解开来，对它的每个部分逐个进行分析考察。而进行系统设计则是把各个部分(分系统或要素)组合起来，使之成为具有特定功能的系统，在研究任何一个系统时，都需要做分析和设计工作，要运用系统分析技术这一方法论，注重从整体的角度来体现军队医院重症护理协作管理效益的最优化。按照系统分析原理对拟建立的重症护理协作管理系统进行定性和定量分析，采取内部条件与外部条件相结合、当前利益与长远利益相结合、局部利益与整体利益相结合、定性分析与定量分析相结合的系统分析原则，系统地确定该研究课题的目的、方案、模式、费用、效果、评价标准，以达到所建立的重症护理协作管理系统的最优化、模型化、程序化[5]。

参考文献 略。

调查分析性护理论文的文题要求鲜明、准确、具体，以概括文章的中心内容为主，并对范围、数量等需要作出具体限制，其后常表明方法。如例文 1 是一篇典型的调查分析性论文，有研究对象、调查方法，并对调查的结果进行统计学处理，从不同角度进行分析，并提出前瞻性的解决办法和途径，是一篇严谨规范、科学分析全面的调查分析类的典型范文。例文 2 分析评价某院肠外营养类药物的使用情况，统计分析 2015 年 6～12 月肠外营养类药物的使用数量、金额、用药频率、所占同类药物的百分比及排序等。提出了医院内肠外营养类药物使用应加强与临床医师的沟通，同时提出了促进药物合理使用的建议。例文3《重症护理协作管理现状调查分析与研究思路》，这一标题中"重症护理协作管理现状"是文章的论题，也就是中心内容；而"分析与研究思路"是论文论证的方法。

4. 说理性护理论文 是指运用逻辑推理的方法来阐明某种护理科技理论以及在护理实践中的应用价值的一种论文类型。这种论文着重阐述某种先进科技理论的含义、特点、途径、意义、作用、功能、应用价值和发展前景等理论。这类论文与一般的议论文基本相似，只不过它以科学理论或科学技术为主要内容。一般按逻辑顺序来设计结构，其格式分为标题、引言、正文和结尾几个部分。

例文 危重症护理技术协作网络的构建

（马继红等．引自中华医院管理杂志）

摘要 为了提高医院的危重症病人的护理质量和抢救成功率及生命质量，采用前瞻性的实践方法构建了护理技术协作网络。通过组织危重症病人的护理技术培训、查房与会诊和扩大危重症护理技术协作网范围，将量化手段引入管理，还应用重症病人评估积分网络管理病人，应用危重症护理技术训练测评系统管理护理人员，提高了护理人员的素质，使人力资源得到合理配置，促进医疗质量和两个效益的明显提高。由此不难看出，危重症护理技术协作网络有应用推广价值。

关键词 危重症；协作网；护理技术

目前，我国综合医院分科较细，当遇到危重疑难病人发生非专科护理问题或开展新业务新技术时，使护理的难度增大，解决这一矛盾的有效方法是进行专科护理技术协作。而 ICU 是危重病人和先进监护抢救设备集中的科室，如何发挥 ICU 和优势科室人力和设备的功能，实现重症监护技术资源共享，是摆在护理管理者面前的一个重要课题。为此，我院于 1997 年初，建立了以 ICU 为中心的危重症护理技术协作网络[1]，取得了明显效果。

1 指导思想

危重症护理技术协作网络在管理和运用中，利用 ICU 及特色专科的人力、物力、技术资源的优势，有计划、有组织、有秩序地对院内外进行重症监护技术的协作和帮带；对医院护理人员进行技术培养和调配；对监护设备进行使用协调和指导；实现重症护理技术的优势互补，最大限度发挥医院护理人才和设备的作用，提高医院整体重症护理水平，达到高质量地配合医疗工作的展开，为人类的健康服务。

2 技术路线

危重症护理技术协作网络是护理管理的一个

子系统，其研究一是以 ICU 为主线与院内各科室联网；二是与院外联网作为研究的思路。也就是其系统结构是以 ICU 为主线，以各科室为分线，主线与分线有组织、有秩序地运转，加速重症护理技术方面的最新信息、先进技术、资源设备的流通，协同配合并研究处理解决重症护理中的疑难点。网络系统的构架具有等级性和多侧面性。等级性是指网络在纵向水平与上一级医院，如中国人民解放军总医院（301 医院）和地方知名度高的医院。下级医院则包括军区内外中小医院和县市地方医院构成垂直系统。向上学习，向下帮带，吸取新业务、新经验，传递先进信息、成熟技术；多侧面性是指网络在横向层面拥有若干相互联系、相互制约又各自相对独立的平行部分，包括平级医院及医院内部各科室，体现各专科护理技术优势互补、协同配合的关系。同时网络各层面又可纵横交叉，形成上下并重、多面并举的高级系统。

3　研究工作的实施

3.1　建立护理技术协作网络

自 1997 年以来，我院根据国家和军队等级医院标准中对护理技术管理的要求，按照系统管理理论制定了《危重症护理技术协作网络的实施方案》。为此，成立了以护理部主任为首的危重症护理技术协作领导小组和以主管助理员具体负责的危重症护理技术协作指导小组，确立了 ICU 为医院的危重症护理技术协作中心，聘请了院内外知名度较高的护理、医疗专家担任顾问和指导。明确职责，按重症护理质量标准进行监控指导。护理技术协作以院内协作为主，通过对危重症护理技术的挂钩帮带指导，形成完善的危重症护理技术协作网络。

3.2 组织危重症护理技术培训

每年组织 4～6 次高层次的学术活动，请院外知名度高、有权威性的专家授课，主要内容为监护技术、多脏器衰竭的监护及处理、仪器应用及国内外重症监护方面的新进展等。使广大护理人员对重症病人的系统监护有了更深刻的理解。对危重症护理技术协作指导中心人员培训的方式主要是外出进修和参加全国及国际监护培训班，以拓宽监护的知识面，了解掌握国内外监护技术的新进展。同时安排军区范围内各医院和院内各专科护理骨干(包括护士长)每年到我院 ICU 轮转学习至少 1～2 周。

3.3 组织危重症护理监护教学查房和会诊

危重症护理监护教学查房以 ICU 为主讲单位，各有关科室的护理骨干参加，按年初计划内容，结合所监护的病人，进行分析指导，拿出具体的、有特点的、合理的处理意见。例如：某一外科后恢复室刚刚建立时，对术后病人仪器监护方面缺乏经验，致使上万元的监护仪器闲置。危重症护理监护技术协作网络人员针对这种情况，及时在网络中心组织有关科室，进行监护仪器操作方法及观察指标的教学查房，使护士们很快掌握操作要领和观察技术。另外，各专科按急需解决的护理问题每月组织 1 次护理查房，提出临床护理监护中具体的疑难问题进行讨论，主管助理员和总护士长参加。对于疑难重症病人及仪器设备使用过程中出现的问题，及时组织全院性的护理会诊[2]，请 ICU 和具有护理优势的科室介绍各专科成熟的护理抢救经验和做法，指导仪器应用及调试，提出具体可行的护理措施。对于院内不能解决的重症疑难问题，可请上级医院或在该护理技术上有特色的院外医院会诊。同时，还制定了紧急护理监护会诊制度，可随时请求 ICU 值班护师或网络小组会诊。

3.4 扩大危重症护理技术协作的范围

我们主要与中国人民解放军总医院、首都医科大学附属北京安贞医院、沈阳军区总医院、香港威尔斯亲王医院构成协作单位，聘请重症监护技术专家担任顾问，并定期讲学，加强技术沟通，互通有无。

3.5 量化手段引入危重症护理技术协作网络

3.5.1 建立重症病人评估积分网络

参照美国 APACHE Ⅱ[3] 系统评分法和加拿大 PRN 护理管理工作法[4]，建立了符合我国国情并且能够科学、合理地反映护理工作量的"重症病人评估积分法"。各科室将一级护理以上病人情况及时输入计算机系统，网络在获得各类病人的情况和积分后，按照积分的不同对病人和科室进行分类。对一类病人和科室每日 1 次，对二类病人和科室每周 1 次，对 3 类病人进行随机监控，并为网络护理质控、技术指导、人力和设备的调配提供依据。

3.5.2 建立危重症护理理论技术指导系统

将重症监护理论和技术的知识输入计算机系统，各科室遇到重症护理问题时可立即查阅。同时，该系统具有放大功能，随时可将先进的重症护理技术和经验输入，使信息资源增加，并迅速传播利用。

3.5.3 建立危重症护理技术训练测评系统

将有关重症监护的知识编制成以理解为主的试题，每小题 5 个答案，为单项选择题，可随时随地对科室各级护理人员进行测评。考核结束后计算机自动评卷打分，考核成绩记录在案。平时科室可进行监护知识的训练。

3.5.4 建立重症护理质量控制系统

按照总后等级医院管理标准中对重症护理工作的要求，建立网络重症质量检控点库，将质量检控点的具体分类内容分别编入软件系统并按需要排列组合，绘制成方便应用的检查表并能计算出检查结果。

4 基本成效

4.1 临床效果得到明显改善

采用回顾性调查法对 1994 年以来网络建立前后 695 例危重病人和 6328 例大手术后病人进行调

查分析，并运用危重病人评估积分及死亡预测方程预计死亡风险程度。结果表明，在死亡风险率无显著差异的情况下，重症护理合格率由 1994~1996 年的 98% 上升到 1997~1999 年的 99.1%，住重症监护病房和术后恢复室时间由 1995 年平均 6 天降至 1999 年的 4 天。护理并发症由 1995 年的 2.4% 下降到 1999 年的 1.2%。

4.2　护理人员素质得到迅速提高

由于我们在护理人员中加大了重症监护的培训力度，使护理人员获得了许多现代化的监护技术和相关学科的护理理论知识，从而降低了并发症和病死率，提高了病人的生存质量。同时，提高了病人对护理工作的满意率，由 1996 年的 94.7% 增到 1999 年的 98.8%。

参考文献　略。

说理性护理论文的重点部分在"正文"，正文通常以证明论证和排列论证两种结构形式存在，前者是在论文的引言部分提出论点，然后在正文中直接用论据进行论证，这是一种最基本、最常见的结构形式；后者则是在引言中提出一个总论点，然后在正文中罗列若干个分论点，并从不同角度围绕总论点进行阐述或论证。

(二) 按护理研究内容大小分类

按护理研究内容及其涉及面的大小不同可以把论文分为宏观性护理论文和微观性护理论文。

前者属国家全局性，并带有普遍性指导意义或应用价值，其研究面宽而深奥，具有较大的影响力；后者则对局部或相关部门的工作有一定指导意义，而其研究内容具有局限性与具体性，其影响面比前者相对窄一些。

《中国护理事业发展规划纲要》(原卫生部)对我国护理事业的发展具有极其重要的指导意义，这也可以说是一篇宏观性护理论文。《中华护理杂志》2007年第6期刊登刘苏君《"专业护士"是护理学科内涵建设的重要阶段》的文章，对我国护理事业的发展，特别是对其中所提出的在临床专业性、技术性较强的专科护理领域，有计划地开展专业护士培训，具有极其重要的指导意义。文章正文的最后两段对我国"专业护士"的培训途径和对护理教育工作者的任务与期望，阐述精辟清晰，值得精读与思考。我国各地"专业护士"的培养刚刚起步，处于探索积累阶段。当前最为重要的是在《中国护理事业发展规划纲要》的指引下，创新理念，丰富实践，结合本地区的特点，积极探索培训、造就专业护士的方法与途径。面对新的任务，必然会出现许多新的问题，如何确定专业性较强的领域。在各种资源有限的情况下，优先发展哪些专业；怎样界定专业护士的培训对象；如何设定培训课程，又应该如何达到培训目标；相关概念的探讨与界定，这些问题亟待从实践中寻找答案。研究之前的推断是假设，研究之后的结论是真理。

（三）按护理论文议论性质不同分类

护理议论文中的议论是文章的主要表达方式，必须完整地由论点、论据和论证三个要素组成。护理议论文按其议论的性质不同可以把护理论文分为护理立论文和护理驳论文。前者是指从正面阐述论证作者的观点和主张，主要侧重于以立论为主，并要求论点鲜明，论据充分，论证严谨，以理服人；后者是指通过反驳别人的论点来树立自己的论点和主张，主要侧重于以驳论为主，批驳某些错误的观点、见解或理论。其文章结构除具有前者对论点、论据、论证的要求以外，还要求针锋相对，据理力争，其实立论与驳论这两种议论方式是相辅相成、对立统一的。从立论角度讲，按照逻辑思维基本规律中的矛盾律，确立任何一个论点，就意味着否定和批驳一个同它相矛盾或相反的论点；从驳论角度讲，按照逻辑思维基本规律中的排中律，驳斥任何一个论点，也就意味着肯定和确立了相矛盾的另一个论点。在护理议论文中通常以立论文为主，在护理评述文体论文中可出现护理驳论文。比如，《加强证据管理以减少护患纠纷》[廖秀梅．临床误诊误治，2011，7（24）：100~101]文章中从下列三个方面对证据管理过程中出现的问题进行驳论：①护士法律知识和自我保护意识淡薄；②护士缺乏证据意识导致纠纷复杂化；③护理记录缺乏反映病情的客观内容。做到了论点分明、论据充足、论证确切有力，从议论性质上可属于驳论文的一种形式。

(四)按期刊论文体裁分类

在护理期刊中，按论文的体裁可分为：论著、调查研究、护理教育、经验探索、护理综述、护理评论、护理管理、专科护理、译文、护理科普等类型。

1. 论著 论著类护理论文是总结护理领域中基础研究、临床研究、理论研究等方面的研究成果而撰写的学术论文。论著是各种学术期刊的核心部分，其写作结构体现了护理论文的标准形式。如《气管插管病人舒适体位的探讨研究》[王亚丽. 解放军护理杂志，2003，20(1)：42～43]等都是论著类护理论文。

2. 护理讲座 是向读者系统介绍某一专题领域的基本知识或最新发展状况的文章。护理讲座的内容较一般教材深入、新颖，该类论文的内容丰富、详细、具体，为护理人员提供获得专业知识学习的机会。如《循证护理学》[朱丹，成翼娟，龚姝. 护士进修杂志，2003，18(2)：102～105]。

3. 经验探索 经验交流类护理论文包括科研方法、科研经验、临床病例分析、临床病例讨论、个案报告等内容的文章。如反映首次发现的疾病、临床罕见的或特殊的病例、对某种疾病的诊疗所做的回顾性总结等。该类论文不同于论著那样需要进行系统研究，只要报道内容实事求是，有学术价值就可以写成文章进行交流或发表，从而进一步指导临床实践。如《心脏术后输低温血引起心脏骤停一例报告》[马继红．中华护理杂志，1987，11（22）：527]。

4. 护理综述 综述是将客观资料与主观论断融为一体的科技情报研究工作的表达形式。护理综述主要反映护理某一专题或某一领域在一定时期内的护理新动态、新进展、新技术、新产品的进展情况。需要作者围绕某个问题收集一定历史时期的有关文献资料，以自己的实践经验为基础，进行消化整理、综合归纳、分析提炼写出概述性、评述性的专题学术论文。如《机械通气并发肺部感染的预防和护理现状》[郭云萍，马继红．现代中西医结合杂志，2011，11（8）：12～130]。

5. 护理评论 护理评论的写作文体包括：述评、书评、编者按及编辑部文章等，该类文章体裁是开展护理科研和学术交流常用的形式。护理评论的写作目的是对当前某一专题或领域的研究工作或学术成果，进行全面、深入地分析和评论，明确方向，总结经验，对科研工作的开展起到指导作用。如《中华护理杂志临床护理对照试验性文献评价》[朱丹，黄文霞，李卉青，等．中华护理杂志，2003，38（9）：751～752]。

6. 护理查房 是以对话的形式进行临床护理病例讨论。内容是根据护理工作中疑难病例的实际资料从护理诊断、护理措施的角度进行讨论和复习，提出解决疑难病例的具体措施。该类体裁的文章联系实际，解决临床具体问题，通俗易懂，具有较好的临床指导意义。如《运用护理程序对鼻咽纤维血管瘤病人围手术期的护理》[樊立伟，李秀霞，蔡庆艳，等．实用护理杂志，2003，19（6）：53～54]。

7. 护理管理　是以临床护理管理中的问题、经验及新方法的探讨研究为主题，内容宽泛，既有前瞻性的调查研究，又有经验的介绍；既有新方法的研究应用，又有问题分析与对策。目的是对护理管理工作进行指导帮助，实施现代化的科学管理。

8. 译文　护理译文是将外国语言的护理论文译成汉语或将汉语形式的护理论文译成外国语言的护理论文。翻译护理文章是一个再创造的过程，应注意选题的科学性、新颖性、实用性。通过译文可以了解国际护理动态，促进我国护理事业的发展。

9. 护理科普　是护理工作者将护理疾病、保健知识用文学手法巧妙地融为一体的一种文章形式。护理科普文章以通俗、普及、大众化、实用性的特点向广大群众普及自我保健和防病治病的知识及方法。科普文章篇幅较小，题材广泛，一般选择能说明和解决一两个大众所关心的问题，运用多种文学手段，透彻地说明科学的道理。

10. 技术革新类论文　是指在护理领域内重大技术革新或具有创造性的改进，推广介绍新技术设计与应用的论文。

11. 报道类论文　是对护理工作中罕见的或特殊的病例，新的护理方法或护理器具改革的成果等具体事实加以报道的论文。此类论文一般不像论著那样需要进行系统研究，原始工作也不一定需要笔者亲自参与，只要报道内容实事求是，有学术价值，就可以写成文章进行交流或发表。临床观察型与经验介绍型护理论文以及个案护理论文均属于报道类护理论文。

(五)按科技论文发挥的作用分类

按护理论文发挥的作用不同可分为学术性论文、技术性论文和学位论文。

1. 学术性论文　指研究人员提供给学术性期刊发表或向学术会议提交的论文，它以报道学术研究成果为主要内容。学术性论文反映了该学科领域最新的、最前沿的科学水平和发展动向，对科学技术事业的发展起着重要的推动作用。这类论文应具有新的观点、新的分析方法和新的数据或结论，并具有科学性。

2. 技术性论文　指护理技术人员为报道护理技术研究成果而提交的论文，这种研究成果主要是应用已有的理论来解决设计、技术、设备、材料等具体技术问题而取得的。技术性论文对技术进步和提高生产力起着直接的推动作用。这类论文应具有技术的先进性、实用性和科学性。

3. 学位论文　指学位申请者提交的论文。这类论文依学位的高低又分为以下 3 种。

（1）学士论文 指大学本科毕业生申请学士学位要提交的论文。工科大学生有的做毕业设计，毕业设计与科技论文有某些相同之处。论文或设计应反映出作者具有专门的知识和技能，具有从事科学技术研究或担负专门技术工作的初步能力。这种论文一般只涉及不太复杂的课题，论述的范围较窄，深度也较浅。因此，严格地说，学士论文一般还不能作为科技论文发表。

（2）硕士论文 指硕士研究生申请硕士学位要提交的论文。它是在导师指导下完成的，但必须具有一定程度的创新性，强调作者的独立思考作用。通过答辩的硕士论文，应该达到发表的水平。

（3）博士论文 指博士研究生申请博士学位要提交的论文。它可以是一篇论文，亦可以是相互关联的若干篇论文的总和。博士论文应反映出作者具有坚实、广博的基础理论知识和系统、深入的专门知识，具有独立从事科学技术研究工作的能力，应反映出该科学技术领域最前沿的独创性成果。因此，博士论文被视为重要的科技文献。

学位论文要经过考核和答辩，因此无论是论述、文献综述，还是介绍实验装置、实验方法都要比较详尽，而学术性或技术性论文是写给同专业人员看的，要力求简洁。除此之外，学位论文与学术性论文和技术性论文之间并无其他严格的区别。

在科学技术研究工作中，人们的研究内容和方式是不同的，有的以实验为研究手段，通过实验发现新现象，寻找科学规律，或验证某种理论和假说。总之，实验结果的科学记录和总结就是研究工作的成果。有的是先提出假说，再进行数学推导或逻辑推理，或者借助数学方法作为研究的手段，用实验结果来检验理论，这类论文以论述或论证为中心，或提出新的理论，或对原有的理论作出新的补充和发展，或作出否定；有的研究对象虽然属于自然科学或工程技术范畴，但论述的方式却类似于社会科学的某些论文，即用可信的调查研究所得的事实或数据来论证新的观点等。

（六）按资料来源分类

1. 原著性论文 是指作者根据自己研究的课题，将经过调查或实验研究、临床观察等所得到的相关素材、数据等进行总结的文章，即资料应为自己亲历的第一手资料，并且有自己的见解或新观点、新方法、新结论，主要包括调查研究报告、临床观察、病例报告和护理理论方面的新观点、技术成果或某种新理论、新技术应用于实践所取得的新进展的科学总结。

2. 编著性论文 是指围绕所选论题，以本人发表的文献为主，结合本人的部分研究资料或经验，分析、提炼、总结他人资料，按本人构思的论述框架所撰写的文章。它不仅反映某一学科或某一专题的过去、现状、进展与发展趋势，而且还反映作者的新观点、新见解、新设想，使所论专题更加系统化、条理化、完整化，为开展新研究提供参考。编著性论文包括多种形式，在护理学科图书中以编著为主，在护理期刊中以护理综述为代表。编著类文章具有很高的参考价值，但护理综述目前还相对较少，且综述的水平不高，因此有必要加快护理学科发展速度、强化护理人员科研意识、完善知识结构，特别是提高护理人员的编写能力。

第八章 护理论文的撰写方法

护理工作是一项具有科学性、连续性、继承性、时间性很长的特点的专业，在医疗实践中有着举足轻重的作用。护理论文是护理工作者进行学术交流的重要形式，为此，在进行护理专业论文写作过程中，按照思维活动的特点与规律，可进行选题、策划、观察、试验、选材、拟定提纲、构思起草、修改定稿等。

第一节 护理论文的形成过程

一、选题

选题是论文写作关键的第一步，直接关系论文的质量。对于临床护理人员来说，选择论文题目要注意结合学习与工作实际，根据自己所熟悉的专业和研究兴趣，适当选择有理论和实践意义的课题。选题宜小不宜大，只要在学术的某一领域或某一点上，有自己的一得之见，或成功的经验，或失败的教训，或新的观点和认识，言之有物，读之有益，就可以作为选题。选题时要查看文献资料，既可了解别人对这个问题的研究达到什么程度，也可以借鉴人家对这个问题的研究成果。需要指出，选题与护理专业论文的标题既有关系又不是一回事。标题是在选题基础上拟定的，是选题的高度概括，但选题及写作不应受标题的限制，有时在写作过程中，选题未变，标题却几经修改变动。

二、论文设计

设计是在选题确定之后，进一步提出问题并计划出解决问题的初步方案，以便使科研和写作顺利进行。护理论文设计应包括以下三个方面。①专业设计：根据选题的需要及现有的技术条件所提出的研究方案。②统计学设计：运用卫生统计学的方法所提出的统计学处理方案，这种设计对含有试验对比样本的护理论文的写作尤为重要。③写作设计：为拟定提纲与执笔写作所考虑的初步方案。总之，设计是护理科研和论文写作的蓝图，没有"蓝图"就无法工作。

三、试验与观察

从事基础或临床护理科学研究与撰写论文，进行必要的动物实验或临床观察是极重要的一步，既是获得客观结果以引出正确结论的基本过程，也是积累论文资料准备写作的重要途径。试验是根据研究目的，利用各种物质手段（试验仪器、动物等），探索客观规律的方法；观察则是为了揭示现象背后的原因及其规律而有意识地对自然现象加以考察。两者的主要作用都在于搜集科学事实，获得科研的感性材料，发展和检验科学理论。两者的区别在于"观察是搜集自然现象所提供的东西，而实验则是从自然现象中提取它所愿望的东西"（巴甫洛夫）。因此，不管进行动物实验还是临床观察，都要详细认真。以各种事实为依据，并在工作中做好各种记录。

有些护理论文的撰写并不一定要进行动物实验或临床观察，如护理管理论文或护理综述等，但必要的社会实践活动仍是不可缺少的，只有将实践中得来的素材上升到理论，才有可能获得有价值的成果。

四、资料收集与处理

资料是构成论文的基础。在确定选题、进行设计以及必要的观察与试验之后，做好资料的收集与处理工作，是为论文写作所作的进一步准备。

论文资料可分为第一手资料与第二手资料两类。前者也称为第一性资料或直接资料，是指作者亲自参与调查、研究或观察到的东西，如在试验或观察中所做的记录等都属于这类资料；后者也称为第二性资料或间接资料，是指有关专业或专题文献资料，主要靠平时的学习积累。在获得足够资料的基础上，还要进行加工处理，使之系统化和条理化，便于应用。对于论文写作来说，这两类资料都是必不可少的，要恰当地将它们运用到论文写作中去，应注意区别主次，特别对于文献资料要在充分消化吸收的基础上适当引用，不要喧宾夺主。对于第一手资料的运用也要做到真实、准确、无误。

五、拟写论文提纲

拟写护理论文提纲是论文写作过程中的重要一步，可以说从此进入正式的写作阶段。首先，要对学术论文的基本类型（常用格式）有一概括了解，并根据自己掌握的资料考虑论文的构成形式。对于初学论文写作者可以参考杂志上发表的论文类型，做到心中有数。其次，要对掌握的资料做进一步的研究，通盘考虑众多材料的取舍和运用，做到论点突出、论据可靠、论证有力，各部分内容衔接得体。第三，要考虑论文提纲的详略程度。论文提纲可分为粗纲和细纲两种，前者只是提示各部分要点，不涉及材料和论文的展开，对于有经验的论文作者可以采用。但对初学论文写作者来说，最好拟一个比较详细的写作提纲，不但提出论文各部分要点，而且对其中所涉及的材料和材料的详略安排以及各部分之间的相互关系等都有所反映，写作时即可得心应手。

六、写作构思

写作构思是在论文提纲完成之后，作者运用手头的资料在写作提纲的指导下进行全文内容结构的思维活动。构思的实质就是对已有的资料信息作进一步的加工整理，也就是对选题立意、策划布局以及论点、论据、论证进行反复推敲、琢磨，再三斟酌，勾画出从远及近、由模糊而渐清晰的全文轮廓，俗称"腹稿"。

各种不同文体的护理论文，都应该是护理实践成果的总结。作者要集中精力，积极启动思维活动，并贯穿写作步骤的始终，特别是在论文论题确立之后，当着手材料整理分析、论点的提炼之时，就进入思维活动的活跃高峰，这就是构思。

在护理论文写作步骤的构思过程中，除了依靠科学逻辑思维之外，特别需要依靠创造性思维，才能显示论文的新颖性。构思阶段运用创造性思维要做到：①充分运用创造性思维的独特性，也就是发挥求异思维能力，敢于对护理实践中人人"司空见惯"，或"完美无瑕""至高无上""天衣无缝"的事理事物提出质疑，大胆提出新的观点或新的见解。只有对未知世界产生浓厚兴趣，对现有的理论和种种现象大胆提出疑问，才能获得新的发现。当然，敢于质疑并不等于怀疑一切，要尊重事实，坚持"实践是检验真理的唯一标准"。②是敢于力破陈规，锐意进取，勇于向旧的传统和习惯势力挑战，抗拒权威势力的心理压力，只有这样才能解放思想，有所发明，有所创造；同时还能突破自我"思维定式"，不固执己见，以求获得全新的见解。③必须认识储存材料是实现创造性思维的决定性条件。要知道创造性思维不能离开必要的材料，离开了现实材料信息，思维就失去了对象，也就根本无法进行，特别是前沿性材料是进行创造性思维的前提。所谓前沿性材料，是指本学科信息系统中特别活跃的表层新资料，即最新的科技信息。只有这种材料才有利于突破旧有的思维模式，实现新的思维定向，为展开创造性思维奠定物质基础。

七、执笔起草

在有了好的选题、丰富的材料和详细的提纲基础上，开始进入执笔起草阶段，也标志着护理论文书写步骤已进入表达研究成果的阶段。一篇高质量、比较有分量的护理学术论文，内容必须新颖、充实，文字表达要精炼、确切，语法修辞要规范。因此，要特别注重下列问题。

（一）按规范格式起草

要按照护理论文书写格式执笔起草，总的要求是按提纲内容的自然顺序书写，如若遇到引言部分难以驾驭，无从下笔，也可撇下引言从中间主体部分写起，即从本论部分或材料与方法、结果、讨论部分写，这是作者考虑最多、最成熟的部分，写起来能得心应手。主体部分完成后，回头再写引言，就会感觉容易得多。

（二）按稿约要求起草

有关护理论文书写要求，必须详细阅读投稿

期刊的稿约，一定要按照期刊稿约的有关规定执笔起草，绝对不能随心所欲，否则必然会劳心劳力，结果难免败笔。

（三）执笔起草要求"一气呵成"

所谓执笔起草一气呵成，就是指在执笔起草的全过程中要求思维的连续性，尽量排除各种干扰，集中精力，从大处着眼，不重小节，也就是只注重立论的逻辑性，并不去反复推敲词语，使文章书写能在短期内一气呵成。即使对于篇幅较长的护理论文，也要部分一气呵成，中途不要停顿。

论文执笔起草能做到一气呵成可以保持思维的连续性、全文构思的连贯性、语词逻辑的严谨性、行文首尾的一致性；再者稿件完成快，不致于因起草时间过长，而破坏作者的写作信心和写作热情。

八、修改

护理论文撰写结束并非大功告成，修改对保证和提高论文质量起着重要作用。鲁迅说过："文章写好以后，最少看两遍"。反复阅读是为了纵览全局，发现问题，找出修改方向及内容，尤其应注意文章的整体结构及论点、论据与结论的辩证统一。同时对诸如用词、语法、标点符号等写作技术问题也应给予注意，不妥之处加以改正。文章修改也不可能一次完成，若当时改不好，可以放一段时间再来推敲，又会发现问题，再加以修改，使之更臻完善，即所谓"冷处理"。另外，论文完成后最好请同行造诣较深者审阅，虚心征求意见，以求指正，对论文修改颇有益处。

九、定稿

护理论文撰写完毕，便进入定稿阶段。编辑部或出版社的收稿要求是"齐、清、定"。齐，即稿件齐全，不能缺这少那；清，指清楚不乱；定，指定稿，不能将草稿寄给出版部门。所以，定稿阶段首先要把论文的全部资料收集齐全，不要有所遗漏；其次，论文的论点、论据以及论证过程都应肯定无疑，如有拿不准的地方，应再行研究，以求定夺；最后，将论文的全部内容按写作要求及图表处理规定誊抄清楚。应该指出，这里说的定稿是指作者而言。稿件寄到用稿单位后，编辑还要对其进行加工，或提出意见退给作者自行修改，再行定稿方可付印发表。

第二节　护理科技论文写作的基本结构

科研论文是研究工作的总结，也是科研工作的重要组成部分，要求内容真实、结果可靠、论点有新意，在理论上对实践有指导意义。护理科研论文要报告研究和护理工作是怎么做的，文章内容必须侧重护士自己做过的事，总结出来的东西对他人要有帮助和有参考价值，并经得起验证。发表论文数量和质量的多少是反映一个单位学术水平的主要指标之一。论文要求一定格式，国际医学期刊编辑委员会根据实践和国际上沿用的习惯，在《生物医学期刊投稿统一要求》[Br Med J, 1988, 296(6619): 401～405]中，规定报告格式应由文题、作者署名、摘要、关键词、正文和参考文献等几部分组成。

一、护理科研论文基本格式

(一)文题

文章的题目应能概括论文的主要内容、表达出论文的主题，文题与文章内容要相符，使读者一看就能对全文的中心内容有一个明确的概念。读者常以文题为主要依据来判断选择论文的阅读价值，故文题要准确、简短、醒目和新颖，且富于吸引力，能引起读者注意和兴趣。文题不能太长，一般不超过 20 个汉字为宜，英文题目一般不超过 10 个英文实词，文题尽量不加标点符号。如"一例羊水栓塞致心脏骤停 20 分钟及多器官功能衰竭的抢救与护理"的题目，共 28 字太长，可改为"一例羊水栓塞致心脏骤停 20 分钟的抢救与护理"或"一例羊水栓塞致多脏器功能衰竭的抢救与护理"，依文章内容，若侧重写心脏骤停 20 分钟的抢救与护理则选前者若侧重多器官功能衰竭抢救则选后者，总之经修改后可使题目简短和突出主题。

若遇文题必须长时，可加用附题说明，在附题前用破折号与主题分开，副标题(附题)是对文题的说明和补充，在标题不能完全表达论文主题时采用。如"老年急性胆道感染病人的护理探讨——附50例观察报告"。论文题目的文字一般不用简称或外文缩写，必须用时也只能选用公认和常用名称，如冠心病、肺心病、CT等。

(二)作者署名和单位

文题下面要写上作者姓名和工作单位，以便于编辑、读者与作者联系或咨询，也是对文章内容负责任的表现。目前有些杂志要求将作者工作单位放在题页下方位置，或摘要下面(需看杂志投稿要求)。署名是一项极严肃的问题，若作者为两位以上时，将主要作者列在前面。一般按参加研究工作的多少和实际贡献大小排列先后名次，第一作者应是研究工作的构思、设计、执行和论文主要撰写者，文中在每位作者姓名之间要空一格，但不需加任何标点符号，作者署名要用真名而不用化名。有的论文将学生名字放在前面，导师或指导者名字放在最后面，虽然整个研究工作的构思和设计是导师的贡献，因为学生做了大量实际工作，故也应把学生名字列为第一作者。在几个单位协作完成研究工作的情况下，论文署名按参加工作的主次，可上下或前后排列名次，各自注明单位名称，对集体的研究成果也可署集体名，如×××协作组等。在论文发表前若某单位参加者已调往其他单位时，可在该作者署名的右上角加注符号，并在同页脚注上说明。

（三）摘要

摘要即文章的内容提要，也是论文的一个组成部分。摘要是论文内容高度概括的简短陈述，它使编辑和读者能够迅速和准确地了解论文的主要内容。目前不少杂志要求摘要书写用最扼要的文字，直接从目的、方法、结果、结论四方面来概括叙述。摘要应着重说明研究工作的创新内容，使读者能在较短时间内了解论文的概况。摘要部分不列图或表，也没有引文，尽量不用缩略语，一般不分段落而是独立成章的，文字在 200～300 字为宜。

例文　医院重症护理技术协作管理的做法与成效

摘要　重症护理质量管理是提高医院综合护理技术水平的关键。而重症护理协作管理对医院重症护理管理和质量的提高具有促进作用。2000 年以来，我院建立了一套科学、实用的重症护理协作的组织机构、管理模式、运行机制、协作标准和制度。运作方法是：制定医院重症护理技术协作管理目标；明确协作内容；建立组织结构；确定组织成员的职责与权限。基本成效：通过院内重症护理协作，提高了护理人员的综合技术素质；通过院内重症护理协作，提高了重症护理的效率；通过院内重症护理协作，提高了危重病人的抢救成功率；通过院外重症护理协作，促进了重症护理学科的发展。

一篇投稿杂志文章字数在 3000 左右，为了帮助读者很快了解论文大意，决定有无选择阅读全文必要时，可先阅读 200 字左右的摘要。大多数杂志摘要是放在文章正文之前，也有的在文章最后附上摘要，另外在参加学术会议前，常需要先寄出论文的摘要，等接到会议通知后再寄出全文。

（四）关键词

关键词是 20 世纪 60 年代初期出现的一种检索语言，20 世纪 80 年代应用于医护学术刊物内。它是反映文章主要内容的单词、词组或短语，目的是便于读者了解论文的主题，起到帮助人们在检索中能通过关键词组迅速查到文献的作用。一篇文章可选 3～5 个关键词，从文题、摘要、正文中特别是文中小标题中选择，也可参考美国出版的"IndexMedicus"。1984 年中国医学科学院情报所翻译的"医学主题词注解字顺表"和中国科技情报所及北京图书馆主编的"汉语主题词表"等也可作为参考。关键词要写原形词，而不用缩写词，应尽可能用规范语言作关键词，以便论文能被国内外文献检索系统收录，提高论文的引用率，关键词按字母顺序排列而编制在关键词索引，可与分类索引互补使用。选出的关键词各词间不用标点符号而采用空一格书写，也可用分号隔开，但最后一个词末不加标点。

（五）论文正文的书写方法

科研论文正文内容的写法多年来已形成相对固定的格式。包括：前言、研究对象与方法、结果和讨论等几部分。国内称之为四段式，国外简称为 IMRAD。此格式并非一成不变，而是根据文章的实际内容具体应用，对大多数研究论文或初学者采用四段式写作是必要的。

1. 前言 亦称导言，主要叙述本课题的研究背景和研究预期目的，即介绍立题的依据、研究工作的重要性和假设等。前言不宜过长，也不宜作自我评价和用国内首创、填补空白等字描述，点名主题即可。

国外护理研究论文前言部分还包括对文章内重要名词和理论框架的介绍及文献回顾（文献查证）等内容。文献回顾主要是为了解本次研究问题以往所做过工作的深度和广度，以便能在前人的基础上作进一步的研究，因此在论文中要叙述关于文献回顾的内容，将所看过的参考文献中相关内容归纳和进行综合叙述，以显示本次研究的知识背景和连贯性，使读者了解前人对本类问题的研究水平和成果，并有助于理解和考虑进一步的研究方向。

2. 研究对象与方法 也可称资料来源、临床资料与方法或材料与方法。这部分内容应详细具体叙述，因为是获得研究结果和论点依据的重要步骤，也是判断论文科学性和先进性的主要依据。其内容包括研究对象条件、抽样方法、收集资料场所、观察项目、如何遵循伦理原则、研究步骤、选用的量表和仪器、研究工具的信度和资料整理与统计学处理方法等，都要描述清楚，目的是使读者了解研究的具体内容，便于对研究结果进行评价，同时也便于验证。任何研究结果若能在同等条件下重复出同样结果，才能获得公认，也反映研究的科学性。

3. 结果 是论文的核心部分，包括观察到的现象和收集的数据，经过整理和必要的统计学处理后，用文字叙述的形式报告出来。当文字描述冗长时，可采用统计图或表格来归纳研究结果。一篇论文的图和表不宜太多，凡能用文字说明的就不必列表，更不要将文字叙述与列图表重复使用，以减少版面消耗，力求简练。按逻辑顺序描述结果，可不加任何评价。必须注意研究结果的真实性和科学性，不论结果是阳性还是阴性，肯定还是否定，只要是真实的，都是有价值的，应实事求是地、具体地和准确地报告结果。

4. 讨论与分析 论文的最后一段是针对研究结果的各种现象、数据及资料进行阐述、推理和评价，作出理性的分析和解释。如指出结果的含义和事物的内在联系，研究结果是否证实或否定了有关假设，同时提出自己的见解。还可探索今后的研究方向和思路等。讨论部分是论文的精华和中心内容，撰写时必须与本文结果紧密联系，同时分析过程要多结合理论。通过对研究结果的分析，提出新的观点和概念，还可把研究结果和有关文献报道的异同处相比较，从不同角度分析，提出新见解，以充实作者的论点。

结论是从研究结果中概括出来的新论点，一般应慎重，不能通过一次或几次研究工作就很快下结论，而是要经多次重复后才能确定，所以护理论文最好不要过早下结论，可结合在讨论分析中阐述作者的论点。

5. 参考文献　在文章最后应列出本次研究工作所参考过的主要文献目录。参考文献是论文最后必须介绍的部分，也是论文的一个重要组成部分，它可以证实论文写作是言之有据的，同时表现了对他人研究成果的尊重。文献种类很多，一般常引用的是期刊和书籍，在参考文献部分列出的应是作者直接阅读过的文章，而文摘、内部刊物、内部资料和网上的文章等均不列入参考文献中。列出参考文献反映了作者的科学态度，也反映作者对文献掌握的广度和深度，一般 10 篇左右，按引文的先后排列。正文中若有引用文献处（引文），则在引文最后句号的右上角，标注一个带阿拉伯数字的方括号角码，如"××[3]"，角码号所采用的顺序编码与文后列出的参考文献序号要相对应，说明文中某些论点、数据、资料或方法的出处。

参考文献的书写格式：

（1）刊物

[1] 马继红，陈欣怡，周素鲜，等．关于建立医院重症监护技术协作网络的实践与思考．中国医院管理，1999，19（2）：101～102.

[2] 王亚丽．改革PRN并应用于护理工作的可行性研究．中华护理杂志，1996，31（12）：706～708.

（2）书籍

[1] 马继红．护士长管理一本通．2版．北京：中国医药科技出版社，2017.

[2] 于晓松，路孝琴．全科医学概论．5版．北京：人民卫生出版社，2018.

一篇好的学术论文，除内容新颖、有创新、符合科学性和实用性外，还应注意文字通顺，语法修辞及避免错别字等问题，因为这些方面也反映了作者严谨的科学态度。科研工作结束后，要尽快完成论文，并投稿刊物争取发表，以便及时进行学术交流。投稿刊物前需先阅读一下该刊物的"投稿须知"，根据要求准备好论文寄出，注意不要一稿同时投寄两种刊物造成重复。

二、一般护理科技论文写作要求

护理科技是指有关发现和解决人类健康问题

过程中的护理理论和实践技术的总称，是以自然科学和社会科学为理论基础，涉及影响人类健康的生物、心理、道德和社会适应种种因素而形成独特的护理理论、实践、教育、科研体系的专业学科。一般护理科技论文文体是当前各级各类护理专业期刊的刊文主体。护理论著性文体，属一般护理科技文体，只是要求前者更重在创新性，具有相当的学术价值，对护理科技的发展有着明显的推动作用。

（一）特点

1. 论题广泛性　一般护理科技论文是护理专业期刊的刊文主体，其论题十分广泛，内容非常丰富。根据其研究内容、性质和方法的不同又可将一般性护理科技论文分为试验性护理论文、观察性护理论文、调查性护理论文、分析性护理论文和说理性护理论文等。

2. 内容实用性　这类文章的作者均以先进的护理技术或宝贵的护理实践经验为选题的核心或出发点，十分强调与显示论文内容的实用价值。

3. 信息新颖性　这是所有论文的灵魂，这也恰恰是一般护理科技论文的明显特点。

（二）写作要求

1. 标题醒目　论文标题也就是题目是论文的眉目，良好、醒目的论文标题，是给读者的第一印象，可以吸引读者阅读的兴趣。因此，在拟定一般护理科技论文的提纲时，要特别慎重思考、反复推敲论文的题目。要能表达一个完整的意思，也就是能清楚而准确地表达论文的中心内容，即作者自己所要强调的观点、内容及效果。如《三级甲等医院高危护理风险防范机制的建立与思考》。论文标题是文章的"灵魂"，是组织文章内容的主要依据。要使论文标题醒目，首先要求标题的新颖性，令人"一见钟情"，非要阅读全文不可；同时还须具备科学性、专业性和先进性以及词语准确、专业术语规范和对论文全文具有高度的概括性，这就容易吸引读者和编辑阅读。

2. 论题新颖 论文论题的新颖性是该论文实用价值的重要标准。论题的新颖性是现代护理论文的特征之一，它决定着论文质量的高低、实用价值的大小，是论文写作成败的关键之一。因此，在书写一般性护理科技论文时，其选题过程的核心就是大胆提出新问题。其实新的论题本身就标志着一定程度的独创性。因此，必须勤于思考，刻意求新，在论文中能体现出自己的新见解、新观点。一旦有了新颖的观点，文章就有了灵魂，有了存在的实用价值。

3. 材料翔实 如果说论文的论题或论点是文章灵魂的话，那么材料就应该是文章的"血肉"。因此就必须要有充分、翔实的论据材料作为论文论题的支撑。旁征博引、多方佐证，是护理科技论文有别于一般议论文的明显特点。护理科技论文必须以大量的论据材料作为自己观点形成的基础和确立的支柱。作者每确立一个观点，都必须考虑由何做主证材料和做旁证材料等。要求作者必须有大量的、充分的、有说服力的材料来证实自己观点的正确。

(1)材料的种类 一般护理科技论文在期刊上所见的材料有：实验资料、临床资料、一般资料、资料来源、操作或手术方法等，这些材料是论证论题或论点的有力论据。因此，要特别注意其完整性、客观性、准确性和可靠性。

(2)获取材料的过程 通常分为占有、鉴别、选择和运用四个环节。①材料占有：一篇好的作品，靠作者平时有意识地积累职业经验与储备专业知识，从而占有大量写作的第一手资料，这样才能左右逢源，充分表达论文主题内容。这是书写一般护理科技论文的关键。②材料鉴别：对第二手资料必须精心鉴别，认清其性质，掂量其意义及作用，除去糟粕，取其精华，为己所用。③材料选择：要严格选择与论文主题密切相关、真实可靠、准确无误、先进新颖的材料来描述论文的主题内容。论据为论点服务，要注意论据的新颖性、典型性、代表性，更重要的是考虑其能否有力地阐述观点。④材料运用：要求论文中引用的材料和数据必须正确可靠，经得起推敲和验证，即论据的正确性。这就要求所引用的材料必须经过反复证实。第一手材料要客观真实，第二手材料要追根究底，全面深领其意，不得断章取义。其次是论文论题与材料的整合统一，才能得心应手，运用自如。

4. 结构合理　　文章结构就相当于论文的"骨架"，因此要求作者在拟定论文书写提纲过程中就必须酝酿好文章的开局、段落、层次等结构格局，在这个基础上方可出现笔底生花、一气呵成的生动、传神局面。一般性护理科技论文其结构形式是灵活多样的，它既可符合我们所描述的"护理论文写作基本格式"中的"常用护理论文书写格式"，也可符合"护理科技论文书写格式"。无论采取何种结构，必然要包括提出问题——分析问题——解决问题，也就是要满足说理清楚、论证确切。

5. 论证确切　　论证是用论据阐明论点的方法和过程。论证严密、确切，也就是说理清楚、真实，富有逻辑性，这样才能使文章具有较强的说服力。从文章全局来说，作者提出问题、分析问题和解决问题，要符合客观事物的规律和逻辑思维程序；从局部来说，对于某一问题的分析、解释，要体现出较为完整的概念、判断和推理过程。由此可见，一般性护理科技论文不只是提出问题和解决问题，还必须说清楚其理论依据。

第三节　综述论文的书写方法

护理文献综述是对护理文献资料的综合评述，是指作者以某一护理专题为中心，查阅、收集大量国内外近期（一般指 3～5 年）的原始医学护理文献，对文献中提出或探讨的某些护理问题的进展情况，经过对各种资料的归纳、总结、对比、分析和评价，把多篇相关文献进行综合，加上自己的观点而写成的一种专题性的学术论文。

一、综述与科研论文的区别

综述与科研论文的区别主要是综述文章资料来自文献，而科研论文资料数据是由研究者通过科研设计，自己收集得到的。撰写综述是积累、理解和传播资料的过程，可使自己和读者对所论述问题的发生、发展、历史背景和现状的来龙去脉有一个比较完整的了解，也是提高综合资料能力的过程。

二、护理综述的目的及意义

撰写护理综述论文的主要目的旨在向广大护理学界介绍本学科领域内某一新问题的历史背景、现状及最新进展、发展趋势、未来展望等情况，并作出初步的评论和建议；介绍护理学科的新理论、新技术、新发现及新进展；为现代护理科学研究选题、设计、确定试验方法和护理科研论证、科研总结等整个护理科研过程，收集、积累有关文献资料，从中了解有关护理课题研究领域的历史和现状，必须不断了解国内外的护理新成果、新技术、新动向，有利于更新知识，为护理发展服务。在当今护理学界对护理情报的需求与日俱增的情况下，护理综述性文章的作用更显得尤为重要。撰写护理综述论文是护理专业人员提高专业理论，提高阅读中外文献的能力、科研能力和教学素质的重要途径；是培养和提高护理学科问题分析、综合的思维能力、与时俱进的创新能力的有效方法；是搜集、积累和传播护理理论与实践信息的过程，可以使读者在短时间内获得所需阐述护理问题的历史和现状，在试验方法上有所借鉴。由此可见，护理综述论文的写作对护理专业的研究和发展都有着重要的意义。

三、护理综述论文的特点与分类

目前对护理综述论文的内容和形式并无严格的规定，可以是护理学科领域中某一个分支、一种理论、一种学说或专科护理中的一个专题，也可以是一种护理操作技术方法，还可以是一种新式仪器的操作使用等。

（一）特点

1. 信息特点 护理综述论文属护理情报研究范畴，具有信息量大的特点。目前国内护理综述论文的篇幅一般 5000 字左右，也有长达数万字者。且引用的文献较多，一般为 15～30 篇，也有超过 30 篇者。通过期刊发表，信息传播迅速。

2. 文体特点　护理综述论文文体属记叙文、说明文类型，主要运用叙述和说明等写作方法表达科技主题的内容。"综"就是指综合分析，对收集的文献资料进行归纳整理，去粗取精、去伪存真，精练、明确、客观地介绍本专题的有关问题；"述"就是指作者带有自己观点的论述与评价。

3. 内容特点　传播某护理专题的新突破、新进展信息；介绍各家对某一专题的研究分歧或争论焦点，并陈述作者自己的独特见解；对临床常见或罕见疾病的护理诊断、药物疗效及其反应观察，进行综合性论述或系统介绍；某一专科护理的研究动态与进展等。

（二）分类

1. 护理专题性综述　是指全面系统地介绍护理专业学科领域的进展，它要求作者掌握丰富的文献资料和进行权威性的评论，体现作者在护理专业上有着很深的造诣。因此，这类综述通常特邀这一领域的专家担任。

2. 护理回顾性综述　是指历史地分析某一课题的发展概况。文稿书写要求按该课题进展的年代顺序进行归纳整理。

3. 护理评论性综述　是指对当前护理领域中的新理论、新知识进行叙述与评论，要求迅速书写推广，有利于护理事业的发展。

4. 护理动态性综述　是指对一定时期内围绕某一护理专题的护理论文进行汇集、整理和解释，但不一定进行评论。书写时对时间顺序要求严格，其学科发展阶段必须划分准确，并着重介绍每个历史阶段的研究成果。

5. 护理新颖性综述　是指介绍某一小专题的新突破、新进展，具有护理实用价值，并有利于进一步推广。书写要求真实可靠、便于操作，且传播迅速。

四、护理综述论文书写方法及步骤

（一）选题

护理综述论文的选题同样必须明确遵循实用价值原则、新颖性原则、独创性原则和可靠性原则。同时还必须从事业需要、现实可能和自我优势出发。

1. 选题来源　选题应有明确的目的性，一般综述选题来源有：①可从实际工作或科研工作中发现某方面问题需要归纳。②某护理问题的研究近年来发展较快，需要综合评价。③从掌握的大量文献中选择本学科的新理论、新技术或新动向的题目。④与自己科研内容和方向有关的题目。

2. 选题要求　综述不仅可为科研课题作准备，有利于科研工作的开展，而且也能向读者介绍某个领域的概况和进展。题目不宜太大，越具体越容易收集文献，写作目的性也越明确，容易深入。如选题"肺癌治疗的研究进展"，则写作内容要包括肺癌的手术治疗、化疗(药物治疗)、免疫治疗、中医治疗等所有与肺癌治疗有关的内容，题材很大。若根据作者的经验和掌握资料的情况，只写"肺癌手术后呼吸道管理的研究进展"或"肺癌免疫治疗的护理研究进展"，就很具体，容易写清楚和透彻。综述文章的题目要注意能概括全文的中心内容，能反映综述的主要观点和问题。

(二)收集资料

选定综述的题材后要大量收集和阅读有关的中文和外文文献，围绕中心内容文献越多越好、越全越好，这是撰写综述的基础。一篇综述文章的价值，其参考文献的多少常是衡量的指标之一。选择文献应先看近2~3年的刊物，后看远期的刊物，在广泛阅读资料的基础上，再深入复习几篇具有代表性的文章，必须找到原文阅读，特别是有权威性的文献应细读。在阅读文献过程中要做好读书卡片或笔记，为撰写综述论文准备资料。

(三)整理资料

文献资料整理可说是护理综述论文撰写过程中的关键环节，是写作综述文章的前奏，一般分为阅读资料和整理资料两个步骤。

1. 阅读资料 只有通过阅读才能对文献资料进行筛选和鉴别；只有通过对文献资料的整理才能对文献资料进行系统地归纳和分类。必须从综述论题需要出发，具有明确的阅读目的性，要泛读与精读相结合。通常在阅读护理文献时，往往是先泛读选择，然后才是重点地精读深解。当在泛读的基础上发现有创新性、权威性并对自己综述有价值的材料时，要进行精读、细读和反复阅读，同时做好读书笔记。

2. 整理资料　是指通过精读选择与综述论题相关、可靠的文献资料进行分析综合、分类和归纳。分类的目的是使资料内容单元化，归纳则是使资料内容系统化，并在此基础上进行鉴别、判断，根据资料的属性、意义、价值不同进行分类统计，这样做的目的是为了下一步顺利拟定编写提纲。

（四）拟定编写提纲

文献资料经过处理之后，接下来就是撰写综述编写提纲，在这个中间还必须有个"构思"过程。构思也可称作运思，就是在确立综述的主题和对所搜集的文献资料进行分析、归纳整理之后，围绕综述主题进行全文内容结构的思维活动，这就是构思。运思的实质就是对已有的资料信息作进一步的加工整理，确定各级标题和每个段落的主要论点与论据，并进行反复推敲、琢磨，再三斟酌，勾画出从远及近、由模糊而渐清晰的全文轮廓，这也就是俗称的"腹稿"。护理综述论文的腹稿通常分为：综述主题需要初步确定前言要点；确定主体部分的若干个大段落以及各个大段落的标题；确定每个大段落中的小段落及小段落的标题；设计出综述撰写提纲框架四个步骤。

(五)执笔起草

执笔起草是指按综述编写提纲写作成文，然后经过反复修改，其目的是能提炼出最重要、最精辟、最精彩、最有说服力的论点和论证。

五、综述写作格式和内容

护理综述论文的书写格式大致与护理一般性论文书写格式相同。通常可分为综述题目、作者署名和第一作者所在的工作单位、摘要(有的期刊可省去)、关键词、前言、综述主体部分、总结或小结、参考文献等8个部分。其中以前言、主体、总结和参考文献为主要部分。

综述论文的文题、作者署名、摘要、关键词等部分的要求同前节所述。正文写作格式如下。

(一)引言(前言)部分

说明本文立题依据和综述目的，介绍有关概念或定义和讨论范围，并介绍综述的有关护理问题的现状、存在问题、争论的焦点和发展趋势等。前言应起到概括和点明主题的作用，使读者对综述内容有一个初步了解。前言部分不宜过长，文句要简练，重点突出。

(二)中心部分

综述的主体部分，也是综述全文的重点。这部分内容包括提出问题、分析问题和解决问题的过程，通过比较各专家学者的论据，结合作者自己的研究成果、经验和观点，从不同角度来阐明有关护理问题的历史背景、现状、争论焦点或存在问题、发展方向和解决办法等。主体部分无固定的写作格式，一般由作者在列出的写作提纲中确定几个要论述的问题，分段叙述。内容要紧扣主题，要有根据，切忌主观臆断。在写作过程中要引用各种文献资料来帮助说明问题，引文资料的选择要具有理论和实践意义，要有创新的内容，并且比较成熟可靠。注意引用他人资料要严肃，不可歪曲原作精神，要尊重别人的劳动。论述问题要明确，对不同观点一般将肯定的意见写在前面，否定的见解写在后面，并结合工作或经验发表自己的观点，注意避免只片面描写符合自己观点的资料。

（三）小结

小结部分要对本文的主要内容扼要概括地作出总结，应与前言部分相呼应。对有关论述的问题、存在的问题和今后研究方向，作者应提出自己的观点和见解，明确赞成什么、提倡什么或反对什么，对有争议的学术观点，小结时用词要恰如其分和留有余地。

（四）参考文献

对文献综述来说，参考文献是重要的组成部分。综述列出的文献要比一般科研论文多，因为文献综述写作内容主要依据参考文献而来，故将与文章有关的文献列于文章后面，以便读者查阅。

一般杂志要求综述参考文献列出10～20篇左右，未公开发表的文章一般不引用。

　　文献综述初稿完成后，要反复修改和补充，力求完善，包括检查文章内容是否概括了所讨论的护理问题的历史背景，分析推论是否客观，引用文献是否充分等。综述中一般不用图解和照片，若为了说明问题必须用图解时，也需在文字叙述中注明"参见原文图解"。综述发表前，最好请有关专家和同行审阅，进行补充和修改，使论点更完善，这也是一种严谨的科学态度。

六、论文实例

例文　动静脉穿刺置管与猝死

（马继红等．引自实用护理杂志）

　　摘要　动静脉置管技术目前已广泛应用到临床中。由于置管多在中心血管中或靠近机体重要器官，操作有一定难度和风险。本文收集国内有关动静脉穿刺置管后24小时内猝死的病例，分析造成猝死原因主要为操作者经验不足，对病人全身情况了解和处理不好，操作中盲目推进损伤血管及邻近脏器以及置管后管理不当造成。如果在操作时熟悉解剖部位及置入方法，注意不同病人血管走行的个体差异，选择质量好的导管，加强置管后的管理，猝死率可进一步下降，本组资料20世纪90年代较80年代下降50%。

　　关键词　动静脉；置管；猝死

【引言（前言）部分】

动静脉置管技术作为抢救和监护危重病人不可缺少的一种方法，目前已广泛应用到临床中。其适用范围主要是：①危重病人和大手术后血流动力学监测。②作为输血、输液、输入高渗有刺激性药物及营养补充的重要途径。③作为穿刺困难病人采取血标本做化验检查通路。④内科各领域的介入性诊断和治疗技术。但是由于置管多在中心血管中或靠近机体重要器官，操作有一定难度和风险。本文收集国内文献有关动静脉穿刺置管后 24 小时内猝死的病例，就其死亡原因和防范措施进行讨论。

【中心部分】

1 猝死原因分析

1.1 置管损伤内脏及血管

置管过程及置管后发生内脏及血管损伤 11 例。其中锁骨下静脉 5 例、股静脉 4 例、股动脉 2 例。分析主要原因与术者对解剖部位的了解不够和手法不当有关。锁骨下静脉后方为斜角肌、锁骨下动脉、胸导管、胸膜顶和深部肺尖，进针方向偏后即可造成损伤。而股动脉和股静脉后方为髂总动脉和静脉及腹腔脏器，穿刺时过高、过深易造成损伤而且位置较深不利压迫出血，加之人体血管走行多有变异，操作者若经验不足，操作不慎。遇阻力盲目推进而造成血管内脏损伤。另外，赵氏报道置管后持续压迫静脉并摩擦使局部血管受损变薄，当翻身时动作过重使导管向内进入损伤血管造成不良后果。

1.2　操作诱发呼吸心脏骤停

本组病例并发呼吸心脏骤停4例，均在颈静脉采血赶程中和拔针后即刻压迫针眼发生。分析为操作中动作过重使颈动脉窦受压。因颈静脉与动脉伴行而且此处有颈动脉压力感受器，当受到血管内外压力刺激时就会产生神经冲动，使脑内抑制中枢紧张性增高，缩血管中枢的紧张性抑制，出现呼吸心跳减慢，血压下降，大脑供血不足而导致心跳呼吸骤停。正常情况下一般不会发生，小儿及呼吸功能不全者有一定危险。本组4例病人均为2岁以下，其中3例为急性肺炎和支气管炎，加之小儿呼吸道狭窄细小，储备能力差，穿刺时哭闹明显不予配合。工作人员和家属为配合穿刺而忽略了头的位置，而强迫性的过度后仰下垂及偏向一侧使气道扭转造成气道梗阻导致呼吸心脏骤停。

1.3　忽略了全身原发病的处理

张氏报道1例1个月龄婴儿患肺炎、低钙惊厥入院。由于婴儿神经系统发育不成熟，皮质抑制功能不足，兴奋灶易于泛化。轻微刺激都会使惊厥加重，而工作人员忽略了这一问题急于置管补液，未采取抗惊厥措施，操作中诱发喉痉挛致死。有2例病人均为胸腹内脏损伤合并髂总静脉和锁骨下静脉断裂。手术未完成修补前操作人员未经思考而错误采用破损血管远端置管补液使急救药物及补充的血液在未进入心脏前从血管断端丧失而延误抢救时机。

1.4 血管内气血栓形成

1.4.1 操作不熟练：本组 1 例病人为置管过程中动作缓慢，见回血后不能迅速连接密闭输液管道，同时病人咳嗽使气体大量进入未及时采取紧急措施而酿成大错。

1.4.2 置管后管理不当：1 例病人为置管后给病人翻身时动作太猛忽略了输液管道而造成接头脱落未及时发现使气体进入血管内。有 1 例为置管后管理不当、无菌观念不强、未注意管道更换、长时间置管未采取抗凝措施和局部潮湿情况等因素使脓血栓形成，尸解发现置管处脓血栓延伸到心脏和肺动脉造成肺梗死。

1.4.3 气栓形成与解剖部位有关。正常静脉系统有一定压力，穿刺时如管道系统密封、排尽空气，一般不会造成气体进入血管，但颈静脉和锁骨下静脉与其他静脉系统不同，因其进入胸腔受胸部及呼吸运动影响，压力较其他静脉系统低 $0 \sim 0.6kPa$，吸气时可为负压，脱管后可随呼吸运动或咳嗽使气体直接进入腔静脉系统。

2 防范与诊治

2.1 导管的选择

本文总结置管损伤内脏及血管 11 例，其中 9 例发生在 20 世纪 80 年代，因 80 年代使用的导管质地较硬、口缘锐利，反复消毒使用造成导管老化，置管时直接穿出血管造成出血及输入的液体，药物由破损处漏于胸腹腔而发生意外。为此，应选择质地柔软、弹性较好、不易折断的导管，置管顶端要剪成斜面并修圆，以防锐缘刺破血管，导管尽可能一次性使用，因反复使用消毒浸泡可使管道老化，质量受损。

2.2　穿刺前了解病人全身情况

置管前首先应掌握和处理好病人全身情况，置管应在病情相对稳定的情况下进行，对于胸腹外伤及手术病人要了解损伤的具体部位，以正确选择穿刺血管，腹腔、盆腔外伤手术应选择上肢或颈部静脉输血输液以避免无效输液，而上肢、头部、胸部外伤手术应选择下肢静脉。

2.3　操作人员要熟悉解剖部位及置入方法

操作前要熟悉了解穿刺部位周围重要组织、脏器及血管，特别强调小心灵活操作，因为人体形态和病情复杂程度不同血管多有变异，遇有阻力立即退回，切忌强行推进。置管方法应根据解剖部位严格掌握，如做锁骨下静脉穿刺时宁前勿后，做股动静脉穿刺时其深度不应超过腹股沟韧带，尽量避免在同一部位反复穿刺和多方向移动针头，需移动时应将针拔置皮下再进针。

2.4　置管后的观察及管理

一般置管后可保留 3~7 日，也可根据病情而定，在此期间管理应包括以下几个方面。

2.4.1 置管期间固定要牢，做好标记。经常检查导管深度，给置管病人做其他操作时特别注意避免将导管脱出或推进穿破血管壁造成恶性后果。对于动脉置管尤为重要，动脉置管多用来反复采取血气标本和直接监测动脉压，但如果管理不当造成脱管发生，出血凶猛，后果严重。为此，置管针固定要牢，躁动者使用安全约束带。同时密切观察全身及局部情况，每 15～30 分钟 1 次，如局部肿胀血肿形成多为针脱出血管，应立即拔管并压迫止血 1 小时以上。

2.4.2 穿刺局部：定期观察有无渗血、渗液及管道是否通畅，通畅不好的原因有病人体位不当、导管侧孔及端口贴于血管壁、血凝块阻塞管道等，应及时采取相应措施处理。

2.4.3 全身情况：置管后要观察全身情况和治疗效果，当从留置导管内输入大量液体及药物后，病人生命体征及原发病仍无改善，应沿管道通路走行部位检查是否有漏入深部组织间和胸腹腔的可能性。

2.4.4 防止感染：长期置管输液者每日必须更换输液装置和敷料，如置管 72 小时以上应采用 0.2% 肝素 3～5ml/h 持续静脉滴注防止凝血块堵塞管道及脓血栓形成。

2.5 合并症的预防

操作人员除掌握正确置管技术外，还应掌握

置管合并症的预防和处理方法。

2.5.1　呼吸心脏骤停：是颈静脉穿刺过程中严重的并发症，因为此部位有颈动脉压力感受器，如按压过重易诱发呼吸、心脏骤停，所以操作时要小心慎重，动作轻稳，尤其是给2岁以下患儿操作时尽量减少颈部压迫及头部扭曲，同时密切观察全身情况发现意外及时处理。

2.5.2　气栓：是中心静脉置管最危险的并发症，死亡率高，为此穿刺前必须采用密闭三通并连接好输液装置排好液体，当穿刺成功后立即连接防止气体进入，尤其是锁骨下静脉穿刺时嘱病人屏气，取头低足高位，如发生气体进入血管内应立即取左侧卧位，使空气向上飘移积存于右心室而避开肺动脉入口，同时将导管送入右心室回抽空气。

【结论部分】

动静脉置管技术目前已广泛应用到临床中。由于置管多在中心血管中或靠近机体重要器官，操作有一定难度和风险。但如果在操作时熟悉解剖部位及置入方法，注意不同病人血管走行的个体差异，选择质量好的导管，加强置管后的管理，就可降低由于动静脉置管导致的并发症，病人猝死率可进一步下降，对危重症病人的抢救与护理具有重要意义。

参考文献　略。

第四节　护理经验（体会）论文的书写格式

一、概念

目前有许多护理文章内容是把护士工作的经验（体会）进行总结论述，这也是很重要的一类护理论文题材。护理学是一门应用学科，非常重视实践经验，因此通过总结工作经验，可以推动和提高学科专业发展，并能提供进一步的科研思路和线索。着重总结临床工作经验或体会写作的论文，称为"护理经验或体会论文"。

二、护理经验（体会）论文书写格式

护理经验或体会论文写作方法与科研论文的思路和格式基本是相似的，也是按四段式书写思路，主要内容包括前言、护理经验和具体护理方法（操作过程）、护理效果及讨论与分析等四段，最后列出参考文献。与科研论文不同之处，第二段护理经验论文需把所获得经验和体会的具体做法给予详细介绍，以便读者理解和学习。另外第三段结果部分，护理经验（体会）论文应着重报告护理效果，例如通过收集病人的反馈意见或典型病例介绍，用文字或图表把护理效果描述出来。第四段讨论部分主要是评价效果，着重分析和解释产生护理效果的原因和理论根据，并能总结出新的认识和论点。

三、论文实例

例文 护理部在医院实施 ISO 9000 质量管理体系标准中做法与体会

（马继红等．引自护理管理杂志）

[前言部分]

进入 21 世纪以来，医疗卫生改革出现了新形势，科技的发展、社会的进步无疑对医院发展和综合服务质量提出了更高要求，特别是医院管理学科面临的挑战更大[1]。如何面对高质量、多层次、全方位的健康服务需求的挑战，是当今医院改革中一项重要的研究课题。而目前国内部分医院采用 ISO 9000 族国际质量管理标准的理论知识，建立符合自己医院实际的、科学的、系统规范的质量管理体系，可切实有效地提高医院综合实力，使工作质量不断提高，服务水平不断改善，竞争实力不断增强，经营业绩不断上升，让病人享受高水准的医疗服务，使医院在激烈的医疗市场竞争中立于不败之地[2]。为此，我院自 2002 年以来，将贯彻 ISO 9000 族质量管理体系标准作为医院管理改革的一项重要任务来抓，护理部按照医院的统一部署，认真贯彻《医院 ISO 9000 质量管理体系标准实施方案》，组织全体护理人员学习质量管理体系的各类文件，严格对照标准抓落实，使ISO 9000 族质量管理体系标准在护理岗位上迅速贯彻执行，并取得一定成效。现将我院贯标的实践情况介绍如下。

[具体做法部分]

1 具体实施办法

1.1 组织全体护士学习，进行充分的再培训，在掌握标准上下功夫。

医院召开全院贯标动员大会后，护理部领导高度重视这项工作，首先组织护理部全体成员学习医院发布的 ISO 9000 族质量管理体系文件，并明确八项基本原则、质量管理体系的核心思想、医院的质量方针和目标、各自的职责和权限、相关的程序文件和工作文件为学习重点，多次安排医院质量认证办公室的成员辅导有关标准，使护理部在全院护理人员中率先深刻理解了标准内涵，为全院护理贯标工作顺利进行奠定了良好的基础。同时，护理部抓住护士长这个关键环节，召开了全院护士长动员会，阐明了这项工作的重要性，明确了护士长在贯标工作中的责任。为了使全院护理人员深刻理解 ISO 9000 族标准的重要意义，护理部采取外请专家讲学、外出参观学习、院内辅导等形式进行分层次培训。邀请解放军总医院护理部管理专家来院就"ISO 9000 族质量管理体系与护理质量管理"进行讲学，选派了部分护士长到已经通过认证的医院参观学习。另外，在新护士的岗前培训中增加了 ISO 9000 族标准知识的授课内容，先后对 2 批约 240 余名新招聘护士进行专题培训，并将有关内容列入考核范围。

1.2　组织全体护士参与，按照标准逐条对照，在指导、检查和监督上下功夫。

1.2.1　对照标准，逐条落实。护理部为了使医院各个岗位的护理人员能够准确地掌握标准，指导科室护士长首先通读标准和工作文件，将与护理有关的内容找出来，针对目前工作一项一项地抓落实，对于不符合规定的流程，按照要求立即改正；对于不完善、不确切的环节，及时反馈给护理部，护理部指定专人进行修改。第一次内审后总计修改工作文件72个，并根据医院实际情况和标准要求，增加了静脉输液加药流程、护理标识工作指导书、运送静脉输血工作流程3个文件。同时给外勤服务中心配备了保温安全盒，保证了静脉用血运送的安全。护理部还将修改的内容和关键要点进行整理，发布在网上，使所有护理人员能够及时、迅速、准确掌握完善的护理标准，使贯标工作在护理岗位上顺利有效地展开。

1.2.2　检查指导，督促落实。在运行期间，护理部加大对标准落实的监控力度，将标准内容列入每日护理总值班的监控重点中，发现不符合标准的事项，及时反馈给科室。同时，充分发挥护理部管理职能的作用，对总护士长进行明确分工，重点帮带，指导分管科室的贯标工作。为使科室的护理质量管理到位，护理部制定、完善了《科室护理质量检查记录》《护士长质量监控记录》《总护士长质量监控记录》，做到全院护理的各个岗位有经常性的质量自查、有病区护士长定期质量检查、有护理部随机质量监督，真正实现了护理质量监控的人人参与。针对第一次内审出现的全院病区内标识不规范统一和无菌物品管理不符合规定要求的事项，进行了深入调查，查找原因，迅速制定了整改措施，并将贯标工作扎实有效的科室树为样板，组织全院护士长参观学习，使这项工作迅速得到落实。在第二次内审中，护理部按照 ISO 9000 族标准规定要求，落实了护理质量管理和质量记录有工作重点，有具体实施过程，发现问题有改进措施，措施落实后有效果的跟踪验证，所有环节记录准确、规范，对持续的护理质量改进提供了可靠的依据，受到了外审专家和医院内审员的一致好评。

1.3 深刻领会 ISO 9000 族标准内涵，将质量管理与创新结合，在持续改进上下功夫。

在贯标过程中，我们结合 ISO 9000 族标准要求，在护理质量管理中作了三个方面的改进。

1.3.1 把病人对护理工作的满意程度放到改进护理工作质量的首位来抓。首先组织了病人对护理需求的调查，并根据病人需求请地方质量监督机构参与制定《病人对护理工作满意度调查问卷表》。在调查方法上也进行了大胆的改进，借鉴 ISO 9000 族标准认证的思路，请第三方部门监督检查，聘请了院外监督调查员，每季度对住院各个科室定量病人进行随机调查，调查的具体时间由监督调查员自行确定，并将调查评价结果及时反馈给医院，医院根据结果采取相应的改进活动或措施。一年来，组织调查 4 次，总计 1385 人次，满意率为 95.6%。此种调查评价方法，影响因素少，调查评价结果更具可信度，对于医院质量的持续改进提供可靠真实的依据。

1.3.2 按照 ISO 9000 族标准改革护理不合格的处理与评价方法，不断持续改进。主要是对每月检查发现的问题填写《不合格事项纠正措施表》，要求责任科室进行原因分析，提出改进措施，并将此表交予总护士长，总护士长在 1 周内进行措施落实的跟踪验证和效果的评价，彻底纠正后交护理部备案，从而使不合格事项得到有效的控制和改进。

1.3.3 加强与科室间质量信息的有效沟通，将检查结果迅速反馈给科室进行及时改进。主要是建立《护理问题通报单》，由护理部总值班人员负责保存，在检查中发现科室的不合格问题时，及时记录，并于次日反馈给责任科室的护士长，以便迅速得到纠正和改进。改变了以往月反馈造成的纠正周期长、问题得不到及时解决等弊端。

[效果及体会部分]

2 体会

2.1 强调质量第一，使护理人员的质量意识得到明显增强。

通过 ISO 9000 族系列标准的实施，使全体护理人员牢固树立了质量意识，在护理工作的各个环节、各个岗位，按照职责工作、按照流程办事、按照标准检查的工作方法已经惯性运行，提高了护理工作质量和管理效率。

2.2　强调预防为主，使护理的诸环节始终处于受控状态。

ISO 9000 族标准是将法律、法规和制度转化为体系约束条件。同时重视环节控制和过程管理，强调把问题消灭在环节之中。当质量活动的某一环节发生问题时，可立即找到责任者，做到了职责明确，权限清楚，接口良好，事事有人做；做事有标准，杜绝了某些推诿、扯皮等不负责任现象的发生，减少了缺陷和差错。

2.3　强调以病人为中心，使病人获得满意的护理服务。

ISO 9000 族标准最重要的工作原则是以病人为中心，我院围绕病人隐含和明示的需求，对护理的流程进行再造和优化，明确每一项服务由谁来做、做什么、怎么做、依据什么标准、采取什么样的控制手段等。同时，将人性化护理的理念纳入标准中，建立了《人性化护理服务规范》，达到为病人提供"及时、方便、放心、有效"的优质护理服务。

总之，在当今医疗市场激烈竞争的大潮下，医院管理的任务更重、更艰巨。为提高医院的服务质量，满足病人需求，采用 ISO 9000 族国际质量管理标准构建符合医院实际的质量管理体系，再造医院优质服务流程，铺设医院标准规范的质量管理平台，这项决策是非常必要的，对病人、对员工、对医院也都是非常有利的[3]。然而，推行 ISO 9000 族国际质量管理标准是一项系统工程，是一项长期的工作，需要医院决策者充分发挥领导者的作用，需要全体员工积极参与。只有依靠医院领导和全院工作人员扎扎实实、持之以恒地贯彻执行 ISO 9000 族国际质量管理标准，才能促进医院内涵质量的稳固提高，才能增加医院的综合服务能力和市场竞争力，才能确保医院两个效益的同步增长，才能实现医院跨越式发展的奋斗目标[4]。

参考文献　略。

第五节　个案研究论文和个案护理的书写格式

一、个案研究的概述

个案研究是指针对个案护理的资料进行研究，了解资料的内涵，探讨未知领域或对新措施、新理论进行深入分析，写出论文的过程，个案研究属于质性研究的一种。个案广义来说可指特定的个人、家庭、团体或社区，把它们看作一个整体，有系统地对其背景、现状、发展、行为或相关因素、理论框架进行深入分析，探讨解决问题的方法。在研究样本来源有困难而无法进行大样本研究时，可选用个案研究方法对少量样本进行探讨。个案研究的资料可来源于样本的互动过程或病历记录，也可采用各种测量工具和收集资料的方法，如问卷法、访谈法、观察法等，取得资料进行分析和解释，还可提出进一步的研究方向和可行性。由于个案研究侧重对少量样本进行深入分析解释，所以资料收集要求尽可能丰富和全面，研究结果虽较难大规模推广，但可获得一些新观点、新知识，并可为进一步研究提供依据。个案研究确实也可和大样本研究(量性研究)结合进行。

随着现代医学模式的转变，护理学已从疾病护理发展到以病人为中心的整体护理。提出以病人为中心的个体化和全面护理，也是按护理程序的工作方法和思维方法，开展对病人的护理。因为护理工作对象是人，而人是存在个体差异的，每个人都有各自不同的生理、心理和社会背景，所以个案研究可以对一个病例个体化整体护理的经验和问题进行研究，总结护士做过的工作和亲自体验过的经验。因此，个案研究论文也是按"生物－心理－社会"新的护理模式撰写研究论文的过程。

二、个案研究的特征

个案研究具有如下特征。

(1)个案研究是指有系统地针对个人、家庭、社区及各专科住院病人等护理工作进行总结和深入探讨分析。

（2）个案研究论文是一种临床护理论文，也是学术论文的一种形式。

（3）个案研究论文程序按护理程序思路写文章，并要侧重写护士自己的资料。

（4）按护理程序进行个案研究，符合当前注重程序的目标护理趋势。

三、个案护理研究步骤

虽然个案研究主要针对单个病例或特殊病例的护理工作进行研究和总结，然而对于一个团体和社区，甚至多个病例的研究，也同样可通过个案研究方法进行分析和探讨。

（1）选定研究对象　个案研究选择的研究对象，要求研究者至少每天都可以观察到病人，故通常选住院病人，以便于连续观察和获得详细资料。首先是在护理过程中选定一个病人作为护理个案研究观察的对象，并且是一个新近的病例。研究者应该是该病例的责任护士，只有这样才能掌握第一手资料，才能撰写出亲身体验过的、富有护理实践经验的护理个案论文。

（2）护理个案研究对象确定以后，就进入有目的、有步骤、系统而全面地收集护理对象健康资料的过程，找出病人的健康问题或有关的护理诊断。以文献资料和有关护理理论或概念框架为依据，从健康问题中确定研究问题和目的。

（3）针对研究问题制定和执行相应的护理计

划和护理措施。在护理计划的实施过程中，以护理人员为主，医护合作、护患协作及其家属共同参与实践的具体护理活动，研究者要密切观察和详细记录护理对象的生理、心理、社会、文化、精神等各个方面的变化。

（4）整理结果或护理效果。

（5）作出评价　结合护理理论或概念框架，评估护理对象朝向期望目标的进展情况，也就是评价护理效果。因此，它必须贯穿于整个护理实践过程的始终，只有这样才能及时发现问题、解决问题并及时修正护理计划，以达到消除护理对象的健康问题，由此引出与发现新的观点和认识。

综上所述，护理个案研究实质上是运用整体护理程序的经验总结。护理个案研究论文写作和发表目的，旨在对临床特殊或罕见病例通过以护理程序为核心的整体护理过程中所获得的成功护理经验提出新的观点，给护理界同道以启迪与借鉴。

四、书写格式

个案研究论文书写格式和内容多样，国外的个案研究文章联系面广，注重密切联系护理理论和概念。一般撰写个案研究论文格式主要按护理程序思路进行资料组织和论文写作。正文写作格式如下：

1. 序言　第一段序言部分应包括提出本文研究问题的依据和写论文的目的及所选定病人的病例简介。介绍病例的要点应与文章后面护理计划和措施所要解决的问题相呼应，不要过多叙述医师做的事，应多选与护理有关的内容介绍。

2. 对病人健康评估，提出护理问题 第二段扼要描述护理检查和病人的临床症状，提出要研究的护理问题，作出护理诊断、护理计划与措施，针对确定的护理问题，定出相应的护理计划，并提出具体目标，如近期（几日内）做什么、远期（几周）做什么、达到什么目标等，对护理措施的完成时间和内容都应有具体介绍。

3. 护理效果的阐述 通过列表或文字叙述报告护理效果，叙述要真实，有依据和有比较。

4. 评价效果 最后一段对研究中护理计划的实施结果，需要结合相关护理理论进行评价，在护理计划和实际结果之间进行比较，通过病人健康情况的变化来判断效果，从中获得新知识和新观点，以指导临床实践。

5. 参考文献 阅读文献内容直接关系到个案研究论文的水平，所以在论文的最后应把主要参考文献列出，供读者查阅。

五、论文实例

例文 1 例特殊结肠造口病人的粪便收集与皮肤护理

（王金会．引自中华护理杂志）

[序言部分]

肠造口病人粪便的收集直接影响其生活质量。粪便对皮肤有较强的刺激性和腐蚀作用，如果粪便收集效果差，粪便从造口处外溢，可导致肠造口周围皮肤红肿、糜烂，给病人带来极大痛苦。2004年1月，我们成功地护理了1例因结肠造口部分回缩导致的周围皮肤刺激性皮炎，提高了病人的生活质量。现将护理过程报告如下。

1 病例简介

病人，男性，70岁。因患直肠癌于1999年行直肠癌根治保肛手术，术后3年局部复发，行局部肠段切除术；2004年1月因肿瘤再次复发，收住我院行结肠造口术。术后，护士在造口处放置了1个一件式造口袋，3天后病人感觉造口周围皮肤疼痛难忍。护士将造口袋取下，发现造口周围皮肤红肿、破溃，考虑是对造口袋黏贴过敏，故停用造口袋，使用支被架，并嘱咐其家属随时清理粪便。1周后，护士向肠造口治疗师(ET)咨询如何收集结肠造口粪便，后经采取有针对性的护理干预措施，解决了上述问题。2周后病人痊愈出院。

[健康评估部分]

2 护理问题

包括：①病人因肠道肿瘤已行3次手术，此次结肠造口的开口位于降结肠上段近脾区，故粪便稀薄不易收集；又因造口7～11点出现回缩现象，当粪便排出时直接与皮肤接触，导致周围皮肤刺激性皮炎。②因病人术后食欲差，肠功能恢复较快，护士虽然采取了用黏贴造口袋的方法收集粪便，但由于此造口属于特殊的结肠造口，使用常规的收集粪便方法收集效果欠佳。③病人已知肠造口将与其终身相伴，但在术后初期即出现了造口周围刺激性皮炎，使其在心理、生理上极为痛苦，非常担心将来如何生存，家属也手足无措，迫切需要采取有效的方法来减轻其痛苦，同时也需要学习结肠造口自我护理的知识和技巧。

[护理措施和效果部分]

3　护理措施

3.1　使用无刺激性的皮肤保护膜　ET将无刺激性的皮肤保护膜喷洒在结肠造口周围皮肤上，以增加肠造口周围皮肤的保护层。先采取暴露肠造口的方法，不黏贴任何收集袋，嘱护理人员和陪护随时清理从造口流出的粪便，并及时喷洒皮肤保护膜，防止粪便对皮肤的再次侵蚀。经过1天的精心护理，病人肠造口周围的皮肤已明显好转，红肿现象减轻，3天后皮肤溃疡好转。

3.2　改用二件式造口收集袋　二件式造口收集袋具有使用方便、便于清理排泄物的优点。ET首先测量肠造口大小，测得直径为30mm×25mm，然后剪裁造口底盘，在造口底盘接触肠造口7～11点的位置，按其凹陷程度将剪裁下来的造口底盘的残余黏贴在此，再用保护膏抚平，制造成半凸面底盘，使其与凹陷处皮肤紧密黏贴，避免粪便通过凹陷处侵蚀皮肤。为使黏贴更加牢固，ET又在造口底盘上加了1条腰带，以达到最佳收集效果。1天后，病人未诉造口底盘粘贴部位有不适感,查看造口底盘未出现剥离或渗漏现象。1周后,帮助病人除去造口底盘,见造口周围皮肤完好,无粪便侵蚀皮肤现象。

3.3　指导病人饮食调节　因膳食纤维具有促进肠道蠕动和吸水膨胀的特性,所以结肠手术后应限制膳食纤维的摄入量,以减少术后排便的量和次数。告知病人应少食富含膳食纤维的食物,多食加工精细的谷类食品(谷类加工越精细则膳食纤维含量越少),并向病人提供富含膳食纤维的食物列表,使病人了解应避免食用哪些食物,帮助病人合理选择,这样可以促使粪便成形,为改善造口周围皮肤创造条件。

3.4　给病人讲解有效的自我护理技巧　嘱病人坐起,用手触摸结肠造口,使其体会肠造口是自己身体的一部分,应该接受并爱护肠造口。然后拿一面镜子映照肠造口,帮助病人了解造口的形状和特点,并用上述方法指导病人自己粘贴造口袋。虽然病人第一次操作时动作显得缓慢和不协调,但在 ET 的指导下还是顺利地完成了自我粘贴造口袋的过程。在出院后造口门诊随访中,病人一直采用此方法进行自我护理,收到了很好的效果,大大提高了生活质量。

[评价效果部分]

4　讨论

正常的结肠造口应稍微突出于腹壁皮肤1～5cm,以便于日后护理。本例病人由于已行 3 次手术，末次手术时术中操作困难、游离肠管不充分，导致造口处7～11点出现回缩、凹陷，使造口开口位于腹壁皮肤以下，属于特殊类型结肠造口。由于粪便中含有大量消化液，如长时间侵蚀皮肤，可引起皮肤红肿、破溃，形成刺激性皮炎。本例护理的难点就在于如何有效地收集粪便。采用常规的护理方法已不能奏效时，我们使用无刺激性的皮肤保护膜，采用二件式造口收集袋取得良好效果。皮肤保护膜又称保护胶，是一种采用多分子聚合物制成的透明薄膜，可有效保护肠造口周围皮肤，避免粪便直接与皮肤接触。新式造口收集袋的底盘由自黏性养护胶组成，具有一定的保护皮肤功能。我们还自制了部分凸面底盘，与部分回缩凹陷的造口相互对应，嵌合成一个整体，解决了造口回缩、凹陷难以黏贴牢固的问题，将从造口排出的粪便直接收集到造口袋中。另外，我们还运用物理学的加压原理加用了1条腰带，将造口收集袋牢固地固定于病人身上，使粪便收集更加有效。

5 小结

肠造口护理是一项复杂而细致的工作，需要护理人员具有很强的专业知识和丰富的临床经验。不同的造口、不同的个体有着不同的护理需求，而常规的造口护理有时无法满足特殊造口病人的需求。因此，要充分运用专业知识，千方百计地寻找解决病人疾苦的办法。本例病人护理的成功使我们认识到，造口师应充分发挥教育者的责任，指导、帮助临床一线护理人员掌握造口护理的知识和技巧，以便提前进行护理干预，减轻或控制病人的疾苦，提高其生活质量。

参考文献　略。

六、个案护理概念与书写格式

（一）个案护理概念

"个案"，顾名思义是指一个病例，故个案护理通常是指一例（也可以是相同数例）具有特殊性、典型性或罕见的病例护理过程中的成功经验或失败教训。因此，个案护理写作的目的在于给护理界面对相关病例或相同相似病例提供可借鉴的护理工作经验或教训。

（二）个案护理论文书写格式

个案护理论文基本与一般护理论文书写格式相同。分为标题、署名、摘要、关键词和正文。正文分为五大部分：第一部分为序言；第二部分为病例简介；第三部分为护理活动；第四部分为讨论；第五部分为参考文献。其重点部分是病例简介、护理活动和讨论。也有的个案护理论文中缺少"讨论部分"或以小结代替或与护理活动相融合。重点中的重点是"护理活动部分"，文章中要突出护理措施的必需性、特殊性、独特性和技艺性，同时对个案中的经验教训要描述清楚，只有这样才能显示出论文的实用和指导价值。

（三）例文

例文　小儿心脏术后气管切开误吸致呼吸、心搏骤停一例

（马继红．引自临床误诊误治杂志）

[序言部分]

心脏术后气管切开常见的并发症有出血、误吸、感染、气管套管梗阻、咽下障碍、溃疡形成等。我院曾发生一例心脏术后气管切开因误吸造成呼吸心脏骤停，报告如下。

[病例简介（护理活动）部分]

【病例】男，6 岁。诊断为先天性心脏病右室双出口合并肺动脉狭窄，于×年×月×日在全身麻醉体外循环下行上肺静脉肺动脉吻合部分矫正术。术后并发急性呼吸窘迫综合征，不能脱离呼吸机。术后三日行气管切开术。术后 26 日病人进食后有轻微呛咳，同时气管切开套管内有少量的食物汤渣溢出，及时吸引。术后 28 日脱离呼吸机。进食后仍有呛咳及食物从套管口及周围溢出，且经常出现烦躁、发绀、大汗淋漓，连续气管内吸引数次后方可缓解，吸出物仍为食物汤渣。由于上述现象反复出现，考虑为气管套管型号不适，于术后 31 日更换小号无套囊气管套管。术后 32 日16：00病人坐位进食面条汤 250ml 后，食物上呕误吸，即刻出现烦躁、呼吸困难，立即行气管内吸引，自气管、鼻腔及口腔内吸出大量胃内容

物，随之呼吸、心搏停止。即行胸外心脏按压、呼吸机辅助呼吸，10 分钟后心跳恢复，但仍昏迷，无自主呼吸，虽经积极抢救，终于术后 40 日合并心肺脑功能衰竭死亡。

[讨论部分]

讨论分析本例呼吸、心搏骤停原因为：①气管插管留置时间较长，可能致会厌软骨不能闭合或发生会厌炎，以及气管套管引起异物感造成进食呛咳。②更换后的气管套管型号小且无套囊，致使误吸现象加重，由于在短时间内大量误吸造成窒息。③病人为儿童，因饥饿急于进食，工作人员虽发现症状与进食有关，但对其可能造成的严重后果认识不足。④病人为先天性心脏病畸形部分矫正，术后仍存在右向左分流及缺氧状态，其本身伴有呼吸功能不全，加之气管切开进食后有多次小量误吸，加重了肺部感染。

预防措施及教训：①气管切开 4 小时后方可试进饮食，并观察进食后有无呛咳、发绀现象，及时吸痰并观察其性质、色、量，如有误吸现象要禁食水，给予鼻饲。②定时气囊放气，及时检查充气是否有效。③小儿病人加强饮食管理，应限量、限速、少量多餐，要求专人负责观察进食全过程，必要时由工作人员喂饭以防呛咳。④进食过程中如有不适要及时查找原因采取措施，本例即为反复呛咳，虽能及时吸引但未从根本上查找原因，彻底解决问题，终酿大错，教训深刻。

⑤更换气管垫时应密切观察气管套管周围漏出情况，如进食后漏出明显，应停止进食，检查套管是否合适，以及早处理。

　　参考文献　略。

第六节　其他不同类型护理论文写作要求

一、护理管理论文写作要求

(一)概述

护理管理是运用科学管理的理论和方法，研究与监测护理功能运作过程中的特征及其规律性，并对护理技术过程中的人、财、物、时间、信息五大要素进行组织、策划和调控，以充分发挥护理效能，提高护理服务质量。简单地说，护理管理就是以提高护理服务质量为主要目标的工作过程。护理管理的重点是创建和完善护理服务质量的保障体系。

(二)护理管理论文分类

根据护理管理论文的内容不同，可以分为以下四类。

1. 调查分析类　是目前护理管理论文中较为常见的类型。这类管理论文均为作者通过调查研究，发现问题，并分析问题产生的原因以及提出解决问题的种种措施。

2. 文献综述类　是在确立论题的前提下，通过大量中外文献资料，明确阐述该论题的基本概念、理论基础与国内外现状、发展趋势、管理原则和过程以及表述作者的观点与见解。

3. 经验总结类 是作者在多年的护理管理工作实践中，发现或掌握单位或个人可为他人启发与借鉴的宝贵管理经验而撰写的论文。其写作重点是管理过程和经验。

4. 问题剖析类 是对目前护理管理范畴内所存在或发现的问题进行剖析，指出其弊端，分析其原因，提出合理化建议。

（三）护理管理论文的写作格式与方法

关于护理管理论文写作尚无统一固定格式，通常仍然是按一般护理科技论文"标题、署名、摘要、关键词、前言、对象与方法、结果、讨论、参考文献"或"临床资料、护理方法、过程、效果评价、讨论、小结"等格式展开。如马继红等在《解放军医院管理杂志》2006 年第 22 卷第 5 期所发表的《医院护理质量管理体系考评与问责机制的构建》和《以 ISO 9000 标准为基础，建立医院链式护理管理问责制》等护理管理文章，均源于此格式。然而，护理管理论文无论是采用何种格式，其正文整体构思离不开下列内容：发现并提出有关护理管理体系中亟待解决的问题；详细分析问题的实质和存在的原因；护理管理措施及其实施；护理管理效果评价及其结论。

二、中医药学护理论文写作要求

(一)中医护理的基本特点

中医药学的基本特点，一是整体观念，二是辨证论治。而中医药学的最大特色就是医、护、药融为一体，发挥医护整体效应。中医护理具有中国医学的两大基本特点和中医护理自身的护理方法多样化特点。

1. 整体观念　是中医药学理论的精髓，也是中医护理理论的主要特点。其核心就是人体是一个统一整体，人和环境也是统一整体。同时认为人体与其外界环境之间也必需相适应，构成统一的整体，不然就会影响其正常生命活动。这种内外环境的统一性及其自身完整性的思想，则称之为整体观念。这一思想贯穿于整个辨证施护实践过程中，也是目前整体护理的理论基础。

2. 辨证施护　是指在护理服务过程中，相互联系、密切配合、不可分割的辨证和施护两个方面，是整体观念的再现和护理理论及护理实践密切结合的具体体现。所谓辨证，就是充分运用中医学的望、闻、问、切四诊，有目的、有计划、系统地收集和察觉服务对象有关资料的过程，通过分析、综合，识别和辨清服务对象的健康问题及其生理、心理的需要和反应，从而达到发现和了解某种性质"证"的目的，以便作出健康诊断。这里所指的"证"又称为证候，是人体在疾病发展过程中的某一阶段的病理概括，也就是现存的或潜在的健康问题及其反应，它反映出当事人自身的调节机制及与其外界环境的联系，能提供正确的护理诊断和护理服务方向与措施。中医护理的辨证就相当于护理程序中第 1 ~ 2 个阶段中的护理评估和护理诊断。所谓施护，就是根据辨证的结果，制定护理计划和实施护理方法，并评价护理效果和检验辨证的真伪和正确与否。

3. 技能多样 中医护理另一特点体现在护理方法与技术操作的多样化。中医护理在整体观念和辨证论护理论的基础上，更注重个体差异、因证有别、因人而异的原则，因此其护理方法简易而多样。

（二）中医护理论文的写作特点和要求

中医护理涉及面十分广泛，涉及基础护理、临床护理、心理护理、饮食护理、护理管理、护理教育、公关护理、康复护理、社区护理和家庭护理等多个方面。由此可见，中医护理论文选题非常广泛，可以说能涵盖整个护理领域，但必须注意中医护理论文的写作特点和基本要求。

1. 中医护理论文的写作特点

（1）既有明确的中医学理论基础，又要遵循规范的论文写作格式 中医学有其独具一格的理论基础。因此，书写论文之初的选题阶段，就应该考虑从中医理论出发，或通过试验研究和临床观察来确立论文论题。只有这样，论文所揭示的事理本质和规律，才能具备中医基本理论与学术特色，才能突出中医护理文章的内涵特点。中医护理论文的写作格式，原则上应遵循一般护理学术论文的写作格式，但也允许根据中医特点和要求作适当变动。

（2）既可用白话文，又可用文言文书写　现代中医药论文或专著亦有用文言文者。但应用文言文书写首先必须掌握文言文基本知识，特别是文言文中的词语达意，要能灵活运用文言实词与虚词。因此，只能说中医护理论文可以用文言文，并不要求一定要用文言文。

（3）既有继承，又有创新　对待传统中医学理论体系首先是继承，在继承的基础上不断创新以求发展，这才是中医护理论文写作的主要目标和特点。因此，在撰写中医护理论文之前，查阅和收集有关本论题的古今中医资料是完全必需的，只有在此基础上结合自己的实践经验，才能形成和发挥创造性能力，撰写出好的中医护理文章。

2. 中医护理论文的写作要求

（1）突出中医护理特色　中医护理具有整体观念、辨证施护和技能多样的特色。因此，中医护理写作要依据此三大特色，结合自己的工作实践进行科学研究与探索，并从中捕捉论题，便有可能触发写作灵感，利于论文写作。

（2）重视中医护理技术研究　中医护理技术多种多样，是中医护理的一个重要组成部分。在临床护理实践中要医护配合，研究、探索、比较各种中医护理操作技术对各种病症的疗效及其优缺点，趋利除弊，使中医护理技术得到良好继承和发展，也只有这样才能撰写出有实用价值的中医护理论文。

（3）广泛总结临床护理经验　中医护理内容丰富，技术操作多种多样，涉及面广，能涵盖整个护理领域，可以说这是现代护理学无法比拟的。因此，要求中医护理论文写作必须广泛总结中医护理临床经验，并在护理界进行推广，这无疑有利于整个护理事业的进步与发展。

（4）努力发掘中医护理成果　自古以来，中医学医护自成一体，尚未发现中医护理专著，然而在各家名医医案、医古文、医语林以及中医药书籍中均散存着内容极其丰富的护理理论知识和操作技能。因此，发掘、整理具有相当实用价值的中医药护理知识和操作，并撰写成论文或专著，有利于推动中医护理学的发展，这也是当前中医护理论文写作的重点要求。

（5）加速中医护理现代化进程　要加速中医护理现代化，就必须开发中医护理科学研究资源，大力开展中西并重、中西并举、中西结合的护理科研，撰写质量较高的中医护理科研论文，促进整个护理事业的发展。

三、护理教育论文写作要求

(一)护理教育概念

教育是一种传递社会生活经验和培养人才的社会活动。护理教育是指以护理专业科学为主要教育内容，以培养各类层次的护理专业人才为目标的教育实践活动。它属于整个医学教育领域中的一个分支。护理教育通常是以在校护理中职、高职和大学本科为主体，以及毕业后教育、成人学历教育与在岗继续教育而形成连续性的护理教育体系，其基本属性应归类于职业教育的范畴。

(二)护理教育论文的特点

1. 论题的广泛性　在护理教育过程中，目前仍然存在很多亟待解决的问题，这就形成了护理教育论文选题的广泛性。目前多数护理教育论文文题局限于教学方法上。应该说从护理教育理论到临床实践；从在校教育到毕业后教育和继续教育；从护理教育课程体系到教学内容与教学方法；从护理教育培养目标到毕业就业综合能力和就业率；从课堂教学改革到实训实习效果评价等诸多方面，都应该是护理教育论文写作选题的热点。

2. 与护理事业的相关性　护理教育源于护理事业的发展与壮大，反过来护理教育也促进护理事业的发展。由此可见，护理教育与护理事业相互渗透、相互影响、密切相关。然而，在其矛盾统一的过程中，护理事业的发展对护理教育的影响是主要方面。显然，护理事业的发展，不仅仅对护理专业人才的培养提出新的要求，而且在护理教育目标、形式、内容和课程体系等方面都展现出新的构建模式。比如随着医学模式的转变，护理模式也就由传统的以疾病为中心的护理模式转变为以人为本、以病人为中心、以发现和处理人的现存或潜在健康问题的身心反应为中心的护理现代模式，这就对护理教育提出了更高的要求，护理教育模式也就必然要适应现代护理模式的需求而进行变革。这就给护理教育研究和护理教育论文写作带来新的课题与论题。

3. 护理岗位的实践性 护理既是具有独立理论体系的专业，又是技术性和实用性很强的一门职业，突出显示护理岗位的实践性和实用性。因此，护理教育必须突出培养现代护理人才的实践性和实用性能力。要达到此目的，必须改革传统重理论轻实践的护理教学格局，突出护理实用性特色，实现护理教育与实习时间比例必须大于理论教学的新型教学进程。要以护理实践能力作为就业综合能力为主线，护理本身就是一种实践过程，实践贯穿于护理服务的始终，无论基础护理和临床护理，都表现为护士以病人为服务对象的各种照料、操作、叮嘱与关怀。因此，实践是护理以至护理事业发展的基础，也是护理教学研究和护理教育论文书写的特点。

（三）护理教育论文写作格式和要求

护理教育论文的书写格式无一定之规，既可以按护理一般性论文书写格式，分引论、本论和结论三部分书写，也可以按护理科技性论文书写格式书写。其写作要求如下。

1. 重视护理职业道德教育　护理是一门技术性、实用性很强的神圣职业，护士是人类健康的保护神，而护理教育及其机构是培养人类健康保护神的路径与摇篮。由此可见，护士职业道德是各种职业道德中最重要的一种。因此，护理教育研究和护理教育论文书写要格外注重护士职业道德修养、职业荣誉感和职业成就感。

2. 广泛总结带教经验　护理的新概念强调护理过程除了遵医嘱提供治疗服务外，还必须全面提供与满足病人在患病过程中的生理、心理、社会文化、情感精神等方面的需要。这就明确表明护士素质与能力的教育培养有别于医疗。我国的护理正规教育不仅起步较晚，且经历坎坷，道路曲折，因此无论是在校内或临床带教均存在一定难度与经验不足，这就要求护理界同道要及时、广泛总结校内或临床的护理教育带教经验，并书写成文字信息，以利于推广和促进护理教育事业的发展。

第九章　撰写论文时常见问题

护理论文是记录和传播护理知识及进行学术交流的重要方式，它汇集了护理人员在探索和研究护理现象过程中所积累的宝贵经验，是护理实践的重要参考资料。由于我国护理科研起步较晚，目前护理人员的科研水平参差不齐，所撰写的论文存在各种不规范的问题，本章列举了护理论文中常见的错误，以帮助护理人员更好地领会撰写论文的技巧，避免类似错误发生。

第一节　护理科研论文

护理科研论文有严谨的科研设计、缜密的统计学分析和规范的写作格式，能提供科学性较强的科研信息。随着循证医学的发展，对其写作的规范性有了更高要求，主要体现在：①结果应具备可被验证和被再次使用的特征，应列出统计学分析的具体数据，以便于验证结果的真实性，并为今后进行文献的二次评价奠定基础。②对象与方法部分应提供足够的信息，以便于评估论文的科学性。③讨论的结论应建立在有充分论据的基础上，引用的参考文献应客观、准确。针对上述要求，现将科研论文撰写中常见的问题列举如下。

一、选题缺陷

（一）缺乏实用性

护理研究的最终目的是为了指导护理实践，论文内容对护理技术、护理管理或护理教育有指导意义，研究的结果能用于护理实践。因此，实用性是评价一篇论文是否有发表价值的一个重要方面。例如，某作者对血压与动脉血气穿刺成功率的相关性进行研究，得出"血压高者动脉血气穿刺成功率高"的结论。此研究虽有创新性，但研究结果对临床工作无指导意义，因此缺乏实用性。

（二）缺乏创新性

创新性是论文的灵魂。创新不一定很大，只要在某一点上有创新，就存在被应用的价值。在研究比较成熟的课题上不断增加新内容或新方法也被认为是创新。如关于糖尿病健康教育的研究已较多，如果探讨健康教育对糖尿病病人血糖控制的效果，就缺乏创新性。而某作者以此为切入点，探讨糖尿病病人运动对血糖控制的影响，该研究的创新点在于针对糖尿病病人运动这种新的健康教育方式上，因此也存在被应用的价值。在选题时，应进行充分的文献检索，避免选题内容与已有的研究工作完全重复。

（三）缺乏可行性

在进行研究时，应充分考虑临床推广时的实际条件，包括人力、物力、经费、仪器、技术、时间等。例如：某研究者探讨定期随访对病人依从性的影响，在进行研究时，规定每周到病人家中随访 1 次，连续 3 个月。在目前社区卫生服务尚不太完善的现状下，单靠医院护士进行定期随访，在临床推广实施时可行性就很差。因此，在进行研究时，除了要评价某种措施的有效性，最好还要评价其成本和可行性。

（四）范围过大

一篇好的论文应目的明确，围绕 1~2 个问题进行深入研究。目前有些论文通常存在范围偏大、主题不明确的现象，以至于每个问题都泛泛而谈，无法深入。如"浅谈心脏外科监护室的护理"，由于包含的范围较广，很难通过一个研究而涵盖其所有方面，一篇论文也无法深入探讨涉及监护室护理的方方面面，如改成"心脏外科监护室心律失常的监护"，就能阐述清楚深入，则会更有研究的价值。

二、科研设计缺陷

（一）样本量不足

样本量不足会影响样本的代表性，结果说服力差，甚至会导致假阴性结果。

1. 代表性差　如某研究调查"护士长的工作

压力源"，研究者选取参加某次护士长培训班的35 名护士长作为研究对象。这 35 名护士长来自全国各地不同级别的医院，不但样本量偏小，而且个体差异大，不能代表护士长这一群体，导致研究结果说服力差，可集中调查某一级别医院的护士长，并增加样本量进行研究。

2. 假阴性结果　例如，某研究探讨"密闭式吸痰管道的更换时间"，选取对照组和试验组各20 例病人作为研究对象，分别于每日更换和每 3 日更换，比较两组病人呼吸机相关肺炎的发生率，得出两组无统计学差异的结果。因呼吸机相关肺炎的发生率相对较低，根据样本量的计算公式，要检验出两组存在差异，需要较大的样本量。而在样本量不足的情况下无统计学差异，其结果很可能是假阴性。因此，下结论时应非常慎重，需扩大样本量或选择更敏感的指标进行研究。

(二)对照组设立不合理

为了排除干扰因素的影响，并使结果有可比性，有时需要设立对照组。常见问题是在本该设立对照组时，未设对照组或对照组设立不合理。

1. 未设对照组　例如，某研究探讨"心理辅导对减轻实习护生焦虑情绪的效果"，在护生临床实习初期测评焦虑状况，然后实施心理辅导，再于实习后期测评焦虑状况，比较两次测评结果有无差异。在该研究中，护生自身的特征及其自然的适应过程都会对焦虑情绪产生影响。因此，焦虑情绪的改善不一定是心理辅导所致，无法排除干扰因素对结果的影响。此时，应设立对照组，使干扰因素在对照组和干预组中均衡分布，两组唯一不同的是有无心理辅导。

2. 对照组缺乏可比性 例如，某研究探讨"急诊科护士的工作压力源"，为了与普通科护士进行比较，选取呼吸科的护士作为对照组。由于呼吸科的护士不能代表普通科护士，因此，该对照组的设立不恰当。再如，某研究者调查"血液透析病人的生活质量"，为与正常人群进行比较，将病人的配偶作为对照组。因长期照顾病人所带来的负担，导致慢性病病人家属的生活质量同样受到负性影响。因此，肾透析病人的家属并不能代表正常人群，这样设立的对照组起不到应有的作用。

（三）指标及测评方法不当

研究指标的确定对判断研究结果非常关键，如果指标不合理或测评方法不恰当，都会影响结果的真实性和准确性，从而降低结论的科学性和说服力。

1. 指标敏感性差 可能导致假阴性结果。例如，某研究比较"不同方法静脉穿刺的疼痛程度"，按 WHO 对疼痛的分级标准，分为无痛、轻微疼痛、中等疼痛、剧烈疼痛四级。由于静脉穿刺所致的疼痛程度范围很窄，因此四级难以判断出疼痛级别的细微差异。此时，若采用 0～10 分的标尺进行测评，就较为敏感；再如前面提到的"密闭式吸痰管道更换时间的探讨"这一研究，若以呼吸机相关肺炎作为评价指标，由于该指标不够敏感，所以要检测出两组差异，所需样本量较大，但在实际研究中难以做到。此时可选取一个更为敏感的指标，如可在吸痰管上取样做细菌培养，此时样本量可相对减少。

2. 指标过于主观　会降低结果的真实性和准确性。例如，在测评心理状态时，有作者让研究对象主观评价其焦虑、抑郁、孤独的程度。因"焦虑""抑郁""孤独"这类词语较抽象，每个人的理解不同，因此难以得到准确结果。此时可采用量表，尽可能使指标量化；再如，调查病人对疾病知识的了解程度时，有研究直接让研究对象对"不了解""了解""非常了解"作出判断。由于研究对象可能受个性特征、社会期望、自身知识状态等方面的影响，会出现实际上并不了解相关知识的人却自己判断为非常了解，导致结果不真实、不可靠。此时，应通过设计不同形式的问题，客观考查相关知识，通过答题情况，由研究者根据一定的标准，判断其对知识的了解程度。

3. 量表使用不当　很多护理研究使用量表作为测评工具，但有研究者对量表的适用人群、使用方法掌握不准确，造成量表使用不当。例如，欲探讨某干预措施对病人生活质量的影响，研究者在干预前使用生活质量量表进行测评，然后实施干预措施，2 周后再次测评生活质量。由于生活质量量表测评的一般是近 1 个月的情况，间隔 2 周即再次测评，这样的指标不但缺乏敏感性，而且由于量表使用不当，结果显然缺乏说服力。

4. 问卷信度、效度低 采用自设问卷进行调查是护理研究中常用的方法之一。但是，问卷的信度、效度低会影响结果的准确性和说服力。有些论文未对自设问卷的信度、效度进行测定；有些虽然报告的信度、效度指标较高，但测评方法不恰当。例如，在测评内容效度时，如果参与评审问卷的专家不熟悉该研究领域，则会导致报告的内容效度偏高，从而影响结果的科学性。

(四)违反伦理原则

护理研究多以人为研究对象，应遵循尊重人的尊严、有益、公正等伦理原则。由于目前护理研究的伦理学审查程序还不太完善，很多论文未经伦理委员会的审查和批准，有违反伦理原则的问题出现。

1. 不尊重被研究对象的自主权 在选取研究对象及进行分组时，如果未做到知情同意，就侵犯了被研究对象的自主权。例如，某研究旨在验证"第一产程不同时段实施分娩镇痛的效果"，为排除研究者主观因素的影响，并使干扰因素均衡分布在各组，应将产妇随机分组，分别在宫口 <1cm、1~3cm、>3cm 时给予分娩镇痛，并将不实施分娩镇痛的产妇作为对照组。但是，由于是否采取以及何时采取分娩镇痛，应遵从产妇本人的意愿，如果研究者不告知产妇，将其随机分到各组，就违反了伦理原则。

2. 剥夺对照组本该享有的措施　有些研究为了探讨健康指导或心理护理的有效性，将住院病人分为两组，对照组不给予健康指导或心理护理。若为了研究而剥夺病人本该享有的权利，则可能人为地增加病人的不适或并发症出现，这就违反了伦理原则。

3. 新措施给研究对象带来伤害　有些研究旨在探讨某种新措施的有效性，如果在缺乏理论依据或实践基础的情况下，直接用于试验组的病人，结果给病人带来并发症或不良事件，这也违反了伦理原则。例如，在探讨密闭式吸痰管更换时间时，在确定新的更换频率时应非常慎重，最好找到充分的理论依据或文献支持，或有一定的实践基础，否则可能给病人增加感染的机会。

4. 研究指标的伦理问题　有些研究为了获取敏感的指标，可能会在诊疗常规之外增加检测项目。如果因此给被研究对象带来额外的医疗费用或身心痛苦，就违反了伦理原则。例如，某研究旨在监测"母乳喂养新生儿低血糖的发生情况"，需每隔 6 小时测量 1 次血糖，这就给新生儿带来了额外的痛苦。因此在进行研究时，应慎重考虑由此带来的伦理问题。

三、资料残缺

（一）前言不完整

前言部分要求阐明立题依据和研究目的，以表明该研究的必要性和重要价值，常见问题如下。

1. 立题依据不充分 有些论文的前言部分未阐明立题依据，直接介绍研究目的；有些虽阐述了立题依据，但所用到的一些重要数据和观点缺乏文献支持，从而导致立题依据不充分，说服力差。

2. 内容与主题不相关 在阐述立题依据时，应密切结合该研究的主题。但有些论文却论及许多与主题无关，或关联不大的内容。例如，某论文探讨的是"社区随访对脑卒中病人依从性的影响"。该论文在前言部分论述了目前脑卒中的患病率、脑卒中患病的危险因素、社区人群对脑卒中危险因素缺乏认识及其知识需求。这些内容虽与本研究主题有一定关系，但关联不大，应着重阐述脑卒中病人的依从性及其影响因素、依从性差的不良后果等，从而引出本文的主题。

3. 未阐明研究目的 有些论文的前言部分只阐述了立题依据，而未明确引出本文要解决的具体问题，即研究目的。导致研究目的不明确，也未起到承上启下的作用。

（二）样本特征不明确

为了表明样本的特征，应阐明其来源、入选

条件、抽样方法、样本量及人口学特征，常见问题如下。

1. 样本特征不全面 有些论文不描述样本的来源、选取样本的时间段，或缺乏明确的入选条件，或人口学特征的资料不完整。一般来说，人口学特征应包括年龄、性别、文化程度、婚姻状况等基本资料。若研究对象为工作人员，还应介绍职称、工龄、科室等，使读者对样本的特征有充分了解，从而判断样本所代表的人群。

2. 将各组资料混在一起 有些研究设立了对照组，此时应分别介绍各组研究对象人口学特征的描述性数据，以及比较组间差异的统计学分析数据。而有些论文将所有被研究对象混在一起介绍，使读者无法判断各组一般资料是否真正有可比性。

3. 随机方法含糊不清 随机抽样的方法包括简单随机抽样、分层抽样、整群抽样等。有些论文仅用"随机抽样"一词笼统描述，而经核实时，发现有些作者对随机的概念不清，错将方便抽样当做随机抽样。例如，有些研究抽取了"某院干部病房的所有护士"，这属于方便抽样，但作者却将其描述为"整群抽样"；再如，有研究者选取门诊就诊的病人作为研究对象，将"随意"误当作"随机"抽样。因此，为了避免上述问题出现，在撰写论文时，应明确写明具体的随机方法。

（三）干预措施欠明确

对有干预措施的研究，应具体描述对各组研究对象采取的措施或处理方法，以供他人进行重复验证或借鉴，常见问题如下。

1. 措施描述不具体 有些研究对措施的描述较为笼统和抽象。例如，某作者将试验组的心理护理干预描述为：①诱导和宣泄内心苦闷，建立新型护患关系。②个体化心理治疗方案具有一套有深度的职业行为哲学和强烈的精神感染力；工作中有主动性、灵活性、独立性和智慧性。作者并未介绍由具备何种资格的人、采用何种具体措施来"诱导和宣泄内心苦闷"，如何"建立新型护患关系"等内容，仅描述了措施的目的和好处，而非具体的做法，这样不利于他人评价措施的可行性，更不利于他人借鉴。

2. 各组措施不明确 例如，某研究探讨"临终关怀对老年临终病人抑郁的效果"，对两组干预措施的描述如下："对照组给予常规护理；试验组进行临终关怀干预，包括：①姑息性治疗，如选择不良反应小的化疗方案、配合止吐药等。②做好生活护理，控制疼痛。③心理支持和死亡教育。④对病人家属的支持"。措施①和②属于临终病人的常规护理内容，而作者却将其单独列在试验组，带来下列质疑：是否为对照组提供这两条措施？如果不提供，则违反了伦理原则；如果提供，所谓的常规护理是什么？是否包括这两条措施？因此，为了使干预措施更清晰，应将两组共同的措施放在一起描述，然后再描述试验组独特的措施。

(四)评定方法介绍不清楚

为便于他人验证获得数据的方法是否合理，应详细介绍评定工具的使用方法和评分标准。常见问题如下。

1. 评价标准不明确　有些论文中的研究指标缺乏评价标准，或评价标准缺乏科学依据，从而影响结果的科学性。例如，关于"依从性"，有些论文仅介绍将依从性分为"好""中""差"三级，未介绍以什么为标准进行分级。另外，有些论文使用了量表或问卷，但未介绍其评分标准。

2. 问卷缺少信度、效度指标　信度和效度是评价研究工具质量的重要指标。很多论文未报告自设问卷的信度、效度，因此无法判断该问卷所测得的结果是否可靠。一般来说，信度包括内在一致性、稳定性和等同性3个特征。内在一致性通常用 Cronbach α 系数来表示，可通过计算机软件计算得到；稳定性用重测信度来表示，一般在研究前选取样本量的 1/10，间隔1～2周进行重复测量，计算两次结果的一致性；等同性可用评定者间信度来表示，由两名评定者同时对同一名研究对象进行评定，计算评定结果的一致性。测定问卷的内容效度时，一般请5名熟悉该领域的专家评审问卷，并计算 CVI 系数。因此在书写论文时，应明确报告信度、效度的具体指标。

3. 调查方法描述不清　为了让他人明确研究中获取数据的方法是否科学，应在论文中报告收集资料的方法和程序。有些论文未报告由谁、在何时、在何地、以何种方式收集资料。例如，关于问卷调查，未明确是一对一发放问卷，还是集体发放问卷，回收率和有效率各是多少；在测评某一指标时，未介绍具体的程序和方法，如细菌培养取样的部位、方法、程序、结果判断标准等。

四、结构混乱

（一）文题与论文内容不符

有些文题对论文内容的概括不够准确，使读者在看到文题时，对论文内容的预期产生歧义。例如，某文题为"护士服饰分色管理观念的调查"，看到题目，有部分读者可能预期该研究调查了管理者的态度，而本研究实际是以护士和病人为研究对象，调查他们对护士服饰分色管理的态度。因此，若改为"护士和病人对护士服饰分色管理的态度"就较为准确了。

（二）前言与摘要相混淆

前言属于论文正文的内容，主要介绍立题依据和研究目的，一般不将结果和结论写在前言部分；而摘要则是论文的内容提要，是用最扼要的文字概括说明论文的主要内容，包括研究目的、方法、结果、结论。有些论文将两者混用，在前言中就概括了方法、结果或结论，或将摘要写成前言。

（三）结果与方法不一致

论文中报告的各项结果应与方法中介绍的评价指标及评价标准相一致。但有些论文存在前后不一致的现象。例如，某论文方法部分介绍了 3 个评价指标：疼痛、舒适度及焦虑自评量表，但在结果中只报告了疼痛和焦虑的得分，未报告舒适度的结果；还有些论文在结果中出现方法未提及的评价指标，或结果与方法报告的评价标准不一致，令读者迷惑不解。

（四）结果中混有讨论

结果部分要求客观、准确，具体地报告研究所得的数据及其相关资料。而在讨论中，则针对结果进行分析和解释，作出推理和评价。有些论文在结果中混有讨论。

（五）讨论与结果分离

讨论部分应针对研究结果进行分析和解释，并作出推论和评价。常见问题如下：①讨论中出现结果部分未报告的重要数据。②脱离结果进行猜测或推论，将讨论写成一个小综述，而未把重点放在与本研究结果有关的内容上。③对研究的重要结果置之不理，不进行解释和分析。

五、统计学错误

统计学分析可分为描述性和推断性统计两大

类，描述性统计用于描述数据的分布特征和规律，如均数、标准差、中位数、率、构成比等；推断性统计用于比较组间差异，如 t 检验、方差分析、X^2 检验、秩和检验等，或探讨相关因素，如相关分析、多元回归分析等。现将护理论文中常见的统计学错误列举如下。

（一）对 P 值的含义描述不恰当

在统计学中，把 $P < 0.05$ 或 $P < 0.01$ 视为小概率事件，是事物差别有统计学意义的界限。但 P 值的大小只说明统计学意义上"显著"，不说明临床意义上实际差别"显著"，也不应把 $P < 0.05$ 或 $P < 0.01$ 误解为差别很大。为了避免统计"显著"与专业"显著"混淆，在描述 P 值时，最好用"差异有或无统计学意义"，避免用"差异有或无显著性"。此外，统计结论是根据 P 值大小得出的，P 值越小，抽样误差发生的可能性越小，但"小概率"事件不代表绝对不可能发生，统计结论也有犯错误的概率。所以，在根据 P 值下结论时要慎重，应结合专业知识去分析，尽量不用过于肯定的语言。

（二）未做统计学分析，仅凭数值大小下结论

在抽样研究中，样本与总体之间会有差值存在，即抽样误差。因此，从样本所得到的数值上的差异或相关，可能由抽样误差所致，而非总体之间本质上的差异或相关。所以，要得出有无差异或相关的结论，必须进行推断性统计分析，以

判断这种差异或相关是来源于抽样误差，还是本质存在。而有些论文未做统计学分析，仅凭样本数值上的差异就得出总体有无差异的结论。例如，某作者由"两组有效率分别为 89.2% 和 61.7%"，得出"A 组明显高于 B 组"的结论，这显然不科学，应进行 X^2 检验，若 $P < 0.05$，才能得出该结论。

（三）统计学分析方法交代不清

为便于对结果进行核对和二次评价，以判断其真实性和科学性，在描述结果时，应明确采用的是何种统计学分析方法，并列出相应的统计量值（如 t 值、F 值、X^2 值）及其相应的 P 值。而在有些论文中，常出现"经统计学处理，差异有统计学意义（$P < 0.05$）"这样的描述。由于作者并未明确采用的统计学分析方法，也未列出具体的统计量值，因此无法判断该研究中的统计学分析方法是否正确，也就无法判断结果是否正确、可靠。

（四）率和构成比混淆

构成比只能说明事物各组成部分的比重或分布，并不能说明某现象发生的频率。例如，某护士调查所辖社区慢性病病人的年龄分布情况（表 9−1）。

表 9−1　某辖区慢性病病人的年龄分布情况

年龄（岁）	病人人数（n）	构成比（%）
18 ~ 40	16	10.5
41 ~ 59	83	54.6
60 以上	53	34.9
合计	152	100.0

表中的构成比仅说明在患有该病的人群中各年龄段所占的比重，而不能将其看作各年龄段该病的患病率，或得出 41~59 岁组患病率最高的错误结论。

（五）偏态分布的资料以正态分布对待

正态分布的资料可用均数和标准差来描述，采用 t 检验、方差分析等方法；而偏态分布资料则用中位数和四分位数间距描述，采用秩和检验的方法。原则上，需先进行正态分布检验，以判别资料的分布类型。但粗略来说，可从标准差和均数的大小关系上进行粗略判断：当标准差×2≥均数时，应怀疑是否为偏态分布。在护理论文中，常出现下列情况：工作年限为 (3.1 ± 4.3) 年，该例中，标准差×2明显大于均数，因此应写出中位数。同样，也有论文中对偏态分布的资料仍采用 t 检验，这种做法不妥。

（六）误用 t 检验代替配对 t 检验

当研究设计为自身对照时，应采用配对 t 检验进行统计分析。例如，某研究采用自身对照，在同一人身上，同时采用耳温仪和水银体温计测量体温，欲比较两种方法测得的体温值是否有差异。该例应采用配对 t 检验进行分析，而作者却采用了两个独立样本 t 检验，这样做会加大犯错误的概率，即可能把本来有差异的两个均数判断为无差异。

（七）方差分析时不进一步做两两比较

当方差分析的结果为 $P < 0.05$ 或 $P < 0.01$ 时，

只说明各组间均数不全相等。若想进一步了解每两组之间是否存在差异，需进一步做两两比较。但在有些论文中，有研究者单凭 F 值就得出哪两个组之间有差异的结论。

（八）X^2 检验时不注意各公式的适用条件

X^2 检验适用于两组或多组率或构成比的比较，其计算公式分为专用公式、校正公式、确切概率法几种情况，各有其适用条件。以四格表 X^2 检验为例：

（1）当总例数 $N \geqslant 40$，且所有格子的理论数 $T \geqslant 5$ 时，用四格表专用公式：

$$X^2 = \frac{(ab - bc)^2 N}{(a+b)(c+d)(a+c)(b+d)}$$

（2）当 $N \geqslant 40$，但有格子的理论数 $1 \leqslant T < 5$ 时，用四格表校正公式：

$$X_c^2 = \frac{[\,|\,ad - bc\,|\, - N/2\,]^2 N}{(a+b)(c+d)(a+c)(b+d)}$$

（3）当 $N < 40$，或有 $T < 1$ 时，用 Fisher 确切概率法。

采用计算机软件进行分析时，输出结果会给出有关理论值大小的备注，应根据具体情况选择相应的公式。而在有些论文中，研究者不注意各公式的适用条件，则可能导致相反的结果。

（九）不注意相关分析的适用条件

在进行相关分析时，当两个变量均为计量资料且符合正态分布时，可采用 Pearson 相关；当两个变量为等级资料或不服从正态分布时，宜采用 Spearman 等级相关；而当其中一个变量为计数资料时，此时不宜用上述方法计算相关性。

（十）相关分析结果报告不恰当

在进行相关分析时，计算出 r 值后，需对其进行假设检验，以判断这种相关是本质存在，还是由抽样误差所致。因此，在报告结果时，应同时报告 r 值和 P 值。r 值代表两变量之间在统计学意义上是否存在相关，r 值则代表相关的方向和程度。例如：由"$r = -0.127$，$P > 0.05$"的结果，可得出"两者无相关性"的统计结论，而有研究者将其描述成"两者呈负相关，但无统计学意义"，这种描述是错误的。再如，由"$r = 0.456$，$P < 0.01$"的结果，可得出"两者呈中度正相关"的统计结论，而有研究者看到 $P < 0.01$，而不看 r 的大小，将其描述成"两者呈高度正相关"，这也是错误的。

六、统计表错误

统计表是以表格的形式展示数据的分布及特征，它可以代替冗长的文字叙述，更加直观、形象、清晰地描述研究结果，是科研论文中表达数据的重要工具。适用统计表时，要求格式正确、层次清晰。常见问题如下。

（一）格式不规范

统计表由表题、标目、数字、线条、备注等部分组成，有其规范的格式要求，常见问题见表 9-2。

表9-2　某医院医师和护士论文发表情况

期刊类别	护士		医师	
	篇数	百分比	篇数	百分比
核心期刊	7	5.8%	27	22.5%
非核心期刊	12	10%	21	17.5%

表9-2存在的问题是：①表序和表题位置不对，应居中排放。②表中有多余的横线和竖线，应为三线表，若标目又分层次，可用短横线隔开。③同一列数字个位未对齐，小数点后位数不一致。④表中重复出现"%"，应将其放在标目中。正确的绘制格式见表9-3。

表9-3　某医院医师和护士论文发表情况

期刊类别	护士		医师	
	篇数(n)	百分比(%)	篇数(n)	百分比(%)
核心期刊	7	5.8	21	17.5
非核心期刊	12	10	27	22.5

（二）层次欠精炼

统计表中的文字、数字和线条应尽量简洁，避免过多重复的字符，以免过多占用篇幅。

（三）统计表与文字重复

列出统计表后，可酌情用文字概括、解释或补充统计表中的内容，以便读者快速掌握统计表要表达的内容，但切忌用文字完全重复表中内容，以避免浪费篇幅和读者的时间，此时可删掉文字。

七、文献引用错误

（一）文献标引不恰当

一般情况下，在论文中引用他人的数据、观点或理论依据时，需标引参考文献。有些论文在描述自己研究的结果或结论时，也标引参考文献，让读者迷惑描述的是该研究结果，还是别人的结果。

（二）不必要的文献标引

有些论文在描述方法学的内容时，标引"医学统计学"等方面的文献，此处的文献标引不必要。也有些论文标引的内容并无实质性观点，只是转抄了某句话，此时也不必标引文献。

（三）文献引用不准确且不充分

有些论文引用文献时断章取义，或由于多次间接引用，歪曲了文献的原意。有些论文引用他人的数据或观点时不标引文献，或标引的文献量不充分，却由此下结论。

（四）引用过时文献

有些论文参考文献偏于陈旧，缺乏新文献。更不妥的是有些论文在标引旧文献的基础上，却得出"最新研究显示……"这样的结论。由于很多论文在撰写→投稿→审修→发表过程中，历时较长，使一些在当时较新的文献逐渐变成过时文献。因此，作者在每次投稿或审修时，应及时更换新文献。

（五）文献内容前后不一致

有些论文正文中标引的文献序号与后面列出

的参考文献内容不一致。常见问题有：①正文中标引了某篇文献，在后面的列表中却找不到。②列出的某篇参考文献在正文中未见标引。③标引的参考文献在内容上前后不一致。

（六）文献著录格式不规范

在前面介绍了参考文献的著录格式，有些论文存在格式不规范的问题。尤其是英文作者的名字。原则上，英文作者的姓写全称，名字缩写，但有些论文将作者的姓和名混淆，有时姓和名均写全称，有时将姓和名颠倒使用。

第二节　其他护理论文

其他护理论文在文题、参考文献等方面的书写中，也存在与科研论文类似的问题，本节主要结合各种论文的特色，介绍其书写中的其他常见问题。

一、经验总结类论文

护理经验总结类论文着重介绍护理工作中的做法和体会，不要求有严谨的科研设计和统计学分析，在书写时出现的问题相对较少。对初次撰写论文的作者来说，常出现书写格式不规范的问题，具体表现在下列方面。

（一）"做法"不具体

"做法"是护理经验论文的核心内容，应具

体、明确，注重可操作性，以便于他人借鉴。但有些论文描述的做法较为抽象和空洞。例如，"为病人提供心理支持，以降低病人的不确定感。护士应使用良好的沟通技巧，使病人愿意与护士交流，从而……"该段描述可操作性较差，未具体描述采用哪些方法提供心理支持、采用哪些沟通技巧等，他人无法去借鉴。

（二）方法中混有评论

有些论文在方法部分描述了很多评论性语言。例如，"心理支持具有……优点，可有效缓解……从而达到……目的"。这些内容应放在体会部分来写，方法部分则重点介绍"如何做的"。

（三）结果空洞、不切实际

有些经验论文的护理效果较空洞，例如，"全面提高了护士素质""提高了病人满意度"，却缺乏一些必要的数据支持。也有些论文描述的护理效果不切实际。例如，某经验论文介绍了培养新护士的做法和体会，在护理效果中，除了提到有关新护士的评价指标外，还提到"提高了病人的生活质量"，这个效果就不太切合实际了。

（四）缺乏"体会"

有些经验论文缺乏"体会"部分，或虽列出了"体会"这一标题，但在体会部分仅重复了护理效果的内容，并没有介绍自己的体会，也未分析取得较好效果的原因，缺乏真正的"体会"。

二、个案报道

护理个案论文着重介绍一例或几例特色病例的护理过程。下面结合一些实例，分析书写个案论文时的常见问题。

（一）前言未点明个案的特色

错误实例分析：

例1　1例脐带脱垂急诊剖宫产术后并发肠梗阻病人的护理

"脐带脱垂是产科急症，我科于2004年11月成功为1例脐带脱垂的孕妇在产房实施急诊剖宫产手术，但由于当时病情危急，术前准备不充分，术后病人并发肠梗阻，经过积极处理，病人顺利康复出院。现将护理过程报道如下"。

该论文前言部分未点明该个案的特色以及报告该个案的重要性。例如，该类个案发生肠梗阻后会有什么不利后果等信息。而例2就强调了所报告个案的重要性，即"少见而严重，病死率高"。

例2　1例妊娠晚期并发高渗性非酮症糖尿病昏迷病人的护理

"高渗性非酮症糖尿病昏迷是以严重高血糖、高血浆渗透压、严重脱水而无明显酮症、伴有不同程度神经系统障碍或昏迷为主的临床综合征，是少见而严重的糖尿病并发症，病死率高。我院于 1999 年 8 月收治了 1 位孕 36 周并发高渗性非酮症、严重脱水伴昏迷的病人，经积极治疗和精心护理，病情好转，康复出院。现将护理过程介绍如下"。

(二)病例简介重点不突出

错误实例分析：

例 3　1 例 LASIK 术后并发严重弥漫性板层角膜炎的护理

"病人，男性，25 岁，术前验光……无接触镜佩戴史，双眼压为……角膜厚度……双眼角膜地形图均显示正常。于 2002 年 8 月在我院激光中心行双眼 LASIK 手术。术前 3 天滴润舒眼药水、术晨行双眼泪道冲洗和结膜囊冲洗，常规消毒术眼，采用……角膜刀和……型准分子激光治疗仪。按 LASIK 常规操作，术前 0.5% 爱尔卡因表面麻醉，在角膜中央作一……的角膜瓣采用球面软件在基质层进行切削，切削能量为……频率为……切削直径 6mm，切削厚度……术毕滴……眼药水，戴一次性消毒眼罩"。

由文题可知，该个案论文的重点是 LASIK 术后并发弥漫性板层角膜炎这一问题，而本文的病例简介却只介绍了手术前检查与准备以及手术过程，未提及弥漫性板层角膜炎的发生过程及症状。

(三)对个案的针对性差

个案论文描述的是一个具体的病例，应针对

该个案出现的情况进行描述，而不应笼统地描述该类病人可能出现的情况以及应采取的措施，错误地进行假设。

（四）措施不具体

如"采取适当的卧位及护理级别""密切观察病人，做好预防并发症的护理"，而未具体描述对该个案采取的是什么卧位、几级护理；多长时间观察一次，观察什么内容以及预防并发症的具体措施。

（五）仓促小结，缺乏讨论

很多个案论文缺少"讨论"部分，而以两三句话作为小结。为帮助读者领会该个案的护理要点，讨论部分应强调和总结该个案的疑难点、采取的有特色或关键性的护理措施。同时，也可结合理论基础，分析措施的依据，以增加论文的科学性。

三、文献综述

书写护理综述论文时，在前言以及文献应用方面，经常存在同科研论文类似的问题。此外，中心部分的书写还存在下列问题。

（一）层次混乱

书写综述时，各层次小标题之间的关系应有逻辑性。有些综述论文同一层次的小标题之间并非并列关系，或小标题与其次级小标题之间并非从属或包含关系，甚至在各小标题之间出现交叉和重叠现象，导致全文层次混乱，结构不合理。

（二）论据不充分

综述论文的论述应建立在有充分文献的基础上，而下列常见问题均会导致论据不充分或论点说服力差。

1. 缺少文献支持　有些综述论文在描述某一观点时，甚至在整段文字中，一篇文献都没有，都是个人观点或经验的论述，这样的观点缺乏实证支持，因此说服力差，不符合综述论文的写作要求。

2. 文献量少或过时　有些综述论文虽引用了文献，但仅仅以一两篇文献为依据，或引用的文献偏于陈旧，同样导致论述的说服力差。

3. 间接引用　综述论文以大量文献为基础，因此要求作者直接阅读文献的原文，尤其是科研论文，以保证引用的准确性和论据的有效性。但有些综述论文引用了很多间接文献，尤其在文中引用了很多篇综述，这样不妥。

4. 引用不正确　这一问题已在科研论文中有所介绍，对综述论文来说更为重要。例如，某作者综述了"ICU 护士的工作压力源"，引用的却是有关急诊科或手术室护士的文献，因此得出的论点缺乏说服力和科学性。

（三）简单罗列文献

有些综述论文在论述某一主题时，缺乏对文献的归纳和综合，只是将各文献的结果和观点罗列在一起，变成了"张某说……""李某研究显示……"这样容易导致内容散乱，缺乏主线。应根据一定的规则，将文献有机归纳在一起。例如，按照某研究主题的年代顺序或按照观点的正反面来组织文献。

(四)盲从文献的结果或观点

目前科研水平参差不齐，有些文献由于设计缺陷或数据的统计错误，所得的结果或观点并不一定完全正确。但有些作者盲目相信和认可文献中的结果及观点，将其作为论述的依据，则很可能得出错误的论点。因此，在引用文献时应持评判性的态度，对其不足作出客观评价。另外，有些综述引用了大量的经验论文，因经验论文缺乏严谨的科研设计，其科学性往往不如科研论文。因此，若将其作为论据，下结论应十分慎重，不能得出肯定的结论。

(五)盲目提出自己的见解

在书写综述论文时，作者可提出自己的观点，但应有理有据。有些作者在归纳了相关文献的结果后，盲目提出自己的见解。例如，某作者在论述安瓿的消毒方法时，在归纳了各文献的结果后，发现不同文献对是否需要消毒、消毒的次数以及消毒液的选择都存在不一致的观点，最后作者提出"我认为应……"这样所下的结论不但说服力差，而且对非权威性作者来说，反而容易引起他人的反感。此时，作者可根据现有的文献结果，总结哪些问题已经得出一致的结论，若观点尚不一致，可提出对该问题进行下一步研究的重点，或提出在今后研究时需改善或控制的问题。

第三节　护理论文常见字词问题

一、文字应用错误

护理科研论文常见用字错误是混用和错用，即错别字。不同的文字具有不同的含义，相同的字词在不同的情境下其含义也可能大相径庭。因此，文字的准确、灵活运用的基本要求是对具体的字及其所处语境的准确把握。

（一）字的混用

汉字的混用常常是因为读音相同或相似的字之间的错误应用，在汉语表达中"做"与"作"的使用率非常高，因此两者的混用现象也屡见不鲜。方言与标准普通话的发音差别也是造成这类文字混用的常见原因。

1."做"与"作"混用

自宋代"做"作为"作"的俗字出现以来，两个字在书面语中的用法一直未得到系统而全面的区分，混用、错用现象比较普遍。现代汉语中，两个字的使用频率非常高，所以准确区分非常有必要。"做"与"作"无论是在意义上，还是在用法上都有着明显的区别，一般情况下不能通用。"做"

字的及物意味较浓，产生的年代远远晚于"作"，其后所跟的词语往往是该行为的处置对象或制造物，通俗点讲，"做"表示具体的动作，如做事、做买卖、做生意等；而"作"字的不及物意味较浓，是一个多音字，其后所跟的词语往往表示该行为所产生的事物或结果，如作对、作恶、作梗、作曲等，表示抽象的动作。建议也可结合语法分类，根据它们的构词能力，以及在句中作谓语时所带宾语的词性差别来区分。

（1）在由"做"或"作"构成的双音节合成词或短语中，凡是名词或名词性短语一律用"作"，如作坊、作风、作家、作品、作为、作料、作用、著作、大作、佳作、名作。除此之外，"作"不能单独成词，而只能作为一个语素出现在一些文言色彩比较浓、结构比较固定的合成词中。如振作、发作、作案、作弊、作对、作梗、作美、作曲、作战等。而"做"则可单独成词，并与其他的单音节词组成一个意义和用法都比较通俗易懂的双音节短语，如做伴、做东、做梦、做事、做主等。

（2）少数词和短语用"做"和"作"都可以，但凡由"作"构成的都是合成词，而由"做"构成的都是短语，且其意思都有明确的区别。如"作罢"是指放弃或停止做某事，不再继续；而"做罢"是指做完或完成某件事。"作成"是指"成全"的意思，而"做成"是指制造成功某种东西或做成功某件事。"作法"是指道士施巫法；"做法"是指做某件事或某种东西的方法。"作客"为书面用语，是指居住在别处，如"作客他乡"；而"做客"则是以客人的身份到别人家访问。

（3）后面跟双音节名词或名词短语构成三音节短语时，一般情况下用"做"，如做动作、做手脚、做文章、做生意等；极少数情况才"作"，如作安排、作斗争、作报告、作指示等。

（4）在句子中，当这两个字充当谓语时，它们的宾语明显不同，"做"带的宾语一般是名词、名词性短语或代词，而且多为人或事物；而"作"带的宾语多为动名词，如作了及时的安排、作坚决的斗争、作了精彩的演讲等。

（5）在4个字或4个字以上的成语中，一般用"作"，如一鼓作气、自作自受、装腔作势、装模作样、作奸犯科、作威作福、风雨大作、以身作则、兴风作浪、矫揉造作等；而有"做"的成语则很有限，除"做贼心虚"外，大多是"做A做B"的形式，如做好做歹。

2. "既"与"即"混用

错例1："经询问，明确病人即往无类似症状发作史。"

错例2："要注重管理的技巧，既使护士的工作存在不足，也不能一味批评，要让其认识到自己的错误行为可能造成的严重后果，让其主动纠正不良行为。"

辨析："既"有已经、既然的意思，医学中常用"既往史"就是指以往或曾经的犯病经历，例句

1 中的"即往"应改为"既往"；"即"有就是、便等意思，也可用作连词，在条件句中表示让步，例句 2 中的"既使"应改为"即使"。"既……又"(也/且)作为句中的连接词也经常与"即"发生混用。

3. "两"与"二"混用

错例 1："术前访视不仅是手术室和外科两个科室的事情，包括多科室间的协调。"

错例 2："截除患肢后称重，重量为十五斤两两。"

辨析： 表示基数时，用在表示度量衡的量词前时，表示人数时"二"和"两"通用。此外，除了重量单位"斤两"前必须用"二"外，其他量词前只能用"两"，不能用"二"。因此，例句 1 中"二"应该"两"，例句 2 中"两两"应该为"二两"。

4. "带"与"戴"混用

错例："要求进入隔离病房的医务人员必须带口罩、手套，既保护了被隔离的病人，又有效实现了自我保护。"

辨析： "戴"是指把东西放在头、面、颈、胸、臂等处，如戴帽子、戴眼镜等，又如披星戴月，还有拥护、尊敬的意思；"带"则是指随身携带，如带行李。因此，例句中"带"应改成"戴"。

(二)错别字

"鉴"与"签"

错例 1："试用期满后，经理论和操作考核合格者，医院与新毕业护士鉴订聘用合同。"

错例2："医疗文书的签定在处理医疗纠纷过程中具有非常重要的作用。"

辨析：订立条约或合同并签字，用"签订"，而鉴别和评定事物的真伪或优劣时则用"鉴定"。

常见的错别字几乎都是出现在相应的词语中，基本分为三类：一是发音相同或基本相同的字彼此间错误使用；二是字形非常相像文字间的错误使用；三是字形和发音均接近，甚至发音相同文字间的错误使用。详细举例和辨析见本章相关内容。

二、词语应用错误

（一）词语混用

1. "佩戴"与"佩带"

错例："星级护士胸前佩带贴有红星标识的徽章……"

辨析："佩带"有两层含意，一为（把手枪、刀、剑等）插在或挂在腰部，如佩带武器。二为同"佩戴"；而"佩戴"是指（把徽章、符号等）挂在胸前、臂上或肩上等部位。因此，例句中的"佩带"应改为"佩戴"。

2. "记录"与"纪录"

错例1："大力发展护理技术比武活动，在新形势下努力创造新记录。"

错例2："责任护士专门负责护理病历的纪录。"

辨析：在一些工具书中认为"记录"与"纪录"

基本可以通用。但是，在科技论文编审过程中，还是各有侧重。"记录"更侧重把听到的话或发生的事写下来，或当场记载材料等，而"纪录"则侧重于在一定时期、一定范围内记载下来的最高成绩，如打破纪录，故例句1和例句2中的"记录"与"纪录"应该互换。

3."形式"与"形势"

错例1："新的交班形势有助于激发责任护士主动关心病人，积极观察，随时评估。"

错例2："基层医院管理制度的改革是适应现代化医院建设新形式的要求的必然举措。"

辨析："形式"是指事物的形状、结构等；而"形势"是指事物发展的状况，故例句1和例句2中的"形势"与"形式"应该互换。

(二)词语错误

1."综合征"与"综合症"

错例："微创技术在肾病综合症中的应用"。

辨析："综合征"是指因某些有病的器官相互关联的变化而同时出现的一系列症状，是若干症状的综合，故不能用"综合症"。

2."适应证"与"适应症"，"禁忌证"与"禁忌症"

错例："责任护士也需要掌握常用药物的药理知识，严格把握药物的适应症和禁忌症，为病人的安全负责。"

辨析：从专业的角度考虑，众专家商讨认为

手术、药物、治疗方法等适宜用"适应证"和"禁忌证"表达，例句中不是指症状，故不能使用"适应症"和"禁忌症"。

3."各司其责"与"各司其职"

错例："分工明确，各司其责。"

辨析："司"是指操作管理、经营、行使，其宾语必然是指工作、职务，如司令，因此例句中应该是"各司其职"。

4."委曲求全"与"委屈求全"

错例："为了维护集体的利益，他只好委屈求全。"

辨析："委曲求全"是指为了顾全大局而不情愿地忍让，这里的"委曲"是指弯弯曲曲，引申为不直接、不明显。"委屈"是指受到不公正的待遇而心里难受，容易让人因此而错误使用。因此，例句中的"委屈求全"应改为"委曲求全"。

5."张弛"与"张驰"

错例："护理管理者要考虑综合情况，安排工作要劳逸结合，张驰适度。"

辨析：例句中应该为"张弛"，"张"和"弛"本是指弓弦的拉紧与放松，引申为宽严、劳逸。

其他如（破折号后为错误用词）：

按摩——按磨，按捺——按奈，白皙——白晰，影像学——影象学，感官——感观，广泛——广范，荟萃——汇萃，青睐——亲睐，提炼——提练，不可一世——不可一势，不失时机——不适时机等。

（三）专业术语使用错误

错例："脑梗塞急性发作期发生肺栓塞的可能因素及临床表现。"

辨析："脑梗塞"是不规范称谓，例句中的"脑梗塞"应改为"脑梗死"。

其他常见的还有（破折号后为错误用词；）：

发热——发烧，膈肌——隔肌，功能——机能，黄疸——黄胆，黏膜——粘膜，唾液——口水，压疮——褥疮，预后——愈后，卒中——中风，红细胞——红血球，环孢素——环孢菌素，抗生素——抗菌素，脑神经——颅神经，剖宫术——剖腹产，遗传易患性——遗传易感性等。

另外，专业术语错误还涉及外文译名的不规范使用，如"老年前期痴呆"应改为"阿尔茨海默病"；"梅尼尔病"应改为"梅尼埃病"。

（四）自造词语

错例1："医院共设临床科室××个，设护长××名。"

辨析：例句中的"护长"是当地的习惯性简称，并不是规范名词，应该改为"护士长"。

错例2："每周派班是病区护士长的一项工作内容。"

辨析："排班"是护士长综合考虑病区管辖病人数量、病情、治疗和护士工作情况以及是否有请销假等要求后，对下一周护士工作时间和岗位的统筹安排，是安排班次的简称，而不是简单地将班次分派给护士，"派班"只是一些当地方言的发音在科研论文中的沿用。

因方言或非专业人士的口头语交流的一些错误的自造词还有"鼻管打食"（鼻饲）；"中心神经系统"（中枢神经系统）等（括号内为标准专业术语）。

（五）不规范缩略语

错例："口护在临床重症病人应用的研究。"

辨析：例句是一篇文章的题目，"口护"令人费解，仔细阅读全文才知是"口腔护理"的缩略语，虽然部分地区对"口护"作为常用语简述，但是对于大多数读者仍容易造成费解，故建议将其全称"口腔护理"写出更合适。

（六）词语使用不当

1. 重复

错例："针对理论基础薄弱问题，应督促护士学习相关理论科学知识。"

辨析：例句中的"理论"与"科学"不必重叠使用，改为"学习相关理论知识"。

2. 词语选用不当

（1）"一发不可收拾"与"一发不可收"

错例："初次尝到成功的喜悦，他的工作热情一发不可收拾。"

辨析：一发不可收拾是指颓败之势发展迅速，无可挽回；一发不可收是指势头猛烈，后劲足，无法遏止。

（2）"品味"与"品位"

错例："只有不断深化护士人性化服务意识，才能使她们主动提供高品味的护理服务。"

辨析："品味"是品尝体会的意思，一般用作动词，如品味美酒，而例句中的"品位"属于名词，是指事物的质量品级。

（3）"即使"与"既使"

错例："既使改革势在必行，但实施起来也要按部就班，不能急于求成。"

辨析：例句中应该为"即使"，是常用的关联词语。

（4）"截止"与"截至"

错例："截止今年上半年，接受继续教育的护理人员达到全院护士总数的78%。"

辨析：截至指截止到某个时候，如报名日期截止到本月底，截止是指到一定期限停止，如报名已于上月底截止，"截至"和"截止到"的意思相同，例句中的"截止"改为"截至"或"截止到"。

其他：无可非议——无可厚非；防患于未然——防范于未然。

3. 词语误用

错例1："强健的工作素质与职业精神。"

辨析："强健"形容身体强壮，形容工作素质违反了词义。

错例2："饱受好评。"

辨析："饱受"是指充分经受，用于难以忍受不如意的事，例句中将"饱受"与"好评"搭配显然不妥。

(七)词语用法不当

1. 搭配不当

以动宾搭配错误为多见。

错例："每一名护士都应怀着尊敬的心情去对待病人。"

辨析："尊敬"与"心情"搭配不当，应改为"每一名护士都应尊重病人。"

如："克服……经验""伤害……机会""进行……收支"等。

2. 语意重复

错例："经过全体人员的努力，急诊应急预案终于形成了最初的雏形。"

辨析："最初"与"雏形"重复。

3. 衔接词选用错误

错例："经过 3 年的实践，日门诊量由原来的 200 人次增加到现在的 600 人次，增长了 3 倍。"

辨析：表示数字增长时，"增长了"不包括底数，只是净增数；"增长到"包括底数，指增加后的总数。因此，例句中的由原来的 200 人次增加到 600 人次，只能说"增长了 2 倍"或"增长到 3 倍"。

(八)音同或形近字词误用

1. 同音字错误

错例 1："住院病人实施一日清单制，每日都向病人提供帐目清单。"

辨析："账"是"帐"的分化字，"账"用于货币和货物出入的记载、债务等，如"账本、报账"等；"帐"用于布、纱、绸等制成的遮蔽物，如"帐篷、蚊帐"等。

错例2："实施人性化服务，为住院病人提供安静、舒适的修养环境。"

辨析：例句中的"修养"应改为"休养"。其他如（破折号后为错误用词）启程——起程，零花钱——零化钱，副主任——付主任，莫名其妙——莫明其妙，（这个角色的）原型——原形，刹那——霎那（误将霎读为"cha"）等。

2. 形近字错误　如（破折号后为错误用词）点拨——点拔，阐释——闸释，感慨——感概，如火如荼——如火如茶，噪声污染——嗓声污染，暧昧——暖昧，唏嘘不已——唏嘘不已，长途跋涉——长途跋徒，桀骜不驯——桀鹜不驯等。

另外，"己""已""巳"不分。

3. 音同形近字错误

错例："护理工作无小事。一但出现错误，都会对病人、医院甚至社会造成不同程度的影响。"

辨析：例句中的"一但"应改为"一旦"，其他如（破折号后为错误用词）署名——暑名，烦躁——烦燥，干燥——干躁，辩论——辨论，歧义——歧义，详细——祥细，辐射——幅射，幅度——辐度，闻名遐迩——闻名遐尔，娓娓道来——尾尾道来等。

其他如博——搏，脑——恼，腊——蜡，密——蜜，寥——廖，班——斑等。

三、关联词语应用问题

（一）前后搭配不当

1.“反而”

错例：“由于未深入了解病人的需求，只凭主观经验，反而降低了对病人的护理服务质量。”

辨析：“反而”是表示向相反方面递进的一个关联词语，常与“不但”搭配使用，如采取上述措施后，病人满意度不但没有提高，反而大幅度下降。

2.“即使”

错例：“即使各专科都有各自特色，但还是存在共性方面的。”

辨析：“即使”有退一步的意思，常与“也”联用。例句中前后应该是转折关系，应把“即使”改为“虽然”。

（二）缺少关联词语

主要是指该使用关联词语时没有使用，该成对使用的，却只用了一个。关联词语残缺，易造成各分句之间关系表述不清，意思不明确。

错例：“本研究提示，30～40 岁中专学历护理人员的工作压力较其他年龄段和学历的护理人员高，要对她们重点提供环节压力的管理措施。"

辨析：例句中前后两句话存在因果关系，宜在后一句前加"因此"，使句意更清晰。

(三)错用关联词语

错例："实施新的改革举措后，即提高了病人满意度，医院门诊量显著增加，又激发了护士的工作积极性。"

辨析："既……又……"是成对的关联词，表示连接的两种情况兼而有之。

(四)滥用关联词语

错例 1："新治疗流程的设计，无论从创新思路到实施，都受到医院所有医护人员的关注。"

辨析：例句中的"无论"是多余的，属滥用，应该删去。

错例 2："护士长定期强化科室护士的安全意识，如果要是病区内出现安全隐患，能够正确应对。"

辨析：例句中的"如果"和"要是"都表示假设，联用重复，也属于滥用关联词语，应该删除一个。

(五)关联词语位置错误

错例："无论离任护理管理者在普通科室，还是在急诊科、重症监护室等特殊科室，都能在技术操作、理论知识、科研设计等方面发挥模范带头作用。"

辨析：例句中的两个分句是同一个主语，都是"离任护理管理者"，因此，将例句中的"无论"放到主语"离任护理管理者"后面表述更清晰、流畅。

通过以上对护理论文中词语运用中常见的错误分析，提示作者在撰写护理论文时，对所写的每一个字都应以"咬文嚼字"的态度对待，对存有疑问的词语决不能含糊应用，避免错误词语出现在版面上。既要强调取字用词的正确，又要注意文法的规范，同时兼顾内容表述的得体、准确，在体现驾驭语言文字基本功的同时，也体现科学研究的严谨态度。

第三篇

护理科研项目申报的基本规范

第十章　护理科研课题项目
申请书的撰写

进行护理科研项目研究，首先要填写护理科研课题项目申请书。申请书是专家评议、计划下达部门审批的主要和重要依据。从某种程度上说，护理科研课题项目能否申报成功，与格式书写是否规范以及研究者的写作能力有密切关系。申请书内容的填写也是研究者知识和理论水平的体现。撰写好护理科研课题项目申请书，是护理研究者必须掌握和运用的研究工具，也是进行项目研究的第一步。

第一节　概　述

一、概念

护理科研课题项目申请书是研究者将计划研究课题项目的计划以书面形式写给主管或资助部门，以便获得主管或资助部门在经济、设备和管理等方面支持的申请。

二、护理科研课题项目申请书的作用

申请者通过申请书向有关主管部门陈述申请

研究理由和需求事项，以此获得评审通过及取得
支持；申请者在开展研究的每个阶段，作为布置
和完成各个环节的任务书；申请者在完成项目研
究的过程中，作为有关主管部门指导检查、督促
和鉴定工作的基本依据之一。

三、申请护理科研课题项目的准备

（1）确定好研究方向，仔细查找资料，掌握
研究进展。

（2）掌握国家和地方各级的资助政策和资助方
向，特别要注意关于招标指南及受理时间的变化。

（3）适当的预备试验，必要的试验材料的准
备或获得渠道的疏通。

（4）项目组成员的结构，若有不同单位间的
合作，需提前与有关成员协商，并征得所在单位
的同意。

（5）向有经验的申请者和所在单位主管科研
基金的负责人等咨询申请中的有关注意事项。

（6）按格式和要求认真填写并打印出申请书，
装订好，按时申报。

第二节　护理科研课题项目申请书的内容

护理科研课题项目申报书的内容一般包括：
①简表。②立题依据、研究目的和意义、研究的内
容、国内外研究现状和发展趋势及课题的创新之

处与特色。③研究方案：研究方法、步骤、可行性及可靠性论证。④研究基础：与本课题有关的研究工作基础、主要的仪器、设备及研究人员基本情况及主要的科研成果（或技术水平）等。⑤课题的进度安排。⑥经费预算。⑦申请者所在单位及合作单位的审查与保证。

一、简表

简表是对整个申请书的主要内容和特征的综合概括。简表的填写比较简单，却非常重要，填写时一定要斟酌、认真、翔实。简表的内容包括：研究项目（含项目名称、性质、所属学科、起止年月、申请金额、其他经费来源等）；申请者（课题负责人的姓名、所在单位、专业技术职务）；项目组（除申请者外的主要研究成员情况，一般3~6人，参加单位应与单位公章一致）；研究内容和意义（写出摘要和主题词）。

简表中课题名称是申请课题内容的高度总结，应确切反映研究的内容和范围，字数不超过25个汉字（含标点符号在内）。要求课题的名称简明、具体、新颖、醒目，通过项目名称，能让评议专家明白申请者具体将做何研究以及研究对象、研究方法，或拟解决的问题。

二、护理科研课题立题依据

护理科研课题立题依据包括项目的研究意义、

国内外研究现状及存在的问题、主要参考文献（近5年内，最好是近2~3年）等三部分。

（一）项目的研究意义

这部分应重点说明本研究的重要性，验证该项目的成功预见会带来什么样的社会效益，对社会、对人类带来什么样的好处，是否提高工作效益，降低成本，减轻病人的负担，创造经济效益等；对护理实践、护理管理、教育和科研有何积极的指导作用；对护理专业知识和理论体系的充实和发展有何促进作用等。

（二）国内外研究现状及存在的问题

所谓的研究现状是指同类研究所涉及的范围、程度，即国外、国内有没有同类或类似研究，是什么时间开始此类工作的，研究的进展如何，存在什么问题有待进一步从不同角度、深度和层面进行研究，以便使这一领域的研究更全面、更深刻、更清楚。所以申请者要明确该课题在护理专业中涉及的范围是否是这个领域的空白点、是否具有创新性，它是本课题立题的依据，也能使评审专家了解课题的重要性。

（三）主要参考文献及出处

课题申请者应充分利用检索查新资料，吸收有关最新研究成果，以帮助了解本研究课题在科学发展中所具有的意义和应用价值，本处要求写出查阅文献中对形成研究课题立项依据有主要影响的文献，其对评审专家判定该研究是否具有创

新性起重要的作用，使专家认识到资助该课题的
必要性。

三、研究方案

研究方案包括五方面：①确定研究目标、研
究内容和拟解决的关键问题。②拟定采取的研究
方法、技术路线、实验方案及可行性分析。③阐
明本项目的创新之处。④明确预期的年度研究计
划和研究进展。⑤预期研究成果。以下分别介绍
具体撰写内容。

**1. 研究目标、研究内容和拟解决的关键问
题** 这部分是项目的核心，准确、简明地表达研
究目的，是项目申请的精髓，它必须具体、明确、
可行，要准确地将自己要做什么、希望能解决的
问题清晰地传递给评议人，再结合研究目标阐述
研究内容，重点明确地展示关键问题。拟解决的
关键问题是在整个研究过程中的主要技术特征和
指标，控制条件和掌握程度，可能出现的问题及
处理措施。技术关键点不能太多，只能一两条。
关键问题要准确、具体，紧紧围绕研究目标。

**2. 拟定采取的研究方法、技术路线、试验方
案及可行性分析** 包括研究工作的总体安排、研
究设计、研究方法和步骤；估计可能出现的研究
误差，找出影响研究结果的主要因素，提出控制
手段和方法；要求既要注意研究方法、技术路线
的先进性和严谨性，又要注意其可操作性。注意

研究方法需标准化，分组随机化，均需经过对照，双盲分析，样本能够客观反映总体，以保证研究结果的正确性。并对技术指标、病例选择或动物选择及其样本例数、统计处理方法等都应具体——阐明。

可行性分析是对技术路线的关键步骤、新的或关键的技术方法、试验中设计的实验动物模型的建立等技术问题以及对可能出现的问题的解决措施及实施方案，做可行性分析或自我评价。可行性分析除了对本单位的研究实力进行恰当的分析外，最好找一家比自己单位实力强的合作伙伴，把他们的软硬件条件也加进去，现在的项目越来越看重多单位合作。

3. 项目的特色和创新之处 创新是课题在选题、科研设计、试验方法、技术路线、预期成果、应用等方面与众不同之处。课题研究的问题是前人没有研究和设计的，即填补某一领域空白；或是国外虽有文献报道，但在国内尚无人问津此研究；前人对此问题虽有研究，但本人提出了新的方法，或从不同的侧面或深度进行研究，补充、发展或更新了原有的研究。创新点不可过多，一般 2~4 条。

4. 年度研究计划及预期进展 根据技术路线对研究内容预期完成的时间来分割，即是本研究需要的时间安排和进度安排，要明确完成期限。具体包括项目总进度和年度计划进度。要求年度指标要明确、客观、具体，并且能够检查考核。

5. 研究工作的预期结果 即本研究项目完成以后，预计会取得什么样的研究成果，可能得出的结论，并进行科学价值、经济效益和社会效益的分析，对成果推广的前景作出预测。包括该研究可能发表文章的数目等。

四、研究基础

申请者与本项目有关的研究工作积累和已取得的研究工作成绩，作为提供研究项目的基础；已具备的研究条件，尚缺少的研究条件和拟解决的途径；申请者和项目组主要成员的学历和研究工作简历、近期已发表与本项目有关的主要论著目录、获得学术奖励情况及在本项目中承担的任务。

此部分应重点介绍项目负责人和主要研究人员的学历和专业水平以及研究工作简历等情况。并按论文格式或论著格式，认真填写申请者和项目组主要成员近期已发表的文章和论著，包括论著的获奖情况，以反映项目组建结构合理、分工恰当、课题组成员研究能力和技术水平具有完成此科研课题的实力。

五、经费预算

实行科研经费预算，是提高科研单位迅速解决科学研究的物质基础，可调动科技人员的积极性。经费预计核算包括申请解决的经费总额及详细开支预算以及分年度拨款计划。项目不同其经费预算科目也有所差异。需要预算支出的科目大体包括：科研业务费（购置资料、检索查新、出席学术会议、发表论文、鉴定成果等）；试验材料费；仪器设备费（由于各种科学研究基金经费有限，不可能提供购置大型仪器设备，仅能配置一些小型仪器设备）；实验室改装费、协作费、项目组织实施费等。

科研业务费与试验材料费间以 3∶2 的比例分配较合理，以使主要经费用于研究过程，而不是纯消耗上，协调费一般不要超过总经费的 10%，总预算一般来说超出 15%～25% 为好。

六、申请者所在单位及合作单位的审查与保证

此部分包括的内容有：①申请者所在单位学术委员会对项目的意义、特色、创新之处和申请者的研究水平的审查意见。②合作单位的审查意见与保证。如果本项目是多单位合作承担的，则应具备合作单位同意参加合作研究，并保证对参加合作研究人员时间及工作条件的支持，使其按计划完成所承担任务的审查意见与保证。③申请者所在单位领导的审查意见与保证。

总之，申请书的撰写是一个极具创造性的脑力劳动，写完后要反复审读仔细推敲，只有自己被内容深深地吸引，才能保证吸引同行专家，才能获得较好的评价，取得好的结果。

第三节　护理科研课题项目申请书的评价

一、护理科研课题（项目）评审程序

护理科研课题项目申请书首先由招标部门进行形式审查，筛选和淘汰不符合招标指南要求的项目，然后由专家评审组对通过形式审查的申请书进行评议审定，择优选出优秀的课题项目送招标部门审批。

二、护理科研课题（项目）申请书评价的主要内容

对护理科研课题（项目）申请书的评价，应按照"科学、客观、综合、可比和可操作性强"的原则，主要从以下三个方面分析评价。

（一）科学性

评价护理科研课题申请者是否根据对国内外研究情况发展水平和发展趋势的掌握情况，提出本次研究课题的立足点；评价课题是否具有较大的科学意义，即所选的课题研究内容和提出的问题应是以往没有研究和涉及的，力求研究结果在前人的基础上，有所突破和创新；课题效益从应用前景看是否广泛，是否具有较大的社会效益或经济效益；评价项目设计方案是否科学，是否根据研究目标和内容选择适当的最佳设计方案，以及技术路线是否清楚，实施方案是否切实可行。

（二）先进性

通过对课题申请书陈述文献情况的阅读，评价课题在国内所居地位和水平，是否填补了研究空白；评价学术思想是否新颖，是否具有显著的创新性；是否清楚阐述研究中所采用的调查、实验和护理方法，技术路线如何，如何执行研究工作，是否有保证的条件，如何确定观察指标，怎样收集研究数据；评价可望获得何级成果奖；评价申请该课题前是否已进行过与申请课题相关的研究。是否已有与申请课题有关的基础研究成果、论文，是否完成本项研究的预试验。

（三）可行性

评价申请者是否有较高的学术水平，能否胜任该项研究工作。研究小组人员知识层次、技术层次和年龄层次结构是否合理；评价是否按课题研究内容作出该课题的各项费用初步预算，经费预算是否合理，所列各项开支范围是否适当，对欲购每项仪器设备、动物、试剂的价格是否了解。

第四节　护理科研课题项目申请书的实例

实例1　医院重症护理技术协作网络的构建与研究

一、封面

课题类别　科研基金面上课题

课题名称　医院重症护理技术协作网络的构建与研究

负责人　×××

负责单位　××医院

申报日期　××年×月×日

二、简表

研究项目、申请者、项目组(具体内容略)

研究内容和目标：主要内容是对医院内、医院间的重症监护技术协作进行研究。通过对重症病人的护理会诊与查房、监护培训与指导、建立监护信息网络(软件和刊物)，实现监护技术优势互补，取长补短，最大限度发挥护理人才和监护设备作用，从而达到医院重症护理水平共同提高、共同发展的目标。

三、立题依据

(一)市课题研究的目的、意义

建立重症监护技术协作网络，是提高医院重症护理技术水平的重要手段，是确保医疗新业务新技术开展、重大手术安全、危重病人抢救成功率的重要因素之一，对加快医院护理内涵发展建设具有重要意义。

1. 探讨重症监护技术协作管理模式，提供科学有效的协作方法。主要从组建监护技术协作组、协作中心和协作网络入手，在实践中不断拓宽技术协作内容，研究探讨技术协作和重症护理技术管理模式。

2. 实现技术优势互补，充分发挥医院重点科室、人才和设备的作用。我院主要是以护理技术精湛、设备精良的 ICU 为主线，医院普通科室为分线，建立重症监护技术协作系统，同时发挥医院各专科护理特色及优势，实现优势互补、取长补短，最大限度地发挥人才和设备的作用，达到共同发展、共同提高的目的。

3. 开展技术协作指导，提高医院整体重症护理水平。以医院重点科室 ICU 为龙头对普通科室进行系统的重症监护技术培训和指导，对急危重症和疑难问题进行护理会诊及教学查房。

4. 运用先进手段传播重症护理技术与信息。开发重症护理管理软件和多媒体教学片，编辑出版《临床重症监护手册》，创办《重症监护简讯》，传播监护信息，宣传重症护理的经验体会。

5. 建立重症病人评分标准和医院支援护理人力库。科学、客观、准确评价科室重症病人，并根据科室护理人员的多寡调配护理人员，保证为病人提供高质量的护理服务。

（二）国内外同类研究工作的现状与存在的问题

此课题是医院技术协作群的内涵和外延。目前国内有关刊物仅是宏观地阐述医院与医院间的医疗技术协作，尚无护理方面的有关报道。尤其是国内重症监护学科兴起时间短，尽管各大先进医院均有自己独特的、先进的方法，但在技术协作上不规范，也无统一的标准，其技术封闭，致使我国中小医院的监护技术发展缓慢，得不到及时的指导和帮助，先进医院的监护技术优势也不能充分发挥。这一切均影响了医院重症监护水平的提高。为此，构建并完善医院重症监护技术协作网络系统，制定统一的重症监护培训和技术协作的标准，实现医院内、医院间的重症监护技术协作，优势互补，取长补短，最大限度发挥重症监护技术的人才、设备作用，对医院的整体医疗建设的发展具有非常重要的意义。

（三）参考文献

略。

四、研究方案

（一）主要研究内容、最终目标和拟解决的关键问题或关键技术指标

1. 主要研究的内容

（1）对医院内、医院间的重症监护技术协作进行研究，建立重症监护技术协作系统。

（2）以临床监护、护理人才培养和重症护理科学研究为主要内容，建立进技术协作系统。

（3）以临床监护、护理人才培养和重症护理科学研究为主要内容，进行科学系统的监护培训和指导，采取重症护理查房、重症护理会诊、协调重症监护人力资源、建立监护技术协作工作站和重症病

人评分系统，为重症护理技术指导和人力物力资源调配提供依据，并形成统一的标准和实施方案。

（4）利用现代化的手段提供监护信息和理论技术、与先进医院挂钩帮带协作并对下级医院指导等方面进行研究。

2. 最终的目标

（1）总结出一套科学的医院重症护理技术协作模式和重症监护培训指导的标准。

（2）编制一个《临床重症监护技术理论》的帮助系统软件。

（3）撰写出版一部《临床重症监护手册》专著。

（4）建立一个与国内外接轨的、完善的、科学的监护技术协作管理网络群。

3. 拟解决的关键问题　通过建立重症监护技术协作网络，加快护理人才培养，对重症病人运用先进手段实施系统监护，解决专科护理重症疑难问题，提高护理人员业务素质。同时，研究出一套重症护理质量控制指导和人力资源合理调配的科学方法，促进专科重症护理技术建设的迅速发展，真正实现我国重症护理技术的重大突破。

（二）拟采取的研究方法、步骤、技术路线及可行性分析

1. 建立重症监护技术协作网络　成立领导小组和技术协作指导小组，确立医院 ICU 为网络协作指导中心，任命监护经验丰富的高年资护师为指导老师，聘请国内知名度高的医院的医疗护理专家担任监护顾问，形成完善的重症监护技术协作网络系统。

2. 有组织、有计划地对院内外协作单位进行监护技术挂钩帮带指导培训　主要内容是组织和规范对重症病人的护理质量和教学查房，对急危重症和疑难病人的护理会诊，监护技术培训和人才培养，监护抢救仪器设备操作指导，协调组织特护小组和支援护理人力库，开展新业务和新技术，创办网络技术协作工作站，编辑监护学术刊物和专著，进行重症护理科学研究学术交流等。

3. 开发重症监护技术管理软件系统　包括重症病人评估积分；重症整体护理诊断系统；监护理论技术培训系统；监护技术考核评价系统四个方面。重症病人评估积分根据国际危重病人十二项生理参数和加拿大 PRN 护理工作量管理，结合我院情况设计，目的是为网络协作指导监控和护理人力资源调配提供依据。其他两方面均参照国内权威著作并结合国内外多年监护的经验精编而成。

我院已于 20 世纪 90 年代初开始着手于此项研究，1996 年出台了《医院内重症监护技术协作网络实施办法》，科学性、先进性、实用性强。近年来，医院监护发展很快，技术力量比较雄厚，网络中心 ICU 在 20 世纪 80 年代中期建立，在××军区为首家创办。历任监护学科带头人先后在加拿大、中国香港和国内知名度高且有权威性的医院进修、参观学习。对下级医院进行监护技术协作带帮数年，培养大批重症监护人才，为此项研究积累了丰富的经验。

（三）本项目的特色和创新之处

本项目的主要攻关点和创新点是以医院重症护理的龙头科室 ICU 为中心，建立重症护理技术协作网络，通过监护重点科室及监护技术中心的带头、指导和辐射作用，从而形成重症护理规律的指导性、监护经验的借鉴性、监护技术的帮带性的特色。其创新之处是利用医院 ICU 的优势，与普通科室和医院挂钩，形成系统网络，有组织、有计划、有目标的培训指导，并将监护技术的精华融于广大临床科室，同时，总结出重症护理质量监控指导和护理人力资源合理调配的科学方法。达到促进医院重症护理的整体水平迅速提高，配合医疗各项新业务新技术的开发和引进，真正提高我国重症护理技术的科技含量，实现重症护理技术的重大突破。

（四）年度研究计划及预期进展

1996.1～1999.1 重症监护技术协作网络的组织管理系统的建立

重症护理技术信息交流办法

重症监护教学查房办法

重症护理会诊办法

重症病人力资源管理办法

网络协作单位挂钩培训办法及实施

1999.1～2000.1 重症监护技术协作管理软件
开发

重症病人评估积分系统

监护理论技术培训帮助系统

重症整体护理诊断系统

护理人员重症监护技术考核
评价系统

2000.1～2005.1 临床效果的评价监测与调研

请有关专家指导

进行相关临床效果调研

发放护理人员重症护理素质
改善的调查问卷

总结临床效果并作出科学创
新性的评价

重症护理技术综合信息管理
系统成果推广应用

编辑出版《重症监护手册》

扩大《重症监护简讯》的范围

(五)研究工作的预期结果和验收形式

研究工作的预期结果是形成一套重症护理技术协作网络的科学管理办法，能够通过网络解决重症疑难护理问题，进行质量监控指导和护理人力资源的调配，培养监护技术人员，对下级医院进行帮带指导，最终开展协作攻关，联合军内外医院形成重症护理技术协作群。其验收形式是：①办法具体科学，实用性强。调查协作医院及科室，具体查看管理协作的有效性。提供科学、显著的临床效果评价资料。②重症护理技术协作网络软件临床实际应用证明。③学术论文在中华等国家级期刊刊登。④《重症监护手册》专著的出版发行。

五、研究工作基础

（一）与市课题有关的研究工作积累和已取得的研究工作成绩

此研究思路始于 1990 年，在临床监护中已在重症监护技术协作方面做了大量工作，总结出有关学术论文 20 余篇，其理论思想和实践方法在国内重症护理研讨会作了重点介绍，与省内外各医院的协作已具雏形，其做法受到省内外 20 余所医院的欢迎，对国内医院重症监护技术水平的迅速提高起着促进作用。近年来，医院监护发展很快，技术力量比较雄厚，网络中心 ICU 在 20 世纪 80 年代中期建立，在本地区为首家创办。对下级医院进行系统监护技术协作帮带数年，举办监护技术学习班 6 期，培养大批重症监护人才。同时，作为高级护士实习和院内各级护理人员的监护技术培训基地，培训人员近千名。院内协作条件雄厚，ICU、CCU 及重点科室，护理人员业务素质较高，护理资源科学配置，为此项研究的下一阶段打下良好基础。

（二）已有的主要仪器设备、尚缺仪器设备及解决途径

临床抢救监护设备有呼吸机、生命监护仪、

除颤器、输液泵、血气监测仪。均为 ICU 中心设备，与培训指导教学共享。

尚缺的设备有教学用呼吸机、生命监测仪、电脑、幻灯机。立题后可投入资金解决。

(三)课题负责人基本情况

课题负责人基本情况包括主要学历、科研工作简历以及近三年发表的主要论著目录和获得的成果名称及等级。

课题负责人×××，毕业于×××医学院大专护理专业和上海×××医大本科卫生事业管理专业。1981 年以来在临床监护第一线，不断地进行重症监护的科学研究，从事重症监护技术和管理工作 20 年。先后在×××总医院 ICU 进修一年，在中国香港威尔斯亲王亲王医院、玛丽医院、伊丽莎白三家医院 ICU 考察参观学习。负责心外科重症监护工作并担任医院 ICU 护士长近 10 年。结合临床监护工作，进行了护理模式及监护的改革与研究，撰写了大量的护理专业技术和管理文章近百篇，其中 10 余篇被《中华医院管理杂志》《中华护理杂志》和《中国医院管理杂志》等国家级杂志刊登，获军队医疗成果奖多项。著书 3 部。

(四)近三年主要论著和成果

1. 主要成果

(1)《小儿心脏术后呼吸管理的研究》1995 年获军队科技进步四等奖。

(2)《先心病肺动脉高压围手术期治疗与护理

研究》1995 年获军队科技进步三等奖。

2. 主要论文(均为第一作者)

(1)护士长如何抓好护理科研工作(中华护理杂志 1993 年第 11 期)。

(2)小儿心脏术后呼吸机使用期间氧浓度的探讨(护士进修杂志 1996 年第 1 期)。

(3)心脏术后气管插管过深 8 例报告(临床误诊误治 1996 第 1 期)。

(五)课题负责人已完成的课题名称及完成情况

(1)《小儿心脏术后的临床监护》始于 1988 年,1990 年完成。1991 年获军队科技进步四等奖。为第一主研人。

(2)《小儿心脏术后呼吸管理的研究》始于 1991 年,1996 年完成,1997 年获军队科技进步四等奖。为第一主研人。

(3)《护士长任期目标责任制的管理与研究》始于 1995 年,现正组织实施。为第一主研人。

六、经费预算

经费预算如下:

(1)合计 10 万元。

(2)科研业务费(网络软件开发和教材编写)3万元。

(3)实验材料费(培训、仪器材料消耗等)2万元。

（4）仪器设备使用费（仪器磨损折旧）1.5万元。

（5）协作费（请专家授课会诊、上网和远程会诊、参观学习和指导、举办培训班）1.5万元。

（6）机动费（编辑重症监护学术刊物、传播信息材料）2万元。

七、申请者所在单位与合作单位的审查与保证

略。

实例2　不同病理类型子宫肌瘤术后复发的病理改变及危险因素分析

一、封面

项目或课题类别：××省重点科技研究计划

项目或课题名称：不同病理类型子官肌瘤术后复发的病理改变及危险因素分析

申报单位：×××医院

协作单位：无

项目或课题负责人：××

申报日期：××年×月×日

二、简表

研究项目、申请者、项目组成员以及各级审核意见、盖章签字（具体内容略）。

三、立题依据（本项研究的国内外技术发展概况及省内需求）

1. 子宫平滑肌肿瘤的特殊组织学亚型包括：富于细胞型平滑肌瘤、生长活跃型平滑肌瘤、奇异型平滑肌瘤、脂肪平滑肌瘤、上皮样平滑肌瘤、黏液样平滑肌瘤、血管平滑肌瘤等。这些组织亚型临床过程为良性，但存在复发的风险，切除肿瘤病人仍可长期存活，但有个别病人复发后病理恶性程度增加，国外有报道甚至发展为平滑肌肉瘤。但由于特殊病理类型平滑肌瘤发病率较低，目前尚无大样本统计学报道，故其剔除术后的远期效果尚不明确。

2. Shiota 等学者提出多发性肌瘤、肌瘤直径 >10cm、年龄 >35 岁是术后复发的明显危险因素，国内有报道肌瘤数目、肌壁间肌瘤是子宫肌瘤剔除术后复发的主要危险因素；另国外报道，病理类型为奇异型平滑肌瘤、富于细胞型平滑肌瘤术后复发率高于普通平滑肌瘤。近年来子宫平滑肌肿瘤发病率呈逐年增加的趋势，因"子宫肌瘤"行手术治疗病人数目明显增多，故如何正确区别子宫平滑肌肿瘤病理组织类型，采取合理的治疗方式以改善预后，已成为该病诊疗诊断治疗和护理的关键。

3. 典型子宫平滑肌瘤和平滑肌肉瘤的病理诊断比较容易，但在临床工作中我们体会到特殊类型的子宫平滑肌瘤常易误诊。类似病例目前我省尚无这方面的研究报道。

四、研究方案

（一）主要研究、开发内容及采用的工艺技术路线

1. 回顾性收集 2014 年 12 月至 2005 年 1 月，以及前瞻性采集 2015 年 1 月至 2018 年 12 月在我院行子宫肌瘤剔除术病人的临床和病理资料。

2. 研究设计包括：①病人术前行超声检查，明确肌瘤特征，包括数目、位置、大小、类型；术中肌瘤的特征（剔除肌瘤的数目、性状、位置、大小等）；术后子宫肌瘤病理类型。②对回顾性研究病人进行电话随访，记录术后一般情况、相关症状、是否复发与时间。③对前瞻性研究病人定期预约复查超声，记录病人术后一般情况、相关症状、超声结果。

3. 诊断分类标准：术后 3 个月超声提示子宫正常，术后 6 个月以上超声提示子宫肌瘤定义为子宫肌瘤剔除术后复发。

4. 诊断分析评估：从病人年龄、子宫肌瘤临床特征、手术方式、子宫肌瘤的病理类型等四个方面对观察者进行分析，评估子宫肌瘤术后复发的相关危险因素。

5. 结果统计汇总：统计所有子宫肌瘤复发并行再次手术治疗病人临床资料，调出两次甚至两

次以上手术病理切片行 HE 及免疫组化染色，通过镜下病理分析，对比肿瘤第一次术后及复发后病理变化特点。

(二)市项研究的创新点及关键技术

1. 创新点

(1)本研究拟纳入样本量较大，时间跨度较长，并通过回顾性研究结合前瞻性研究，可以较客观反映"子宫肌瘤"这一疾病近年来的发病趋势及发病特点。

(2)本研究着眼于对特殊类型子宫肌瘤诊断治疗护理的研究，尤其是包括其发病率、复发及病理学特点，此研究在国内仍为空白，为临床治疗护理工作提供理论和应用的指导依据。

2. 关键技术

(1)研究对象采用严格的纳入及排除标准，详细记录有关数据，真实随访病人。

(2)术后病理标本及时处理和保存，免疫组化实验严格按照试剂盒操作说明进行。

(3)认真、严格统计分析数据。

(三)试验规模及项目完成后达到的技术、经济指标

1. 试验规模　军队重点实验室。

2. 技术、经济指标　提高特殊类型子宫肌瘤诊断水平，优化治疗护理方案，减少病人术后复发及恶变风险。进一步提高诊断及治疗护理水平，减少病人痛苦，节约医疗护理成本。

（四）研究进度安排

2015.08～2015.12 完善研究计划，查阅相关资料，规范研究设计，确定实施方案。

2016.01～2017.12 病人随访、查体，病例资料统计；采集标本、进行免疫组化实验。

2017.12～2018.12 分析数据，撰写及发表研究论文。

（五）成果推广前景及年经济效益、社会效益

通过研究子宫平滑肌肿瘤的病理类型及特殊类型子宫肌瘤的生物学行为，为临床正确诊断、选择合适的手术范围、进行适宜的护理提供理论依据，进一步规范子宫平滑肌肿瘤的诊治护理方案。

五、研究工作基础

（一）现有工作基础和条件

1. 课题组成员学历较高，医护人员搭配合理，分工明确。

2. 我院妇科技术力量雄厚，每年因子宫肌瘤行手术治疗病人可多达 600 余例，样本量大，具有统计学价值。

3. 我院病理科是全军重点科室之一，可以利用现有的实验室条件进行标本采集、处理和试验。

（二）市项目或课题研究涉及的病原微生物危害程度分类及相关研究实验室生物安全情况

原卫生部关于印发《人间传染的病原微生物名

录》的通知——卫科教发[2006]15 号。

1. 病原微生物名称　无。

2. 危害程度分类　无。

3. 实验活动所需生物安全级别　无。

(三)经费预算及筹措方式

年度	用途	金额(万元)	筹措方式		
			自筹	贷款	申请拨款
2016	病人随访、查体	1.5			是
2017	免疫组化试验、随访	1			是
2018	数据统计、发表文章	0.5			是

(四)所需主要材料、仪器、设备

名称	规模型号	数量	产地	解决途径
免疫组化试剂盒			北京中杉桥公司	自行购买
DAB 显色试剂盒			北京中杉桥公司	自行购买
彩色多普勒超声诊断仪	JEE8	1	荷兰	我科超声室

第十一章　护理科研成果项目申请书的撰写

　　一项好研究要得到同行与专家的认可，最后转化为成果，其载体就是申报材料。

第一节　概　述

　　护理科研成果项目申请书是同行评议唯一的评议对象，是多年艰苦研究内容的集中表达，必须按栏目内容及说明的有关要求翔实、准确、全面地填写。

　　申报护理科研成果必须具备的条件：①具备护理科研课题的计划任务书或合同书、鉴定证书，项目完成或应用于实践1年以上，其功能稳定可靠；科研论文在医学领域的全国性核心期刊上发表一年以上，科技著作公开发表两年以上，科技教材已经在2届以上的学生应用；②具备查新咨询报告书。

第二节　护理科研成果项目申请书的内容

一、项目简介

　　项目简介是向国内外公开宣传、介绍本成果

的部分；要求对本科研课题的主要内容、特点及应用推广情况等作简单、扼要地介绍；内容应包括各创新点、指标水平、意义；一般不超过 800个汉字；不泄露项目的核心技术。

二、立项背景

立项背景是说明本护理科研成果产出的基本背景情况，要求从护理领域技术状况、主要技术指标、尚待解决的问题、护理科研课题等各个方面简明扼要地概述，不超过 800 个汉字；引用国内外有关文献阐述本成果产出前的情况，用事实和数字说明有关情况。提出本成果研究解决问题的思路和最终意义，说明本成果的必要性和重要性。

三、详细科学技术内容

阐述本科研成果达到的目标及其如何实现有关目标的部分。凡涉及该项目科学技术实质内容的说明、论据及试验结果等，均应直接叙述，一般不应采取"见＊＊附件"的表达形式；不少于3000 字。

1. 总体思路　指采用有关先进研究方法，通过对各研究内容进行分阶段、有步骤地科研实践工作，解决有关问题达到有关研究目标，最终实现预期的总体目标。

2. 技术方案　包括研究方法和试验手段如何。研究方法：介绍各研究内容（分题）解决所用的方法，要求使用的方法先进、高效、易操作等，或有所创新、改良；可用图解表示；要求技术路线合理、可行。试验手段：对各研究内容，按照对照、随机、重复、统计、伦理等原则和要求设计严格的科研方案，对科研对象、效应指标、处理因素等进行公认标准下的质量控制，实施方案的工艺流程；要求方案客观、切实可行。实施效果，包括创新点、水平、作用、公认和效益及知识产权情况。

四、发明及创新点

发明及创新点是推荐项目表述的核心部分，也是审查项目、处理争议的关键依据；是项目详细内容在创新性方面的归纳与提炼，应简明、准确、完整地阐述，无须用抽象形容词。每个发现、发明及创新点的提出需是相对独立存在的；带有创造性的一些表达形式：最早应用、例数最多、成功率高、并发症少、扩大适用范围、对传统观点补充或更正、规范操作、自动化高、疗效高、成本明显降低、缩短诊断和治疗时间；首创新方法、仪器、新药、新材料、新软件；发现、建立新理论、观点、机制等。一般不超过 600 个汉字。

五、与当前国内外同类研究、同类技术的综合比较

1. 总体比较　在国内、国外同类或相关研究方面就成果总体科学技术水平、主要技术经济指

标与之当前先进的同类研究和同类技术以数据或图表方式进行全面比较(不超过 800 个汉字)。

2. 对其优点、缺点方面进行分析、综合叙述　要求体现出其学术水平领先,如与同类学科研究成果水平相比先进程度高,与同类研究技术相比水平高,综合评价指标高(创新性、难易度、科学性)。有关技术水平的总体评价意见应出自权威机构。

3. 存在的问题及改进措施　应避开成果技术上的不足,可以从人力、物力、时间等条件所限而影响研究深度和广度阐述,并阐明进一步研究方向,要求与成果鉴定意见要求基本内容一致。

六、应用情况

临床等行业实践应用情况、研究实物院内外推广情况、论文发表情况、参加学术会议情况、主办专题进修班、学习班情况、媒体报道情况、国际合作交流情况等;应用要求体现成果转化、推广、应用程度高,进一步的成果开发,推广应用的适应性高。发挥了良好的示范作用和带头作用,提高了行业的技术水平和创新能力;或有较多的科学界公认性,如论文被正面引用多,引用越多,其影响大,认可性越高,发表论文的国内外学术刊物的影响程度大,国内外学术界对成果的评价高;或体现对社会经济效益影响大,包括已获经济效益其成果应用后实际取得的增收节支效果好，成果效益比高；社会效益大，对促进科技、经济和社会协调，可持续发展效果大，发展前景和潜在效益大；一般不超过 800 个汉字。

七、经济效益

经济效益包括以下内容。

（1）仅统计近 3 年来成果应用后直接取得实际新增直接效益。

（2）栏中填写的数字应以主要生产、应用单位财务部门核准的数额为基本依据，要求在附件的应用情况证明中附上主要生产、应用单位财务部审核盖章的证明材料。

（3）本栏要体现经济效益影响大，包括已获经济效益，如成果应用后实际取得的增收节支效果好，成果效益比高等。

八、社会效益

1. 应做的说明 社会效益是指推荐项目在推动科学技术进步，保护自然资源或生态环境，提高国防能力，保障国家和社会安全，改善人民物质、文化、生活及健康水平等方面所起的作用，应扼要地作出说明。

2. 包括的内容

（1）在理论学说的创见和研究方法、手段创新上创立了新的理论或学说，形成了新的理论体系，解释了前人未解释过的现象。

（2）在基础数据搜集和综合分析上有创造和系统的贡献。

（3）在推动学科和分支学科的发展上对学科发展有推动作用，创立了新的学说，形成了新的分支学科，促进了分支学科的发展。

（4）在对社会发展和经济建设影响上本成果对某技术的发展提供创意或坚实的理论基础。

（5）在对科技推动上其转化、推广、应用程度高，如进一步的成果开发，推广应用的适应性高。

（6）在优化产业结构上对促进产业化结构的调整、升级和产品更新换代作用大。

（7）在对行业技术作用上发挥了良好的示范作用和带头作用，提高了行业的技术水平和创新能力，建立了行业标准。

（8）得到较多、较大、较高的科学界公认性，包括论文被正面引用多，发表论文的国内外学术刊物的影响程度大，国内外学术界对成果的评价高。

（9）培养人才广，影响大。

（10）人口健康，疾病控制的效果明显。

3. 未来发展　要求体现社会效益大，对促进科技、经济和社会协调、可持续发展效果大；发展前景和潜在效益大。

九、主要完成人情况表

填表的注意事项如下。

（1）本表是核实完成人是否具备获奖条件的

重要依据。

（2）应按表格要求逐项填写，要求每一完成人填写一页，其主要贡献与创造点相符，并由本人亲笔签名。

（3）完成人排名顺序应与评价证明、主要论著作者等相符。

十、主要完成单位情况表

填表的注意事项如下。

（1）本表是核实推荐科学技术进步奖主要完成单位是否具备获奖条件的重要依据。

（2）应准确无误，要求每一完成单位单独填写一页，并加盖完成单位公章。

（3）技术开发和应用的主要贡献应如实地写明该完成单位对本项目的技术开发和应用所作出的主要贡献。

第三节　护理科研成果项目申请书的评价

科研成果是在科学技术研究活动中，科研人员对某一科学技术问题，通过调查分析、探索观察、试验研究和辩证思维活动，所取得的具有一定学术意义或使用价值的创造性结果。科研成果项目申请书的评价应具备以下特点。

1. 新颖性（创造性）　指成果的首创性，即在一定时间范围内首创的或前所未有的。

2. 先进性　指成果的技术水平和科技价值，即在一定时间范围内超过已公开成果的最高水平。

3. 实用性　指成果必须具有科学意义或实用价值(包括学术价值、社会价值、经济价值)。

4. 科学性　有科学依据、可重复性，科学结果能在相同的条件下重现。

第四节　护理科研成果项目申请书的实例

实例　医院重症护理技术协作管理模式的构建与应用研究

一、项目简介

本项目是针对近年来医院重症护理过程中的主要任务、特点及实际需求展开，历时12年。应用了医院质量结构理论、系统工程理论和信息自动化基本理论，研究出了医院平时和应急状态下急危重症护理技术协作方法、技术指导训练方案、重症病人评估积分和战备支援护理人力库的培养与紧急调动机制。建立了一套科学、实用的医院重症护理协作管理模式、运行机制和协作标准，最大限度发挥医院护理人才和设备的作用，保证重症护理的优势互补、共同发展、共同提高，为广大病人的健康提供最佳护理服务及平时的技术保障。主要技术指标：一是应用"典型调查法"和"问卷调查法"对医院重症护理协作管理现状进行分析；二是按照系统分析原理对拟建立的重症护理协作管理系统进行定性和定量分析，确定该研究课题的目的、方案、模型、费用、效果、评价标准，以达到所建立的重症护理协作管理系统的最优化；三是通过实地调查、了解、分析，创建协作管理的模式、运行机制、协作方法、组织管理和效果评价，并在实际工作中进行试行、研究和效果验证。目前，按照课题计划已经全部完成了所研究的内容，该成果的系列论文47篇在国家核心期刊发表。在数家医院和医疗机构进行推广应用，一致认为此项成果创新性、先进性、实用性很强，近期和远期效果显著。这项成果对我国急危重症护理技术管理运行机制的转换、资源的科学配置、先进技术信息的流通和借鉴起到了巨大推动作用。促进了医院重症护理人才的培养，提高了医院急危重症护理技术的科技含量和现代高科技条件下的健康保障能力，改善了重症护理工作质量，也是为决策科学化与医院重症护理现代化管理而进行研究的科技成果。该成果开创了国内外重症护理技术协作的新局面，对配合医院重症护理现代化发展、促进重症病人的康复起着很大的促进作用。

二、立项背景

此项研究成果是医院技术协作群的内涵与外延。查新检索表明，目前国内有关文献仅是宏观地阐述医院与医院间医疗与科研的技术协作，尤其是在国内尚无护理方面的有关研究。国内某些权威医院尽管具有独特先进的重症监护技术，但存在着技术协作不规范、无具体遵循模式、技术封闭等弊病，致使我国医疗单位中普通科室的重症监护技术发展缓慢，特别是基层医院和卫生医疗体系得不到及时的指导和帮助，先进医院及特色科室的技术优势也不能充分发挥。这一切均影响医院和医疗体系急危重症护理水平的提高，也阻碍了医院整体现代化的发展。为此而研究的医院重症护理技术协作模式，实现了医院内、医院间的护理技术协作，优势互补、取长补短，最大限度地发挥医院重症监护技术的人才、技术与设备作用，对医院的整体医疗发展具有非常重要的意义。本研究成果对重症监护技术科学管理进行了创新和发展，对重症监护技术协作的贯彻和执行既有具体办法、评价标准，又有评价结果。该研究成果的做法与效果评价在国内外核心期刊和媒体率先做了综合、系列的报道，其创新性、先进性、实用性很强，开创了国内重症护理技术协作的新局面。填补了我国重症抢救监护技术协作管理史的空白，丰富了医院重症监护技术协作内容与方式，加快了先进护理信息的流通，改善了医院重症护理技术管理质量，提高了医院急危重症护理技术科技含量和高科技条件下医院重症病人健康恢复和保障能力，在国内具有领先水平。

三、详细科学技术方案内容

（一）总体研究思路

一是以重症病人护理为技术协作管理的主体，在设计中体现了"以危重病人为中心"的协作理念，把重症护理作为协作的主体，是带动医院普通科室共同提高护理技术水平的基础，是提高护理综合质量的关键。二是以医院监护重点学科和专科优势科室为协作的龙头，把监护的重点学科ICU和专科中心作为重症护理技术建设的"排头兵"，发挥带头和辐射作用，在设计中要体现规律的指导性、经验的借鉴性、技术的帮带性，利用ICU和专科技术中心的技术特色和优势，提高医院重症护理的整体技术水平。三是以持续改进医院总体重症护理质量为目标，针对重症病人的需求，建立重症护理评估积分体系，体现当前医院重症病人的危重程度、护理干预措施及护理工作量，使重症护理协作的需求得到准确识别，并通过评估测量获得准确及时的技术资源和人力资源的协作补充，达到资源共享、预防为主、过程控制和持续质量改进的目标。四是以系统论方法为重症护理技术协作管理的依据，按照系统分析原理对所建立的重症护理协作管理系统进行定性和定量分析，确定该研究课题的目的、方案、模式、费用、效果、评价标准，以达到所建立的重症护理协作管理系统的最优化、模型化、程序化；

达到科室重症护理技术的资源共享、优势互补、共同发展提高之目标。

（二）技术方案或方法

1. 建立医院重症护理协作管理组织结构

（1）成立以护理部主任为首的重症护理协作领导小组和以主管助理员具体负责的重症护理协作管理小组；确立 ICU 为医院的重症护理协作指导中心，专科中心和医院重点特色科室为辅助协作科室，普通临床科室、中小医院为被协作单位；聘请院内外知名度较高的医院和护理、医疗专家担任顾问。

协作内容包括：组织危重病人的护理会诊；组织重症护理教学查房；实施定点、定向轮转监护技术培训；组织全院性的重症护理技术学术讲座；组织日常高级职称护理人员重症护理的技术指导；编辑《重症监护简讯》；主办重症监护学习班；协调护理人力和监护设备的应用。同时，对重症护理协作领导小组、重症护理协作管理小组、医院重症护理协作中心 ICU、专科中心和医院重点特色科室、被协作单位（普通临床科室和协作医院）、重症护理技术指导顾问等人员与单位要明确具体的职责与权限。

（2）构建医院重症护理协作管理模式，分主系统和分系统。主要应用系统理论的基本观点构建了以医院 ICU 为主线，以医院内各科室和区域内的中心医院、基层医院为分线，以上级医院和权威医院重症护理技术为储备力量的技术协作管理模式。在运作中主线与分线有组织、有秩序的运转，加速急危重症护理技术最新信息、先进技术、资源设备的流通，协同配合解决医院急危重症护理中的疑难点。系统构架的等级性是在纵向水平与上一级医院及下级医院构成垂直系统，向上学习向下帮带；多侧面性是在横向层面拥有若干相互联系、相互制约又各自相对独立的平行部分，包括平级医院及医院内部各科室，体现各专科护理技术优势互补、协同配合的关系。同时系统各层面又可纵横交叉，形成上下并重、多面并举的高级系统。在运行过程中，主要分两种模式。一是院内协作管理模式包括：以院内 ICU 为主系统，普通科室为分系统的重症护理技术协作；以院内特色科室的优势技术，帮带指导普通科室的重症护理技术协作；利用医院护理部的管理职能，组织协调重症护理的协作。二是院外协作管理模式包括：以院外先进的并在国内具有权威性的医院构成协作顾问单位，汲取和获得先进重症护理技术的协作；以医院 ICU 和特色重点科室的优势技术，指导培训院外中心医院等的重症护理技术协作。

2. 制定医院重症护理协作管理运行标准和制度规范

（1）重症护理协作管理标准的制定方法和过程为调查研究，收集资料；起草文件并进行验证；

审定、公布并实施三个步骤。重症护理协作管理标准的内容包括：协作组织健全、协作管理目标明确、协作管理制度健全、监护培训系统规范、协作质量监控落实、有学习帮带制度六个方面的内容。

（2）结合医院实际情况和重症护理技术协作管理的需求，针对协作过程中的各个环节，制定了相应的制度和规范，以保证协作工作顺利有效的运行。主要分为三类：一是院内协作管理制度；二是院外协作管理制度；三是相关的协作管理制度。

3. 建立重症护理评估积分和支援护理人力库系统

（1）重症护理评估积分系统包括 12 项生理参数积分、年龄积分、意识积分、脏器衰竭程度积分、护理工作量积分。根据病人与科室的积分数值，积分分为三类。每月以常规和随机两种方式对重症病人进行全面评估并得出总积分，协作管理组成员根据类别不同，提供相应护理巡诊指导，对一类病人和科室每日 1 次，对二类病人和科室每周 1 次，对三类病人随机监控，达到分类指导、重点监控、人力调配的目的，并为评估科室重症护理工作量提供依据。

（2）战备支援护理人力库系统分为专职和非专职人员。协作管理组对战备人力库成员进行系统的常规护理和重症监护技术培训，并建立了一系列管理制度。在某些科室重症病人多、工作负荷骤增、人力短缺的情况下，协作管理组能迅速调配该库人员，给予人力补充。

4. 开发《重症护理技术综合信息管理系统》软件　软件内容包括以下四个部分：重症护理诊断系统、重症病人评估积分系统、重症监护技术指导培训系统、重症监护技术训练测评系统。

5. 效果评价　重症护理协作管理系统构建以来，有力地促进了我院专科重症护理技术的全面发展，在护理、教学和科研等医院工作中发挥着重要的、不可忽视的作用，其效益显著。采用回顾性调查对重症护理协作管理系统建立前后 695 例危重病人和 6328 例大手术后病人进行调查分析，并运用危重病人评估积分及死亡预测方程预计死亡风险程度。结果表明，在死亡风险率无显著差异的情况下，重症护理合格率由重症护理协作管理系统建立前的 98% 上升到重症护理协作管理系统建立后的 99.1%，抢救成功率由重症护理协作管理系统建立前的 82.8% 上升到重症护理协作管理系统建立后的 90.6%。全院平均住院日下降了 4.6 天，住重症监护病房和术后恢复室时间由重症护理协作管理系统建立前平均 6 天降至重症护理协作管理系统建立后的 4 天。护理并发症由重症护理协作管理系统建立前的 2.4% 下降到重症护理协作管理系统建立后的 1.2%。重症护理协作效能的发挥还使护理人员素质得到迅速提高，护理人力资源得到合理配置。同时社会和经济效益显著提高。此项研究成果的系列论文47篇在《中华医院管理杂志》和《中华护理杂志》等国家核心期刊发表，其中《中华医院管理杂志》和《解放军医院管理杂志》以专著形式在同一期系列刊登10篇。总计节约培训经费128.3万元左右。

四、发明及创新点

(一)研究出了医院重症护理技术协作模式

运用重症监护技术协作网和重点科室的护理技术优势，对平时和战时急危重症病人的护理疑难问题进行了系统的科学研究，制定了协作与评价标准。通过组织医院内外定点、定向监护培训班、下基层医院进行重症监护技术指导、组织重症抢救护理技术学术活动、组织重症护理教学查房和现场指导和护理会诊等挂钩帮带指导，配合协作运行，改善了对急危重症病人的护理质量，提高了重症护理技术科技含量和高科技条件下的重症监护能力。

(二)创建了重症病人评分法

包括12项生理参数积分、年龄积分、意识积分、脏器衰竭程度积分、护理工作量积分。构成了符合我国国情的，并且能够科学地、合理地反映医院护理工作量的重症病人护理评估系统，为护理质控和紧急状态下的护理人力调配提供依据。

（三）建立了战备支援护理人力库

分为专职和非专职人员。协作管理组对战备人力库成员进行系统的常规护理和重症监护技术培训，并建立了一系列管理制度。在某些科室重症病人多、工作负荷骤增、人力短缺的情况下，协作管理组能迅速调配该库人员，给予人力补充。战备支援护理人力库的建立改善了专科急危重症护理质量，护理人力资源得到合理配置。

（四）开发了《重症护理综合信息管理系统》软件

内容包括重症护理诊断系统、重症病人评估积分系统、重症监护技术指导培训系统、重症监护技术训练测评系统，其运作方法简便、快捷、实用，提高了重症护理技术协作指导的效果。

五、与当前国内外同类研究、同类技术的综合比较

该成果的总体性能指标稳定先进，是医院技术协作群的内涵与外延。目前军内外有关文献仅是宏观地阐述医院与医院间医疗与科研的技术协作，尚无重症护理技术协作方法的有关研究，尤其是基层医院和基层卫生医疗体系得不到及时的指导和帮助，先进医院及特色科室的技术优势也不能充分发挥。本研究成果对急危重症护理技术科学管理进行了创新和发展，对重症护理技术协作的贯彻和执行既有具体办法、评价标准，又有评价结果。其

做法与效果评价在国内外核心期刊和媒体率先做了综合、系列的报道。国内外同行一致认为科学可行，近期和远期效果显著，具有明显放大倍率的功效，对我国急危重症护理技术管理运行机制的转换、先进护理技术信息的流通和借鉴起到了巨大推动作用，促进了重症护理人才的培养，提高了急危重症护理技术的科技含量和高科技条件下的重症监护能力，对医院现代医疗和护理的飞速发展和科技进步具有重要意义。其创新性、先进性、实用性很强，开创了国内医疗体系和国内重症护理业务技术协作的新局面，填补了我国重症抢救护理技术协作史的空白，具有国内领先水平。

存在问题：目前我院的重症护理协作管理的经验和做法尽管已在国内多家医院展开，但仍然以院内协作为主流，其协作的质量和层次受到限制。另外，因时间有限，本课题对现行的重症护理协作管理系统的效果评价还比较粗浅，评价的内容还需要进一步完善。

改进措施：进一步拓宽重症护理的技术协作范围，建立区域性的重症护理技术协作组织；进一步提高重症护理的技术协作效率，尽快开发研制重症监护技术协作管理信息系统软件；进一步丰富重症护理技术协作的内容，组织好协作攻关，多出高质量的护理成果；进一步加强重症护理技术协作中心的建设，充分发挥龙头作用。对于重症护理技术协作中心的建设应该纳入医院总体的学科建设上来，要在人、财、物上对护理学科给予充分的投入，同时要保证重点的护理学科每年有20%~30%的护理人员外出参加高层次的重症护理技术的培训和学术会，以拓宽重症护理知识面，提高重症护理协作水平。

六、应用情况

此项研究成果为提高危重病人的紧急救治和监护技术开辟了一条新路。其思路与成功做法引起国内外重症医疗护理界的极大关注，被中国香港危重病协会吸收为会员单位，在中国香港国际重症护理研讨会做了重点报告和发言，受到英国、美国等国家和澳门、中国台湾地区专家的好评。一致认为这项研究成果是重症护理事业迅速发展和普及的重要桥梁，是提高医院护士整体素质的重大举措，它的应用和推广将把国内外专科重症护理抢救技术水平推向一个更高的层次。医院把重症护理技术协作帮带推向国内外，与10所下级医院进行急危重症监护技术指帮带挂钩指导，举办全国、军区和华北地区重症监护学习班6期。邀请加拿大及中国香港等国家和地区及国内权威医院的专家讲学指导132场，直接听课人员达39 600余人次，涉及200余所医院。组织院内外护理会诊和教学查房1800余次，提高了护理人员的素质。研究开发的《重症护理技术综合信息管理系统》软件在河北省、广东省、山东省、内蒙古自治区、河南省等 100 余所医院进行广泛的推广应用，并在"21 世纪中国国际医疗护理展览会"进行了展览和演示，受到高度好评；编辑出版的《临床重症监护手册》和《实用重症监护手册》专著，对技术协作起到辅助作用；做法被《健康报》等刊登，被赞誉为"网络联着生命的你我他"；此项研究成果的系列论文 47 篇在国家核心期刊发表，其中《中华医院管理杂志》和《解放军医院管理杂志》以论著形式 5 篇在同一期系列刊登。

七、经济效益

该成果也获得了很好的经济效益，采取院内培训，接受人员多，避免了外出学习给医院造成的经济负担。三年来，总计节约培训经费 128.3 万元左右(每人外出学习按 1500 元计算，1152 人次总计 172.8 万元，减去外请专家授课、培训经费等约 44.5 万，共计约 128.3 万元)。

八、社会效益

该成果在国内核心期刊和媒体率先做了综合、系列的报道，近期和远期效果显著，具有明显放大倍率之功效。对我国急危重症护理技术管理机制的转换和先进护理技术信息的流通起到了推动作用，提高了医院急危重症护理技术的科技含量和高科技条件下的重症监护能力，对医院现代医疗和护理的飞速发展和科技进步具有重要意义。

九、主要完成人情况表

×××，女，汉族，××年×月出生，研究生，硕士学位，主任护师，主研的课题获军队科技进步奖和医疗成果二等奖1项、三等奖8项、四等奖5项。护理管理及重症护理技术管理，负责课题总体设计并组织实施，完成关键创新点(1)(2)(3)(4)(5)(6)。

其他研究人略。

十、主要完成单位情况表

×××××医院对本项目的贡献是：研究出了重症护理协作管理模式，为科学有效的协作提供了方法；制定了重症护理协作管理标准、制度和规范，保证协作过程的严谨科学；建立重症病人评估积分体系，用数字量化出重症病人的危重程度及特定时间内的护理需求，对重症监护协作管理质量评价更具科学；组建战备支援护理人力协作机制，成立医院重症护理协作人力库，护理人力资源得到保证；研发了《重症护理技术综合信息管理系统》软件，其运作方法简便、快捷、实用，提高了重症护理技术协作指导的效果。配合重症护理协作模式运行，组织编写了《临床重症监护手册》专著、《重症监护简讯》院刊和杂志。

注：该成果2009年获得了军队科学技术进步二等奖。

第十二章 护理科研的组织管理

护理科研的目的是在现代医学飞速发展的进程中，提高广大护理人员研究获取新知识、新理论、新技术、新方法的能力。为此，做好护理科研的组织管理工作，运用科学管理手段，可以取得事半功倍的效果。

第一节 概　述

科研活动最基本的单元是科研项目或课题，从事科研活动的最基本组织形式是项目组或课题组。科研活动是通过一个个科研项目或课题的具体目标的完成来体现的。因此，项目或课题的管理可以说是科研计划管理的核心。

一、课题

课题是为了解决一个相对单一并且独立的科学技术问题而确定的科研题目。其特点是目标比较明确，研究规模较小，研究周期较短。如"心血管病的康复护理与急性心血管事件关系的研究"。

二、项目

科研项目是为了解决一个由若干科研课题组

成的、彼此之间有内在联系的、比较复杂而且综合性较强的科学技术问题而确证的科研题目。其特点是有比较明确集中的由若干科研课题目标所组成的综合性目标，研究规模大，通常需要多学科的密切配合进行综合性的研究，研究周期较长。如"××地区人群健康风险评估模型的构建与应用研究"。

三、科研项目与科研课题之间的主要区别

在目标的范围（综合性目标与单一性目标）、研究规模（较大与较小）和研究周期（较长与较短）等方面的区别较大。而两者在投资、技术难度、复杂程度以及人员结构等方面区别较小。

四、课题的分类及管理

按中国科学院的分类方法将课题分为基础研究、应用研究和发展研究三类。

（一）基础研究

1. 定义　基础研究是指以认识自然现象、探索自然规律，获取新知识、新原理、新方法为主要目的的研究。

2. 来源　一是从科学自身发展提出的问题，是由基础研究的发展中科学系统自身不断拓展和深化的内部需求提出的；二是从经济社会发展中提出的问题。基础研究常说明一般的、普遍的真理，能对较广泛的科学技术领域产生影响，如

"心血管病外周循环的研究"等。

3. 管理 从基础研究课题的研究内容来看，有探索性强、课题目标不很明确、不定因素多、成功概率较小、研究周期较长等特点。在研究过程中，应明确每位科技人员在其课题中的任务、技术责任以及所处的地位，以保证其研究课题的顺利完成。

（二）应用研究

1. 定义 指为满足社会或生产技术发展的实际需要，利用有关的科学技术知识来达到特定的应用目的的创造性活动。应用研究是运用并扩展已有的科学技术知识，以确定某些基础研究成果可能的应用途径，或者为达到预定标准提供新的解释、方法、技术途径或技术方案。其研究结果常常成为新的发明或技术革新的基础，对学科技术领域起到一定作用。如"2200 例心胸外科病人围手术期护理康复指导的应用研究"。

2. 管理 应用研究课题有明确的最终研究目标和阶段研究目标，其特点是技术难度比较大，研究周期比较短，成功概率较高。在管理计划方面应注意课题的选择是否具有创新性，对应用研究课题组除注意知识结构外，特别应强调研究人员的技术能力结构。在控制方面注意阶段目标的实现、试验条件的支持和投资效益的分析。

（三）发展研究

1. 定义 发展研究也称为开发研究或试验发

展，是运用已有的科学技术知识，为了将基础研究与应用研究的成果发展到新材料、新产品、新设计、新方法，或者对现有的材料、设备、方法进行本质上的、原理方面的改善而进行的系统创造性活动。如"应用脊柱康复架改善强直性脊柱畸形的临床护理研究"等。

2. 发展研究的管理　发展研究是将应用研究的成果推广应用到临床实践中去，因此，发展研究是把应用研究成果转向生产的桥梁。其主要研究目标是如何将应用研究和基础研究得出的新方法、新理论推广到临床实践中去，或研究寻找完善的能生产出研究成果的产品条件。其特点是所需经费多，试验或生产的不定因素少，灵活性和自由度较小，在管理上与基础研究和应用研究有较大的不同。在计划管理方面强调每一研究目标要明确，目标设定后不允许随意改变目标；组织管理严格，要求执行自上而下的指令；在控制方面，强调程序目标的实现。

第二节　科研基金的种类

一、国家自然科学基金项目

国家自然科学基金是国家创新体系的重要组成部分，其战略定位是"支持基础研究，坚持自由探索，发挥导向作用"。自然科学基金在资助基础研究和应用基础研究方面，现已形成面上项目、重点项目、重大项目三个层次及若干专项基金的资助格局。

（一）项目体系

1. 面上项目 包括自由申请项目、青年科学基金项目和地区科学基金项目三个亚类，是自然科学基金最主要和最基本的项目类型。其资助范围覆盖自然科学所有的研究领域，主要资助以自由探索为主的科学研究工作，研究人员可以在自然科学基金资助范围内自由选择研究题目进行创新性研究。面上项目是国家自然科学基金的一个最主要、最基本的资助类型，每年的资助金额约占项目资助总额的 60% 左右。

2. 重点项目 是 1991 年起增设的类型，主要针对我国学科发展中的关键问题，资助学科发展前沿和学科新的生长点。特别支持研究人员在科学前沿和对学科发展具有重要推动作用的领域做研究，在对经济和社会可持续发展有重要应用前景和意义、能够充分发挥我国资源或自然条件特色的领域做研究。遴选项目坚持"有限目标、重点突出、规模适度、队伍精干"的原则，要求项目近期可望取得重要成果或进展。

3. 重大项目 自然科学基金重大项目主要是针对我国科学技术、国民经济和社会发展中的一些具有战略意义的重大科学技术问题，组织学科交叉研究和多学科综合研究而设立的类型。

4. 专项类项目 是为适应改革开放的新形势

和基础研究发展的需要，满足基础研究的相关需求，根据某些特定的目的和意义而设立的。

5. 联合基金　是自然科学基金委员会与国内有关部门或机构共同提供研究经费设立的，其目的是发挥自然科学基金的优势，吸引社会科技资源支持基础研究，培养科技人才，推动知识创新与技术创新的结合。

6. 国际（地区）合作与交流项目　是围绕科学基金中心任务，以推动源头创新为主题，创造有利于中国科研人员参与国际（地区）合作与竞争的良好环境，鼓励基金承担者开展积极而富有成效的国际合作与交流项目。

（二）人才体系

2000 年自然科学基金委员会开始启动创新研究群体科学基金，即人才基金，其目的是导向群体的学术带头人，使其能凝聚一批学术骨干，形成一种合力，围绕一个重要的方向进行学科交叉和合作研究。人才资助体系包含青年科学基金，国家杰出青年科学基金，海外青年学者合作研究基金，香港、澳门青年学者合作研究基金，创新研究群体科学基金，国家基础科学人才培养基金等部分。

二、国家卫生健康委员会科学研究基金

国家卫生健康委员会科学研究基金面向全国医药卫生部门设立，资助具有创造精神和开拓能

力的科技工作者，用以开展基础研究、应用研究、开发研究和少数软课题的研究。

（一）基金申报条件

要求科研学术思想新颖、立题根据充分、研究方法和技术路线合理、科学、切实可行；研究具有重要科学价值或效益；有良好的专业科研工作基础以及能深入开展研究工作的基本条件；研究具有国内先进水平，可望在 2~4 年内取得预期效果；经费预算实事求是。

（二）人员要求

凡是申请国家卫生健康委员会科学研究基金的人员，必须是实际主持和从事申请课题研究工作并具有中级以上技术职务的科技工作者。申请者必须按卫健委科学研究基金规定的内容逐项填写国家卫生健康委员会科学研究基金申请书。

申请者所在单位有关领导和学术组织必须对申请书所填内容进行审查，并签署意见。最后经省、自治区、直辖市卫生管理部门及部直属单位统一审核后按规定时间和要求上报。

（三）评审与审批

评审与审批工作由国家卫生健康委员会科学研究基金办公室组织进行。国家卫生健康委员会聘请评审专家根据申请课题采用通信评论会议的方式进行初审和复审，评审出的课题，最后经国家卫生健康委员会审核批准并通知承担单位和申请者。

国家卫生健康委员会科学研究基金的基本实施步骤为：通过项目指南，进行公开的招标；申请者申请，递交单位审核；经同行专家评议，择优支持；签订合同；按题拨款，专款专用；定期检查，按期结题。

三、教育部项目

(一)教育部优秀青年教师资助计划

资助在国内高等学校第一线从事教学和科研工作的教师，主要是优秀留学回国人员，年龄要求在 40 周岁以下。项目要有创新思想和应用前景，研究周期 2～3 年。

(二)教育部骨干教师基金

此项基金是教育部为在全国高校培养骨干教师而设立的项目，从 1999 年开始分批择优资助。

(三)教育部重点科研项目

重点资助有较大应用前景的项目，为限项申报。

(四)博士点科研基金

为鼓励产学结合，共同开展研究，提倡与其他基金、行业或企业申报联合资助课题。对高校与行业或企业共同感兴趣的基础性研究课题或应用性课题，经专家评审通过的，采取与行业或企业(含自筹资金)联合资助的做法给予立项的基金。基金资助在国内重点高等学校第一线从事教学和科研工作，具有指导博士生资格的教授。

（五）霍英东教育基金

1986 年由全国政协副主席、中国香港著名实业家霍英东先生出资 1 亿港元，与教育部合作，成立霍英东教育基金会。基金会旨在鼓励中国高等院校青年教师脱颖而出和出国留学青年回国内高校任教，对从事科学研究和在教学与科研中做出优异成绩的青年教师，进行资助和奖励。基金会设立的项目包括：高等院校青年教师基金、青年教师奖、"优选资助课题"等。

第三节　护理科研的规划与计划管理

一、概念

（一）科研规划

科研规划是科研方针、政策和总体设想的战略体现，具有全局性、宏观性、全面性特点，期限较长。

（二）科研计划

科研计划是为实现规划目标所制定的具体方案和安排。具有任务具体、目标明确，完成时限较短特点。

（三）护理科研规划与计划管理

就是按照既定的科研规划和计划，组织承担科研计划任务的单位，进行科研、技术开发和生产应用等各项管理活动。通过科研计划的管理，把科研任务以及有关的人、财、物等各种资源有机地组织在一起，为达到预定的目标而共同努力的活动。

二、护理科研规划与计划管理的内容与范围

（一）制定科研发展规划

一般期限在 5 年以上。主要根据护理现代科学发展的特点和趋势，从护理专业长远发展需求出发，综合考虑科技实力，确定护理科研建设发展的战略目标、任务及实现目标、任务的主要措施。一般由规划纲要和专项规划组成。

（二）制定科研计划

一般期限分别为 3 年和 1 年，是规划在某一阶段执行时期中的具体体现，可在综合平衡的基础上，把规划中提出的各项任务具体分解，并落实承担任务的具体部门。对规划中提出的政策措施也可根据当时情况，作出具体的安排。

（三）组织科技项目的可行性论证

在制定科研规划和计划的过程中，均应对规划中的战略任务、计划中重点项目和课题进行可行性论证。参加论证人员多为各个学科研究带头人、各类技术专家和有关部门的管理人员。论证的重点是课题立项的必要性、技术路线和支持条件的可行性。

（四）签订科技项目合同书

正式下达科技项目计划后，科技管理部门与

承担科技项目的单位签订科技项目合同书，明确双方承担的义务和职权。科技管理部门在课题实施期间，应按照合同规定提供研究经费和其他支持条件；课题承担单位应按照合同规定，按时完成计划任务，不得无故推迟或更改计划任务。

（五）进行科研课题计划执行情况的检查调整

在课题实施阶段，科研管理部门按照计划任务要求，定期或不定期对实施中课题进行检查。每年不少于1次。需调整者要由课题承担单位写出书面调整报告，批准后予以调整，同时修订原来的合同书，调整后的课题要在下一年课题计划中体现出来。

（六）确定科研课题的结题形式，做好课题的收尾工作

课题承担单位应向科技管理部门报告完成情况，提交各类有关文件、资料及实物样品等，科技管理部门根据上述材料，决定此项课题的结题形式。

（七）进行科研课题经费的计算和审计

首先由课题承担单位的财务机构提出经费使用结算报告，报科技管理部门审核，凡不属于适用范围的开支不得列入结算报告内，任意挪用或留用的经费，应追回上交。

三、护理科研规划与计划管理的作用与特点

（一）护理科研规划与计划管理的作用

1. 起到整个科技管理的中心环节作用　科研规

划与计划是在某一特定时期科技活动的实施方案，科技成果和科技人才要通过科研规划与计划来实现。有了好的科研计划和严密的科研管理，就可以多出成果、快出人才、多出效益，更好地促进医学护理专业研究的发展。

2. 起到集中使用人力、物力和财力，解决主要科技任务的作用　现代科技研究领域宽广，但科研经费和条件有限，科技管理部门从长远与当前结合出发，综合平衡，相对集中人、财、物，重点安排科技水平高、社会与经济效益显著的课题，可制定选题原则与方法，以确保规划与计划预定的目标得以实现，避免重复研究及人、财、物的浪费。

3. 起到科技与经济结合的纽带作用　管理部门要考虑与经济规划和计划的协调，将科技发展与经济规划和计划紧密结合起来。

4. 对科技活动起到组织协调作用　规划与计划的管理在科技系统内的协调作用是多层次、多方位的。既要保证和突出某些重点学科，又要照顾其他学科，组织大型攻关项目时，既要考虑学术和技术的相互配合，又要协调研究和生产单位的关系。

(二)护理科研规划与计划管理的特点

1. 动态性　尤其要注意科学技术领域中新技术、新概念和新学科的发展动态，并且组织专门的情报和检索机构随时跟踪发展动态。还需经常向各类专家咨询、论证，帮助决策。

2. 灵活性　要考虑科技研究活动的探索性和风险性，要留有余地，既要强调严肃性和法律性，又要注意一定的弹性，要结合实际及时调整计划，从而保证课题的先进性和适用性。

3. 综合性　要有统筹的观点，综合平衡，全面安排。在人、财、物的分配上，突出重点，集中力量完成主要任务。但对近期看不出应用前景的基础课题，也要作适当安排。

4. 预见性　既要从当前实际出发，更要考虑长远目标。设计理念要体现长远目光，预测将来的发展趋势，这样才能保证课题的先进水平。

5. 前瞻性　由于科研活动具有很强的探讨性，具有一定周期，一般要经过几年、十几年的辛勤劳动，因此科学研究必须走在学科发展建设的前列，必须做到"未雨绸缪"，而不能"临渴掘井"。

四、护理科研的规划与计划的编制

(一)制定科研规划与计划的原则

1. 统筹原则　护理科研计划必须与本单位的总体发展规划相适应，进行统筹安排。优先安排护理领域中近期急需、效果显著、投资少、周期短的科研项目。在制定计划时，还必须把需要与可能结合起来。做到从实际出发，在现实条件允许范围内，量力而行，保证计划切实可行。

2. 重点原则　突出重点是为了根据要求的难

度和医药卫生事业的需要程度来确定资源分配的优先支持程度，以形成和发展特色，解决社会需要和科技发展交汇中最重要的问题。注意分清主次，抓住关键，以确保重点计划的顺利执行和完成。

3. 前瞻原则　当今是科学技术高速发展时期，在制定护理科研计划时，要立足于国内实际，也要准备赶超世界先进水平；既要研究当前迫切需要解决的防病、治病中的关键性科学技术问题，也要安排为从根本上解决疾病发生发展、保证人民健康、提高身体素质的长远性的研究项目和课题。

4. 协作原则　编制计划要有系统化思想，提倡多学科广泛协作、长期系统的研究协作，才能取得重大科研成果。现代科学的发展，产生了很多新兴的边缘学科和多学科综合性的研究课题，自选的、小规模的科学研究方式已经不能适应科学发展的需要。因此，要加强横向联合，组织跨学科、跨专业、跨部门、跨地区的科学技术协作研究。

（二）科研计划的分类

1. 按内容划分　分为课题计划、人员配备计划、科研经费计划、物资设备供应计划等。

2. 按时间划分　分为长期计划、中期计划、近期计划。通常长期计划在 10 年以上，亦称规划，是护理科研较长时期内实现一定战略目标的全局部署方案；中期计划 5 年左右；近期计划2～

3 年，包括年度计划。此外还有季度计划、月计划、周计划等形式的短期计划。

3. 按性质划分　分为指令性计划和指导性计划。指令性计划是社会主义国家执行计划经济的重要形式，由中央和各有关主管部门逐级下达到基层，具有强制性和约束力，基层单位必须执行和完成。指导性计划也是计划经济的一种重要形式，由中央和各有关主管部门颁发，它不具强制性，但有一定约束力。

4. 按管理权限划分　分为国家计划，省、市、地区计划，部门计划，课题组计划。

(三)科研计划基市内容及管理

1. 科研计划基本内容

(1)从整个科研单位角度出发对各研究课题的综合协调计划，涉及范围如下。①参研人员的计划：按本单位的专业和水平情况，分析主、次、先、后，科学地组织起来，保证课题高效开展。②科研经费的计划：遵照国家科技经费的安排比例，合理安排经费，使工作全面开展，并达到最优的经济效益。③研究设备的计划：对设备的计划应根据研究课题的使用要求设计购置，保证研究的顺利进行。

(2)对研究课题本身的技术和进度进行计划。编制科研计划过程中，应分析本单位的人员和智力结构、经费和仪器设备等基础条件，客观地制定出进度计划。可以对科研工作的进展起到指导和推动作用，促进科研任务的完成。

2. 编制科研计划的基本程序　首先由制定计划的科研单位根据本单位的情况进行调查研究，并对计划中的科研任务和各项指标提出意见，制订出建议方案，根据上级下达的科研任务和控制指标，与本单位的具体情况相结合，编制出本单位的科研计划，呈报上级领导机关。通过上级领导机关的审核批准，最后正式下达，开始组织实施科研计划。

(四)科研计划的管理

1. 组织实施　在科研计划的实施过程中，必须开展大量的组织协调工作，落实计划到各单位或课题组，责任到人，使计划目标与科研活动有效地组合起来，保证科研工作顺利进行。

2. 控制检查　是科研计划管理工作的一项重要内容，是保证和促进科研计划顺利进行的有效手段。检查目的是了解情况、发现问题和及时解决问题，确保计划目标的实现。检查内容包括：①对课题应按其计划进度时间进行检查。②对科研经费的落实及使用情况应及时了解掌握。③经常了解课题组人员的思想。④科研计划管理部门对检查情况要认真分析存在的问题，要提出解决问题的建议和措施，要找出薄弱环节并限期解决问题。

3. 定期考核　计划管理部门要严格做好考核工作，分阶段定期对计划的实施情况进行全面总结，以保证科研计划中阶段性目标的实现，从而保证总的计划的惯性运行。

五、护理科研管理者具备的素质

提高护理科研管理人员的素质是保证护理科研管理水平的关键。分管护理科研管理的人员必须具备以下素质。

1. 较好的理解和执行能力　能够较好地理解和执行党的科技工作路线、方针和政策，有极大的工作热情；能够尊重人才、尊重首创；对科技工作具有高度的责任感和积极的参与意识，认真对待每一个课题、每一篇文章，以保护护理科研人员的积极性。

2. 较强的组织和协调能力　通过不断完善科研管理制度，达到护理科研的规范化管理，保持护理科研的经常性、连续性。

3. 较强的奉献精神　要有甘为人梯的奉献精神，竭尽所能地为科研人员改善研究环境，创造条件，提供方便，逐步营造良好的科研氛围，不断提高护理人员的科研素质。

4. 较强的创新和开发意识　为科技人员当好参谋，使护理人员的科研课题，能产生较大的社会效益、技术效益和经济效益。

5. 较高层次的综合知识结构　护理科研管理者应在具备医学、管理知识的基础上，学习人文科学和社会科学的知识，善于协调各种关系。熟悉掌握学术论文的撰写和科研设计、实施总结与申报的方法原则。

六、各级护理人员在科研中的作用

1. 护理部要充分发挥组织协调作用 主管人员要经常深入科室了解掌握临床护理工作中的新动态，及时提出护理科研的方向和重点，引导科室有目的、有重点地进行研究。

2. 护士长要充分发挥主导作用 护士长站在临床护理科研前沿，是一线的护理领导者，也是临床护理科学技术的管理者，是护理的学科带头人，要能够及时发现跟踪本学科、本专科的医学发展，带领全体护理人员不断总结工作中的新方法，要善于积累资料。要围绕 1~2 个主题进行，要调动科室所有护理人员的力量，共同参与，共同实施，共同总结，才能成为一系列、一个完整全面的成果，其价值和意义更大。

3. 护士们要充分发挥准确捕捉科研信息的作用 在临床护理观察和实践工作中要用科学的工作态度来发现病人急需解决的问题，获取有意义的科研信息进行研究，并上升到理论进行深加工。

4. 要提倡全院共同协作 目前很多新业务、新技术在各科室广泛应用并资源共享。然而，不同的科室应用的方法、应用的对象不同，其护理配合和所获得的效果不同，为此，全院可根据专科特点进行研究，形成一套完善的、先进的、全面的做法，其推广应用的价值更大。护理部在这方面要站得高、看得远。要注意协调，避免发生矛盾。能够及时发现护理科技火花，创造条件形成和获得有价值并能解决护理问题的护理科技成果。

第四节 护理科研经费的管理

科研经费管理是指科研单位在经费使用活动中一切管理工作的总称。科研经费的比例、分配、使用和管理，都必须根据国家计划和方针、政策，遵循科研工作规律和经济规律进行。

一、科研经费的主要来源途径

科研经费的主要来源途径有：国家重大科技项目合同经费、各级各类的科学基金、科技成果转让和技术服务的收入、科技咨询和科技专利的收入等。

1. 政策性原则 首先应严格按照科研经费使用的政策性管理原则执行。在制定整个课题经费使用的计划中，每位科研人员和科研管理人员必须贯彻执行国家的财经政策和方针，以及财经法律、法规的有关规定，使科研的财务活动正常进行，确保科研工作的按期完成。

2. 计划性原则 实行科研经费计划管理是必须执行的原则。在科研经费的使用上，坚持预先制定课题经费使用计划。

3. 节约性原则 科研经费管理的基本原则是勤俭节约的原则。对科研中的消耗性物质要按需领取，提高使用率，减少科研开支。

4. 监督性原则 各级财务部门和科研管理部门应加强责任心，在编制预算和制定计划时，要进行可行性研究和监督，在计划执行过程中，财会人员应制定必要的检查和监督制度，发现违纪问题，及时提出改进，对不开展科研工作和不合理使用科研经费的，应实行退款或中止其科研经费的使用。

二、护理科研经费的核算要求

科研经费核算的内容包括：课题的预算和决算，建立课题经费卡，实行内部核算制度，单独考核经济效益。

1. 课题经费的预算 包括整个课题所需投资的总预算和分年度预算、各种仪器设备费、实验材料费、临床观察费、随访费等。编制科研课题预算，是在上报科研课题时，课题负责人根据研究课题需要具备的条件，提出申请解决的经费总数及详细开支预算。要求对所需仪器设备，应注明名称、规格、型号、产地、数量、价格、主要用途及解决途径。

2. 课题经费的决算 主要检查在执行科研计划过程中，科研经费的使用是否遵循批准的预算开支，课题组应根据课题收支情况逐项计算，然后填写经费决算报表。从事科研管理工作的人员，必须把决算过程视为财经纪律的检查过程。要注意总结经费管理工作经验，以便提高科研经费的使用效率。

3. 必须建立课题收支本，实行专款专用 按课题分别建立账目，才能使课题组随时掌握科研经费使用情况，做到心中有数，以便精打细算、节约开支。严格专款专用、专人管理、定期汇总、账目清晰。

在科研课题研究活动中，财务部门分管科研课题经费的会计，必须分别按时间在课题经费收支栏内登记课题研究活动中所支付的各项数量金额，课题组对支出与预算数额应经常对照，发现问题及时纠正，以保证科研活动按计划进行。

三、科研经费管理中的注意事项

1. 正确对待经济效益 要正确对待基础研究、应用研究和发展研究 3 种不同特点科研项目的经济效益，从科学发展的历史表明，基础学科的发展为应用科学不断开辟新的发展途径。据统计，应用技术获得的重大成果有 70% 以上来源于基础科学的发展。但是，基础研究的难度高、周期长、不确定性大，有时一个研究课题，可以耗时十几年。因此，对基础研究进行经费核算时，不能片面追求经济效益而控制经费。对应用研究以及发展研究的经济核算，也应灵活掌握。如环保、疾病的预防等方面的研究，其成果价值常表现在社会效益上，如果单纯考虑它的经济效益，势必影响研究工作的开展。

2. 要做好监督和保障 对科研经费的监督主要是在科研经费使用的各项活动中。一是通过货币和实物的数量，掌握科研工作的经济活动情况，为科研经费的使用做最优决策提供依据。二是要对科研工作的投入、产出进行计算、核算，以便考察科研成果的消费和效益。三是要及时准确地做好经费使用报表，为领导把关提供依据。

3. 要正确处理科研管理职能部门和财务部门的关系 科研职能部门与财务部门要通力合作，按科研规律和经济规律办事。特别要注意发挥财务管理部门人员的积极性，让他们参与科研经费使用的重大决策，搞好课题经济核算，把经济核算和经济责任制结合起来。

第五节 护理科研成果的管理

科研成果是科研工作者辛勤劳动的结晶，也是检验护理科研人员贡献大小的标志。在现代科研管理中，加强对科技成果的管理非常重要。

一、科技成果的概念与特征

1. 概念 科技成果是指通过试验研究、设计测试、调查考察、辩证思维、理论分析等科学技术研究活动，取得富有创新内容、经实践验证具有一定实用价值和学术意义的研究成果。具体包括：科技领域新发现、新发明、新理论、新技术、新工艺、新方法、新程序、新材料、新器件、新设备、新系统等理论与物质形态，通过实践考核、鉴别、评价或技术鉴定后，均被认为是科技成果。

2. 特征　具备科学的理论依据；具有先进性和创造性；必须证明有学术价值和实用价值(实用性)；必须经过鉴定或评价认可批准。

二、科研成果的基本条件

(一)科研成果的条件

所有科研成果都必须具备创造性、先进性和实用性这三个基本条件，而且这三者密切相关。

1. 创造性(又称新颖性)　要求成果的首创性，有创建和独到之处，即在一定时间范围内是首创的或前所未有的，与已有的类似成果有本质的创新、改进和提高。

2. 先进性　指成果的技术水平和科技价值，即在一定时间范围内是超过已公开成果的最高和最先进的水平。

3. 实用性　指成果必须具有科学意义或实用价值，包括学术价值、社会价值、经济价值。在实际运用中，应符合客观规律，具备实施条件，能够满足社会的某种需求。

4. 科学性 有科学依据、可重复性，科学结果能在相同的条件下重现。

（二）科研成果必须具备的申报条件

（1）科研成果申报应具备科研课题的计划任务书或合同书、鉴定证书。

（2）项目完成或应用于实践 1 年以上，其功能稳定可靠。

（3）科研论文在成果所属学科领域的全国性核心期刊上正式发表 1 年以上，科技著作公开发行 2 年以上。

（4）科技教材已经在 2 届以上的学生应用。

三、成果技术鉴定的作用与表达和鉴定形式

（一）作用

一是通过同一科技领域的同行专家对科技成果进行评审、鉴定，作出实事求是的评价。对科研成果的正确公正评价，有利于促进多出成果。二是在对成果技术鉴定中作出成果水平和作用意义的评价，是成果申报奖励等级的依据，使成果申报奖励等级的准确性得到提高。三是通过同行专家对成果的鉴定，可以保证科技成果的质量，同时能够对成果的推广应用范围、价值，提出比较准确而合理的建议，为成果走向生产应用领域提供了依据。

（二）表达形式

科技成果的表达形式种类很多，其形式与研

究成果的类别密切相关。基础研究成果的表达形式主要有研究报告、学术论文、专著。应用研究成果的表达形式有技术文件、学术论文、论著、专利、设计模型、雏形、样机，还有软科学成果的程序、方法等。开发研究成果的表达形式一般是新产品、新工艺、新材料、新方法、新设计等的样件、样品，在技术上已基本成熟，达到或接近生产应用的程度。

（三）鉴定的形式

1. 会议鉴定　由组织鉴定单位邀请与该项科技成果所涉及的技术有关的同行业专家7～15人组成鉴定委员会，推举主任委员1人，副主任委员1～2人。鉴定委员会通过听取科技成果研究单位的汇报后，提出评审意见，并签字后报送组织鉴定的主管部门审批，最后发给技术鉴定证书。

2. 检测鉴定　由委托单位组织3～5名同行业专家，根据委托合同书所规定的验收标准和方法进行测试评价，然后出具验收合格证明，其作用等同于科技成果技术鉴定证书。凡涉及计量、药品、行业标准等类型的成果，通常按照国家专业技术检测、计量机构或有关技术指标的法定标准进行检验或测试，并出具合格证明，其作用也等同于科技成果鉴定证书。

3. 函审鉴定　指同行专家通过书面审查有关技术资料，对科技成果作出评价，这种形式适用于理论研究成果的鉴定。通常由组织成果评审部门用发函等方式将研究成果的有关技术资料送给同行业专家进行评议，专家提出书面评价意见后，将评审材料和评价意见一并寄回组织评审部门，再由组织评审部门综合写出鉴定结论，发给技术鉴定证书。通信鉴定一项成果至少有 5～9 位专家评议，并分别写出书面评价意见。

4. 网络鉴定 指同行专家通过网络审查有关技术资料，对科技成果作出评价。

四、科研成果的奖励申报管理

奖励科学技术成果是促进科技事业发展的一项重要政策。

（一）科研成果奖励类别

护理科研成果奖与医学科研成果奖相融合，按照国务院 2020 年 12 月 1 日公布的《国家科学技术奖励条例》规定，科研成果奖一般分为以下几类。

1. 技术发明奖 授予运用科学技术知识做出产品、工艺、材料及其系统等重大技术发明的公民。由国家科技部统一领导全国发明奖励工作。按发明项目的作用、意义大小，一般划分为一等、二等、三等三个奖励等级。特别重大的发明设有特等奖，由国家科技部报请国务院批准，另行授奖。

2. 自然科学奖 授予在基础研究和应用基础研究中阐明自然现象、特征和规律，具有重大科学发现的公民。对自然现象和规律有新发现，或在科学理论、学说上有创见；在研究方法、手段上有创新以及在基础数据的搜索和综合分析上有创造性和系统性的贡献。由国家科技部统一领导全国自然科学奖励工作。按自然科学成果的作用大小，也划分为四个奖励等级，对具有特别重大意义的项目也可由国家科技部报请国务院批准授予特别奖。

3. 科学技术进步奖 授予在应用推广先进科学技术成果，完成重大科学技术工程、计划和项目，改进科学技术管理等项工作中有突出贡献的公民或者组织。此奖分为国家级和省(部委)级两类。在国家级中分为一等、二等两个奖励等级，也设有特等奖。省(部委)级的奖励等级则由各省(部委)自行制定。科学技术进步奖按所申请项目的科学技术水平、经济和社会效益以及对推动科学技术进步所起的作用大小进行评定。一般为一等、二等、三等三个等级，每年一次。

4. 军队科技进步奖 分三个等级，每年评审1次，一等、二等奖由军委后勤保障部卫生主管部门组织评奖，三等奖由各大单位自行组织评奖并报军委后勤保障部卫生主管部门核准。

5. 国家卫生健康委员会、省市科技进步奖 国家卫生健康委员会科技进步奖每年评审1次，设1~3等奖，省市科技进步奖各地区情况各有不同。

6. 全国护理科技进步奖 由中华护理学会倡导设立，分1~3等奖，每年评审1次，由各省护理分会推荐，中华护理学会组织终审与颁奖。

（二）申报程序

科技成果的报送程序是由完成单位按不同隶属关系，逐级向上级主管部门申报。申报的具体程序如下。

（1）课题组协商，完成人和完成单位排名无争议后，按要求准备有关申报材料。

（2）申报材料送单位科技管理部门审查。

（3）由主管部门组织科技成果鉴定工作。

（4）通过科技成果鉴定的项目进行科技成果登记。

（5）申报各层次的科技奖励。

（三）申报要求

国家科技部颁发的《关于科学技术研究成果管理的规定》中，要求报送的每项成果均附送如下材料：

（1）《科学技术研究成果报告表》。

（2）《技术鉴定证书》或《评审证书》。

（3）研究试验报告或调查考察报告、学术论文（科学论著）等有关技术资料。

（4）成果推广应用方案。

五、科技成果管理工作内容与要求

随着现代医学飞速发展，科技成果对促进社会生产力的作用越来越大。医疗科技成果的取得和推广应用是推动医学发展和社会进步最重要、最活跃的因素之一。科技成果管理工作就是促进这个目标的尽快实现，它是科技管理工作的重要环节。科技管理工作的主要内容是保证推出成果到推广应用之间各个环节能够彼此协调、顺利进行。主要包括以下内容要求。

（一）科技成果管理规章制度的制定与实施

科技成果管理工作必须认真贯彻党和国家的法律法规、相关科技方针政策，结合本部门特点实际，制定相应的科技成果管理条例、规章制度与实施细则。针对实际工作中的薄弱环节，不断修改和完善科技成果管理规定和办法，确立科学的工作程序。要不断总结经验，撰写管理学术论文进行交流。

（二）科技成果的评审、鉴定与登记

这项工作是一关键环节，是为了判定被评审、被鉴定的对象是否具备科技成果的条件。通过评审鉴定，确保是真正的科技成果，同时可判定成果水平、指出存在问题等，作为成果推广的参考依据。科技成果上报登记工作，主要是为上级机关提供宏观管理和交流信息，也是成果管理工作中不可缺少的重要环节。

（三）科技成果档案的管理

科技成果档案的管理是成果管理的一项基础性工作。主要确保收集整理的试验数据、图纸、技术资料等的准确可靠、完整齐备。科技成果档案不但可以作为评审鉴定科技成果的佐证，而且是提供信息交流，进而推广应用的科学依据。

（四）科技成果的推广应用与转化

科技成果是否被社会承认，有无社会价值，能不能转化为生产力，成果应用是关键。应当制定科技成果推广计划，推动科技成果的完成者与生产使用者直接沟通交流，并把这项工作制度化、经常化。

（五）科技成果的奖励

正确掌握科技成果奖励政策与原则，实施有效的精神与物质奖励，对于激励科技人员的积极性争取获得更多更好的成果，有十分重要意义。

（六）科技成果的宣传报道和信息交流

及时准确、实事求是地对科技成果进行宣传，运用多种形式生动地、形象地加以介绍，对于科技成果的信息交流和推广应用起到很大作用，这是科技成果管理工作不容忽视的内容。

（七）科技成果的保密

执行科技保密制度，保护国家的科技财富，是科技管理工作者的责任与义务。对于需要保密的科技成果，要按照有关规定确定机密等级，妥善保管和处理机密的科技成果资料，严防泄露国家和军队机密。

（八）科技成果管理工作的改革

科技成果管理是一项非常严谨的工作，但是为了提高管理工作质量和水平，科技管理工作者要勇于改革、大胆创新，努力探索科技成果管理的新路子，使管理工作更有利于科技成果的产出和推广应用。

总之，科技成果管理工作涉及科研管理工作的很多方面，它是整个科研管理工作的重要组成部分，该项工作完成的如何，直接影响科研管理工作的全局。为此，加强科技成果管理工作，具有特别重要的意义。

医院重症护理协作管理与应用研究

论文示例见二维码

示例

参考文献

[1] 张纯英. 现代临床护理及护理管理. 长春：吉林科学技术出版社，2019.

[2] 李菲菲. 医院护理质量管理常规. 长春：吉林科学技术出版社，2019.

[3] 郭玉研，陈艳霜，李艳. 护理健康教育实践指导. 北京：世界图书出版公司，2019.

[4] 张春梅. 护理评估与护理管理工具. 北京：科学出版社，2018.

[5] 张利岩，应岚. 医院护理员培训指导手册. 北京：人民卫生出版社，2018.

[6] 张勘，沈福来. 科学研究的方法. 北京：科学出版社，2018.

[7] 张勘，沈福来. 科学研究的逻辑. 2版. 北京：科学出版社，2018.

[8] 张勘，沈福来. 科学研究的工具. 北京：科学出版社，2018.

[9] 颜巧元. 护理论文写作大全. 2版. 北京：人民卫生出版社，2017.

[10] 叶文琴，徐筱萍，徐丽华. 现代医院护理管理学. 北京：人民卫生出版社，2017.